郑州大学研究生精品文库

本项目由"一省一校"研究生课程建设专项资金资助

分子生物药剂学

主编　郭新红

U0340518

郑州大学出版社

图书在版编目(CIP)数据

分子生物药剂学 / 郭新红主编. — 郑州：郑州大学出版社，2022.9
ISBN 978-7-5645-6634-0

Ⅰ. ①分…　Ⅱ. ①郭…　Ⅲ. ①分子生物学 – 生物药剂学 – 高等学校 – 教材
Ⅳ. ①R945

中国版本图书馆 CIP 数据核字(2019)第 165930 号

分子生物药剂学
FENZI SHENGWU YAOJI XUE

策划编辑	吕双喜	封面设计	苏永生
责任编辑	吕双喜	版式设计	凌　青
责任校对	董　珊	责任监制	李瑞卿

出版发行	郑州大学出版社	地　　址	郑州市大学路 40 号(450052)
出版人	孙保营	网　　址	http://www.zzup.cn
经　销	全国新华书店	发行电话	0371-66966070
印　刷	河南文华印务有限公司		
开　本	787 mm×1 092 mm　1 / 16		
印　张	15.25	字　　数	364 千字
版　次	2022 年 9 月第 1 版	印　　次	2022 年 9 月第 1 次印刷

书　号	ISBN 978-7-5645-6634-0	定　　价	58.00 元

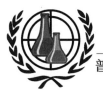

作者名单

普通高等教育药学专业
"十三五"系列教材

主　编　郭新红

副主编　赵永星　侯　琳

编　委　（以姓氏笔画为序）

　　　　　王　蕾　史进进　乔永辉

　　　　　李　志　张　楠　张金洁

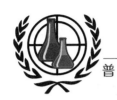

　　随着细胞和分子生物学理论及相关分析检测方法的发展,纳米递药系统的靶向研究已经从组织或器官内细胞水平逐渐向细胞质、细胞器及细胞内的分子水平深入,逐步实现靶向精准治疗,而目前的生物药剂学理论及涉及细胞水平和分子水平理论与应用的极少,将细胞和分子生物学的研究成果应用到生物药剂学和药剂学中,急需一部将细胞和分子生物学、生物药剂学和药剂学相结合的理论及其应用的教材,而目前国内外这方面的教材寥寥无几,因此我们组织编写了本版《分子生物药剂学》,旨在为药剂科研工作者和研究生等进行基于细胞水平和分子水平的靶向精准纳米递药系统的设计和应用提供重要的理论基础与指导,以适应21世纪药剂学学科发展的新要求。

　　本教材共分10章:第一章是分子生物药剂学的概述;第二章介绍了药物体内的生物屏障;第三章介绍了细胞靶向的识别位点;第四章介绍了肿瘤靶向策略;第五章介绍了微载体系统;第六章介绍了生物药物;第七章介绍了高分子药物;第八章介绍了细胞动力学和细胞内靶向;第九章介绍了口服纳米给药系统;第十章介绍了分子生物药剂学的研究方法。本教材基于近年来细胞和分子生物学在药剂学和生物药剂学中的相关应用和最新进展而编写,具有科学性、新颖性、实用性和可读性。

本教材主要供医药院校药学专业和药剂专业等相关专业的本科生和研究生使用,也可作为医药生产和科研单位技术人员的参考书。

本教材的编写人员均是从事生物药剂学及药剂学教学与科研工作的中青年教授和副教授,限于时间和编者的水平,书中难免存在疏漏和错误之处,也存在许多不足,恳请读者提出宝贵意见和建议。

编者

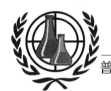

目录

普通高等教育药学专业
"十三五"系列教材

第一章　分子生物药剂学概述 ……………………………………………… 1

第一节　分子生物药剂学的基本概念 …………………………………… 1

第二节　分子生物药剂学的研究内容 …………………………………… 1

第三节　分子生物药剂学与相关学科的关系 …………………………… 3

第二章　药物体内的生物屏障 ……………………………………………… 5

第一节　口服给药的胃肠道屏障 ………………………………………… 5

第二节　体内循环与分布屏障(降解、清除、排泄) …………………… 7

第三节　内吞和细胞内分布屏障(细胞膜屏障,细胞器屏障) ………… 8

第四节　细胞胞吞屏障 …………………………………………………… 8

第五节　细胞胞吐屏障 …………………………………………………… 15

第三章　细胞靶向的识别位点 ……………………………………………… 17

第一节　介导细胞膜靶向的药物载体受体系统 ………………………… 17

第二节　介导细胞质靶向的受体系统 …………………………………… 28

第三节　介导细胞核靶向的受体系统 …………………………………… 40

第四章　肿瘤靶向策略 ……………………………………………………… 52

第一节　肿瘤靶向治疗靶标 ……………………………………………… 52

第二节　分子靶向抗肿瘤药物 …………………………………………… 63

第三节　靶向肿瘤微环境的机制和策略 ………………………………… 73

第五章　微载体系统 ………………………………………………………… 88

第一节　脂质体 …………………………………………………………… 88

第二节　固体脂质纳米粒 ………………………………………………… 95

第三节　聚合物纳米粒 …………………………………………………… 103

第四节　胶束 ·· 111

第五节　纳米乳 ·· 122

第六节　其他 ·· 130

第六章　生物药物 ·· 139

第一节　蛋白质和多肽类药物 ···················· 140

第二节　核酸类药物 ································· 146

第三节　生物药物载体 ····························· 149

第七章　高分子药物 ···································· 157

第一节　高分子药物概述 ·························· 157

第二节　高分子药物的应用 ························ 161

第三节　高分子药物的现状和未来 ················ 168

第八章　细胞动力学和细胞内靶向 ················ 176

第一节　细胞动力学 ······························ 176

第二节　细胞内靶向转运 ························· 178

第三节　肿瘤细胞内响应释药的材料 ············ 183

第九章　口服纳米给药系统 ······················ 186

第一节　口服 NPs 的胃肠道吸收 ················ 186

第二节　蛋白多肽类药物的口服吸收 ············ 197

第三节　口服疫苗 ································· 205

第十章　分子生物药剂学的研究方法 ·············· 214

第一节　细胞操作技术 ····························· 214

第二节　DNA 操作技术 ····························· 221

参考文献 ·· 226

第一章　分子生物药剂学概述

第一节　分子生物药剂学的基本概念

分子生物药剂学(molecular biopharmaceutics)是一门在细胞学水平和分子水平研究剂型因素对药物疗效影响的新兴学科。药剂学主要应用物理学、化学和生物学等技术研究制剂设计及其制备过程,而与其不同的是,分子生物药剂学着重从分子和细胞水平上设计药物转运载体,并研究制剂的转运特性及其体内处置过程,以及剂型因素对药物作用的影响。随着分子生物学和细胞生物学的发展,已经阐明了药物细胞内递送的生物学屏障,促进了药物制剂在分子水平和亚细胞水平递送机制的研究,使药物制剂的靶向从细胞水平发展到亚细胞甚至分子水平,为实现药物的靶向精准治疗提供了重要的理论基础。分子生物学和细胞生物学的发展也促进了肿瘤分子生物学和细胞生物学的研究,其中肿瘤微环境的细胞水平和分子水平的研究,出现了许多新的靶点和治疗策略,为肿瘤的靶向多机制高效治疗提供了重要的理论基础。通过从分子水平对基因转染的机制进行深入的研究,阐明了纳米制剂在细胞内进行基因转运的生物屏障,为合理设计纳米给药系统进行基因转运提供了重要的理论基础。

第二节　分子生物药剂学的研究内容

一、药物的细胞内靶向转运

药物作用的靶点通常是位于细胞及胞内的功能性生物大分子如蛋白质、核酸、酶和受体等,因此需要设计和研究靶向递送系统将药物转运至靶组织、靶细胞及其细胞质与细胞器内。药物的细胞内靶向递送需要克服两大障碍:①靶向递送到靶细胞膜,可通过配体-受体介导、阴阳离子吸附和抗原抗体结合等机制实现有效细胞摄取;②靶向转运到细胞质或细胞器,可通过多种机制实现胞内靶向分布。药物的细胞内靶向递送的部位主要有胞浆、细胞核、线粒体和高尔基体等。通过纳米递药系统的设计实现药物细胞及细胞内某一种细胞器的靶向递送,并通过剂型因素调控药物在细胞内及细胞器的动力学过程是分子生物药剂学研究的主要内容之一。

二、细胞膜及细胞内的受体靶点

受体(receptor,R)是位于细胞膜和细胞内的一些能识别和专一性结合相应的配体,从而转导信息,使靶细胞产生各种生物效应的特殊蛋白质分子。通过在纳米载体上进行配体修饰,使其能与相应的受体特异性结合,靶向细胞膜及胞内细胞质与细胞器的递送,实现有效的细胞摄取及细胞内的靶向转运,提高药物的药效,并极大地降低毒副作用。受体是实现纳米递药系统靶向递送的重要位点。研究分布在细胞膜及其细胞内的受体和相应的配体是分子生物药剂学的主要内容之一,也是设计纳米递药系统靶向细胞膜及细胞内的细胞质与细胞器的重要理论基础和依据。

三、纳米载体的研究

载体是靶向给药系统的重要组成部分,不同结构和特性的载体构建的纳米递药系统,细胞摄取和胞内分布等也随之不同,直接影响药物的靶向效率。根据药物的特点、靶向位点等选择合适的材料设计和构建纳米载体及对其进行靶向修饰,并研究不同种类的纳米载体的特点、制备方法、评价指标、细胞摄取特点、胞内转运和分布特点等,是分子生物药剂学的主要内容之一。常用的纳米载体有脂质体、固体脂质纳米粒、聚合物纳米粒、微乳、纳米乳、聚合物胶束、高分子前药、聚合物/金属纳米粒和树枝状聚合物等。纳米载体具有保护药物(特别是 DNA 和蛋白酶等在体内易被破坏的生物药物)、缓释和毒副作用小等优点,关键是还可以根据组织/器官的特点、细胞膜特点及胞内转运过程对其进行逐步改造和修饰,从而将药物转运到靶组织/器官、靶细胞内的各种靶部位,如胞浆、细胞核、溶酶体、线粒体和内质网等。研究新的载体材料实现纳米递药系统的细胞内及其胞内不同部位的靶向具有重要的推动作用。

四、口服纳米递药系统

纳米递药系统为一些在口服吸收的过程中存在明显障碍的药物如紫杉醇、多西他赛等口服有效给药带来了希望。这些药物被包载到纳米粒中,一定程度上可避免胃肠道的降解、p-糖蛋白的外排和肝首过效应等,提高其口服的生物利用度。纳米粒口服吸收的障碍、纳米粒跨肠细胞的转运机制及纳米粒的靶向转运修饰等是分子生物药剂学研究的主要内容之一。在纳米粒的肠吸收过程中,可通过肠细胞膜上存在的转运体如网格蛋白和小窝蛋白等介导纳米粒跨肠上皮细胞的吸收过程,增加一些存在口服障碍药物的生物利用度。肠细胞膜上介导纳米粒吸收的转运体除了这些蛋白外,还存在有机阴离子转运体、葡萄糖转运体和单羧酸转运体等。另外还可以采用一些聚合物如壳聚糖、羧甲基壳聚糖等构建纳米粒,进行跨肠细胞转运的同时打开细胞间紧密连接促进药物的细胞间转运。此外还存在对药物进行外排的转运体 p-糖蛋白等。如何设计纳米递药系统,以克服口服吸收的障碍,有效提高肠细胞摄取,通过多机制进行跨膜转运,显著提高药物的口服生物利用度是目前口服给药研究的热点领域之一。

五、基因给药

随着生物技术的发展,通过基因工程和多肽合成技术得到的药物,如疫苗、人源化单克隆抗体、活性多肽、寡核苷酸、细胞因子等,通常具有分子量大、半衰期短、稳定性差和有特异作用靶点等特点,需要有相应的给药系统和技术,克服这些基因药物在体内转运存在的缺点,靶向递送到作用靶点,实现有效的基因治疗(gene therapy)。

基因治疗是指将人源或外源的正常基因导入靶细胞,以纠正或补偿因基因缺陷或异常引起的疾病,从而达到治疗的目的。也就是将外源的基因通过纳米递送系统将其转运到患者适当的受体细胞中,使外源基因制造产物进行治疗某种疾病。基因治疗中基因纳米递送系统是基因治疗的关键技术。基因纳米递送系统的设计要尽量避免进入体内后降解酶系统、吞噬系统和调理化作用等的影响,到达靶组织/器官的靶细胞,需要克服细胞膜屏障,通过内吞作用等机制被细胞有效摄取,进入内体或溶酶体,需要克服溶酶体酶降解的屏障,实现溶酶体逃逸,进入胞浆,通过核孔进入核内,实现目的基因的表达。如何使纳米载体从内体或溶酶体逃逸,确保药物不被降解,是基因递药系统设计的关键技术之一。针对基因转染的各种生物学屏障,通过设计纳米递药系统,以提高靶组织/器官内细胞的特异性摄取,以及胞内转运和细胞核摄取的效率,并降低载体的毒性等,是分子生物药剂学研究的主要内容之一,也为临床基因治疗提供安全和高效的技术平台。

六、基于肿瘤微环境的靶向治疗

随着肿瘤分子生物学的发展,肿瘤微环境在肿瘤的发生和发展过程中具有重要的作用。肿瘤微环境主要由不同的基质细胞和细胞外基质构成,是由肿瘤细胞、内皮细胞、免疫细胞、成纤维细胞及细胞外基质相互作用而形成的特殊环境,是肿瘤细胞赖以生存和发展的环境,具有低 pH 值、缺氧、新生血管生成异常、肿瘤间质压高、免疫抑制等特点,对肿瘤细胞的生长、增殖、侵袭及转移具有重要的调控作用。熟悉以上肿瘤组织独特的生理特点,并以此为基础设计肿瘤微环境响应型智能纳米递药系统,有效解决纳米粒在肿瘤组织的渗透性和肿瘤细胞的高效摄取,或者通过分子靶向或分子调控肿瘤微环境进行多机制的肿瘤治疗等,是分子生物药剂学研究的主要内容之一,同时也为肿瘤的彻底治疗提供重要的技术保障。

七、细胞和 DNA 研究方法

分子生物药剂学主要是从细胞水平和分子水平进行研究的。研究方法主要包括细胞培养技术、细胞中及细胞器中药物的提取技术、DNA 的操作相关技术和聚合酶链式反应技术等。这些技术的特点、原理、操作要点等为分子生物药剂学研究提供重要的技术支持,是分子生物药剂学研究的主要内容之一。

第三节　分子生物药剂学与相关学科的关系

分子生物药剂学的发展与相关学科的发展和渗透是密切相关的。

药剂学是研究药物制剂的基本理论、处方设计、制备工艺等内容的综合性应用技术科学。分子生物药剂学作为药剂学的一门分支学科,与药剂学关系密切,相辅相成。分子生物药剂学的研究主要为细胞靶向和细胞器靶向的纳米递药系统的设计和研究提供重要的理论基础和科学依据,而纳米递药系统的剂型选择、载体选择与设计、制备方法与工艺条件的确定及质量控制与评价等则需要应用药剂学的相关理论和技术。药剂学中新剂型的设计和开发将极大地推动分子生物药剂学的理论与方法的发展和完善。

药物动力学是研究药物通过各种途径给药后,在体内的吸收、分布、代谢和排泄的过程中的量变规律。药物动力学为纳米递药系统进入体内的转运特征提供了重要的评价方法,也是研究胞内及细胞器内药物动力学的重要参考理论,为分子生物药剂学的的研究提供了理论基础和研究手段。

分子生物学主要是以核酸与蛋白质等功能生物大分子的结构及其在基因的复制、表达与调控等遗传信息和细胞信息传递中的作用为研究对象,从分子水平上研究生命的本质的一门新兴边缘学科。肿瘤分子生物学是应用分子生物学理论从分子水平上提示肿瘤的发生与发展机制,运用分子生物学技术对肿瘤相关基因及其表达产物在肿瘤发生与发展中的作用进行研究,为肿瘤的预防、诊断和治疗提供新的靶点和策略。细胞生物学是在显微、亚显微和分子水平3个层次上,对细胞的结构、功能及各种生命规律进行研究的一门科学。这些学科的理论和发展,极大地促进了分子生物药剂学的发展,为基于肿瘤微环境的靶向制剂设计、药物的胞内靶向、分子靶向抗肿瘤药物和基因药物等的研究提供了重要的理论和研究方法与技术。分子生物药剂学的发展拓宽了这些学科的应用领域和应用价值,也会促进这些学科的发展。

(赵永星)

第二章　药物体内的生物屏障

第一节　口服给药的胃肠道屏障

肠上皮能很好地吸收营养物质,但对药物的吸收却是一道天然的屏障。肠壁主要由肠上皮细胞组成,肠上皮细胞覆盖着分泌黏液的杯状细胞、内分泌细胞和潘氏细胞。T淋巴细胞、B淋巴细胞和树突细胞等免疫活性细胞一般分布在肠上皮下层,也有些淋巴细胞和树突细胞分布在内分泌细胞之间。药物和微载体吸收进入血液循环之前,先要经过高化学活性和酶活性的胃肠液,穿过肠黏膜层和肠上皮层。小分子物质一般能通过肠道吸收,但肠道的屏障会阻碍大分子物质如蛋白质、疫苗和核酸的吸收。所以,需通过适当的方式或载体保护大分子药物并提高它们的口服吸收。肠道黏膜是影响口服药物吸收的主要屏障,跨过黏膜屏障后,载药微载体将穿过肠上皮细胞,其主要途径是旁细胞途径、跨细胞转运、受体介导的跨内分泌细胞或M细胞转运。

微载体协助跨越胃肠道屏障的第一步是微载体黏附黏膜表面,然后穿过黏膜层。胃肠道内的黏膜壁表面有一层具有高度黏弹性的保护层,能从胃肠道中捕获外源性颗粒并将这些颗粒快速清除,所以大多到达黏膜表面的药物很容易通过黏膜的清除机制而被清除。病毒的粒径小于黏膜筛的空隙且病毒具有非黏膜黏附性的表面,所以病毒能穿过黏膜并渗透到上皮细胞。综上,微载体粒径<200 nm,有助于避免黏膜系统的清除。微载体与黏膜的强烈相互作用能延长微载体在黏膜表面的停留时间,这种相互作用可以通过氢键、范德华力、高分子聚合物链间相互作用、疏水作用力和电荷间相互作用等实现。例如,由于肠黏膜表面有大量的多糖-蛋白复合物,肠黏膜带有负电荷,能吸附带有正电荷的微载体,延长微载体在肠黏膜表面的驻留时间。

黏膜的渗透性是微载体能否穿过黏膜进入体循环的另一个决定性因素。微载体的跨黏膜吸收途径包括细胞旁途径和跨细胞途径。旁路途径所占比例很小,因为细胞间隙的面积大约只有黏膜表面积的1%。另外,细胞间的连接复合体,例如紧密连接蛋白或者黏附连接蛋白限制或完全阻碍了>1 nm的大分子物质的跨细胞间隙转运,所以微载体很难通过细胞间转运途径跨过肠道屏障。微载体的摄取有两个主要途径:吞噬和内吞,吞噬作用主要是M细胞和具有吞噬性的免疫细胞。内吞又分为几种不同的途径:巨胞饮作用、网格蛋白介导的内吞、细胞膜穴样内陷介导的内吞和与网格蛋白、细胞膜穴样内陷无关的内吞,这些不同的内吞途径是由内吞小体的尺寸、微载体的性质和内吞小体形成的机制等因素共同决定的,这种选择性有助于把不同的物质运输到细胞内特定的部位。巨胞饮是一个很快的过程而其他3种都是一个有组织的过程。网格蛋白包裹的小泡和巨胞饮中的胞饮体都能与内体性溶酶体融合,而细胞膜穴样内陷后的小泡能逃离内体性溶酶体,直接外排出细胞。不同的细胞内吞途径往往是同时进行的。巨胞饮作用主要是通过 Rho 家族的鸟苷三磷酸酶(GTPases)激活细胞内的肌动蛋白,形成细胞膜的伸出,包裹外源性颗粒后与细胞膜融合,形成直径>1 μm 的胞饮体。胞饮体在不同细胞内处置不同,胞饮体会被酸化、缩水和溶酶体融合,或者重循环运送胞饮体内含物到细胞表面。网格蛋白是从中心点辐射出三条网格蛋白的重链,每条重链上连有一条网格蛋白的轻链。网格蛋白介导的内吞可以通过具体的受体-配体相互作用也可以通过非特异性的内吞作用进行。特异性网格蛋白介导的内吞包括高亲和力的跨膜受体和它们的配体。配体能结合位于网格蛋白包裹的凹陷细胞膜上的受体。GTPases 蛋白使网格蛋白包裹的凹陷细胞膜最终脱离形成内吞小泡(100~120 nm),内吞小泡表面包裹着多边形的网格蛋白,内部含有高密度的受体-配体复合物,内吞小泡进入细胞中。如果网格蛋白介导的内吞包含与细胞膜非特异性的电荷相互作用或者疏水相互作用,这一过程则是非特异性吸收的胞饮作用。在这两种情况下,小泡形成后,早期内涵体被 ATP 依赖型质子泵酸化,然后和晚期内涵体融合,在晚期内涵体中,药物或微载体将被降解。小窝蛋白是一个亲附胆固醇的二聚体蛋白,以环状插入细胞膜内,并能自组装形成有条理的小窝蛋白外衣,包裹在细胞膜内陷体上。在大多数细胞中,细胞膜穴样内陷的内吞速度比较慢(超过 40 min),所以小泡的形成促使大量液态的摄取。细胞膜穴样内陷是在细胞膜富含胆固醇和鞘脂类的微域内,内陷形成像锥形瓶形状的内陷物。这些内陷物是一些直径在 50~100 nm 的静态结构。和网格蛋白介导的内吞不同,细胞膜穴样内陷介导的内吞过程包含复杂的细胞通路。小窝蛋白从细胞膜上分离是由 GTPase 蛋白介导,产生细胞溶质的细胞膜穴样内陷小体中不包含任何酶。因此,这种途径是许多病原体逃避被溶酶体中的酶降解的途径。能被细胞膜穴样内陷识别的配体包括叶酸、白蛋白和胆固醇。小窝是一种富含胆固醇的微域,它们结构微小,直径40~50 nm,能在细胞膜表面自由扩散。这些微域允许独立的内吞作用,而不依赖网格蛋白和小窝蛋白。然而,这种不依赖小窝蛋白和网格蛋白的内吞作用的机制尚不明确。

纳米颗粒内吞的途径是由纳米粒的理化性质和细胞的种类决定的。例如壳聚糖纳米粒和 PLGA 纳米粒利用网格蛋白依赖性胞吞作用进入细胞。人源 M 细胞的体外模型能定量地研究颗粒物的转运并揭示其中的机制且 M 细胞可以提高颗粒物的输运。肠上皮细胞和 M 细胞对颗粒物的摄取取决于颗粒物的粒径。小颗粒(50~100 nm)可以通过胞吞转运通过肠上皮细胞,而较大的颗粒更可能通过 M 细胞转运。聚合物胶束和单体的细胞摄取途径取决于聚合物种类及其聚集态。Pluronic 85 单体通过细胞膜穴样内陷介导的内吞和与网格蛋白、细胞膜穴样内陷无关的内吞进入上皮细胞,而其胶束则主要通过网格蛋白介导的内吞进行内化。PEG-p(CL-co-TMC)单聚体能被动扩散通过模型脂质双分子层,而其胶束则通过内吞作用进入细胞。

内吞作用也可通过受体-配体相互作用介导,在纳米载体表面加入配体能增加纳米载体的内吞和转运,这些靶向的纳米粒主要通过网格蛋白介导的内吞进行内化。凝集素能可逆性地结合蛋白质和糖,参与许多细胞的识别和黏附过程。凝集素能与肠上皮细胞和 M 细胞细胞膜上的黏附分子相互作用。凝集素与高分子纳米粒的共轭聚合物通过肠道黏膜的运输显著增加,主要是通过网格蛋白介导的细胞摄取。M 细胞表面高表达 α5β1 整合素,RGD 肽类能靶向 α5β1 整合素,与非靶向的纳米粒相比,连接 RGD 肽类的 PEG 化的 PLGA 纳米粒更易通过 M 细胞进行转运。嫁接 M 细胞归巢肽的纳米粒子通过 M 细胞的运输增强。硫胺素包覆的纳米颗粒能大量的被 Peyers patches 捕获。嫁接维生素 B_{12} 的载体可以通过"内在因子"特异性受体相关的网格蛋白介导的内吞被摄取。

肠上皮细胞膜表达 ABC 转运蛋白,如 P-糖蛋白(P-gp)、多药耐药相关蛋白和各种溶质载体转运蛋白等。ABC 转运子家族依赖 ATP 提供能量,可以逆浓度梯度外排转运药物,减少药物的细胞吸收。但当药物包载于聚合物纳米粒子上,由于聚合物纳米粒子的粒径较大,药物通过外排泵的外排减少。此外,聚合物胶束可抑制 P-gp,如 Pluronics、TPGS 和 PEG-PCL 可抑制 P-gp,增强药物通过肠道屏障的运输。例如,Pluronics 在稍低于 CMC 的浓度下能有效地抑制 P-gp 外排,同时导致细胞膜流动性增强,ATPase 活性减弱。PEG-PCL 在 CMC 以上的浓度抑制 P-gp 外排。被肠上皮细胞或 M 细胞吸收后,含药纳米粒分布在细胞质中或细胞质的小泡里,最终流出到浆膜外,进入淋巴或者血液。水不溶性聚合物形成的稳定纳米载体(如 PLGA)更容易以颗粒形式被吸收,而稳定性稍差的颗粒,如电荷相互作用的复合物或聚合物胶束在吸收时会部分解离而不以颗粒形式吸收。聚合物本身是否被吸收取决于聚合物的理化性质,如分子量、构象和疏水性等。聚合物抑制 P-gp 所需的结构和其抑制机制尚不清楚。

纳米粒子被 M 细胞摄取后更接近免疫细胞,更易传递到糖 GALT 和淋巴样细胞。与此相反,通过肠上皮细胞吸收的纳米粒子、胶束或药物将主要被运送到血液。但目前还未有 M 细胞和肠上皮细胞吸收特性及如何运送微载体到血液或淋巴管的系统报道。吸收进入血液后,纳米粒的化学和物理性质也影响药物代谢动力学和生物分布。影响药代动力学的因素包括:①PEG 的表面修饰,以避免网状内皮系统(RES)的清除和延长循环半衰期;②粒径小,减少 RES 的摄取,并允许纳米粒在组织中的扩散;③电荷电性。因此,药物是以游离态吸收还是在纳米粒中被吸收对药代动力学的研究至关重要。

第二节 体内循环与分布屏障(降解、清除、排泄)

小粒径的微载体(直径 10~20 nm)进入体内后能穿过血管内皮细胞的紧密连接,在各组织和器官广泛分布,并由肾小球快速排泄,或者重新返回血液循环系统。脾脏和肝脏是人体的过滤和排毒器官,有脾血窦和多孔状肝血管,能截留直径 150~200 nm 以上的微载体。在生理环境下,大粒径的微载体易被截留在毛细血管中,且热力学不稳定,容易聚集沉淀,易被单核巨噬细胞系统吞噬清除。向肿瘤组织提供养分和血液的毛细血管一般具有不规则的结构,血管内皮细胞之间有大小不一的孔隙,这些孔隙的直径一般在 200 μm 左右,孔隙的具体大小由多种因素决定,例如:肿瘤的类别、肿瘤在体内的位置、肿瘤所处的病理环境和用药等。微粒体进入体内后,如自身带有电荷,将吸附血浆中的蛋白质,进而被巨噬细胞发现、吞噬和清除。疏水性微粒体进入机体后,机体中的免疫球蛋白、补体蛋白、白蛋白等血浆蛋白将附着于微粒体表面,被网状内皮系统清除。微粒体表面疏水性越强,对血浆蛋白的吸附就越强。PEG 可用来增强微载体表面的亲水性,PEG 有很强的亲水性、不带电、无官能团,PEG链在液体环境中较灵活,这些性质使PEG能减弱血浆蛋白对微载体的吸附作用,降低网状内皮系统对微载体的清除作用,延长微载体在体内的循环时间。

第三节   内吞和细胞内分布屏障(细胞膜屏障,细胞器屏障)

粒径较小微粒体(200 nm)与细胞接触后,细胞内的网格蛋白包裹小微粒体形成凹陷,完成内吞。随着微粒体粒径的增加,细胞倾向于以细胞膜穴样内陷对微粒体进行内吞,当微粒体粒径增加到500 nm时,主要是细胞膜穴样内陷方式内吞。细胞摄取过程分为两步,首先,微粒体接触和附着到细胞膜上,微粒体所带电荷会影响这一过程;然后细胞对微粒体进行内吞,这个过程依赖能量,通过如下途径进行:胞饮作用、非特异性内吞作用、受体介导的内吞作用等。带正电的微粒体通过内吞作用进入细胞,被传送到溶酶体中,微粒体表面的正电荷会引起氯离子向溶酶体中流入,中和自身所带的正电荷,氯离子的流入导致溶酶体内渗透压升高和溶酶体破裂,溶酶体破裂后释放带正电的微粒体到细胞质中,由于细胞核带负电,微粒体倾向于分布在细胞核周围。通常带正电的微粒体更有利于细胞摄取,带负电的微粒体更有利于从体循环中渗透到患病组织中。但细胞表面也有一些带正电荷大分子物质形成的区域,如果带负电的微粒体对这些区域有高亲和性,将有助于这些微粒体的摄取。具有疏水性表面的微粒体易于吸附到细胞膜的脂质双分子层,有利于微粒体的摄取。

第四节   细胞胞吞屏障

药物在特定器官、组织和细胞中的准确释放是纳米粒子治疗策略的重点。然而,载药纳米粒子必须克服生物屏障才能达到目标。特别是对于细胞内靶向,纳米颗粒需穿过细胞膜屏障。细胞膜成分和功能复杂,为不同类型细胞的功能提供独立的环境。细胞膜在细胞黏附、信号传导和细胞分化中起着关键的作用,其中内吞作用对细胞功能的调节至关重要。伴随着脂质、蛋白质和细胞外液的内化,内吞作用产生由细胞膜封闭的囊泡进入细胞质。而胞吐作用是内层囊泡与细胞膜融合,将分子转运到细胞膜或细胞外。内吞作用和胞吐作用是高度动态和有序的过程,细胞在1 h内约可以内化细胞膜面积5倍的面积。吞噬作用和胞饮作用是细胞两种主要内吞途径。吞噬作用常见于树突状细胞、嗜中性粒细胞和巨噬细胞。所有类型的细胞均有内吞作用,可分为网格蛋白介导的内吞作用,膜穴位介导的内吞作用,网格蛋白/不依赖于胞腔内的内吞作用和巨胞饮作用。由于纳米颗粒的有效吸收是细胞内药物释放的关键,因此研究对营养素和溶质的细胞内化的生物途径可促进纳米颗粒的发展,使其具有精确的细胞内靶向和更强的治疗效果。

一、吞噬作用

吞噬作用是上皮细胞、成纤维细胞、免疫细胞、特异性吞噬细胞(单核细胞,巨噬细胞和嗜中性粒细胞)、产生炎症介质的细胞(嗜碱性粒细胞,嗜酸性粒细胞和肥大细胞)和杀伤细胞特有的一种内吞过程。在哺乳动物中，吞噬作用用来吞噬残留的颗粒、衰老细胞和感染性微生物(细菌和病毒)，作为固有的混合适应性免疫应答的一部分，这种内吞作用的主要特征之一是大尺寸的吞噬小泡(> 250 nm)，称为吞噬体。吞噬作用通过细胞表面受体与外源性特定配体的相互作用或通过特异性细胞表面受体与可溶性因子(调理作用)的识别引发。参与调理作用的可溶性因子包括补体系统蛋白、抗体、乙酰胆碱、层粘连蛋白、纤连蛋白、C-反应蛋白和I型胶原蛋白。参与吞噬作用的最重要的受体是IgG的Fc受体家族($Fc\gamma RI$，$Fc\gamma RIIA$和$Fc\gamma RIIA$)、补体受体($CR1$，$CR3$和$CR4$)和$\alpha 5\beta 1$整联蛋白。大量研究通过吞噬作用实现纳米颗粒内化。纳米颗粒通过吞噬作用被巨噬细胞内化涉及细胞和纳米颗粒表面之间的吸引力，即范德华力、静电引力、疏水/亲水相互作用。此外，纳米颗粒表面上的调理素受体也可触发吞噬作用。Mitragotri等发现，纳米粒子的几何结构影响吞噬作用介导的细胞内化。细胞附着点处的局部颗粒形状在膜和颗粒之间产生不同的角度，这种接触角对通过巨噬细胞膜的肌动蛋白驱动的内化具有显著影响。Mitragotri等人测试了6种不同形状的纳米粒：球(半径$1.0 \sim 12.5$ μm)、扁椭球(长轴4 μm，长宽比为4)、长椭球(长轴$2 \sim 6$ μm，长宽比$1.3 \sim 3$)、椭圆盘(长轴$3 \sim 14$ μm，长宽比为$2 \sim 4$，厚度$400 \sim 1 000$ nm)、矩形盘(长轴$4 \sim 8$ μm，纵横比为$1.5 \sim 4.5$)和UFO(球半径1.5 μm，环半径4 μm)，结果表明长宽比较高的细长颗粒不易被吞噬。但较高的长宽比有利于纳米粒定位到内涵体和溶酶体中。因此，利用粒子形状调节吞噬作用和细胞内靶向时应考虑这些特点。

二、胞饮作用

1. 网格蛋白介导的内吞作用

网格蛋白介导的内吞作用(CME)是研究最多的将颗粒运输到真核细胞中的过程。CME是一个复杂的过程，涉及细胞间信号传导、膜循环和营养物质的吸收。囊泡形成时由多种蛋白参与诱导膜弯曲，如epsin、两性蛋白[BAR结构域，Bin/两亲性/Rvs]、衔接蛋白复合物{例如，AP-2异四聚体复合物[a-b2-m2-s2]，AP180}和网格蛋白装配淋巴样髓样白血病[CALM]蛋白质，这是形成球形网格蛋白包被所必需的。从细胞膜释放囊泡由GTPase发动蛋白的活化而激发，GTPase发动蛋白是一种环状的蛋白质，围绕在新形成的内陷的颈部周围。网格蛋白坑被辅助蛋白和热休克同源基因70(HSC70)依赖性蛋白分解，释放其包裹的囊泡。通过CME内化后，未包裹的囊泡到达早期内体或再循环至细胞膜表面。囊泡还可以靶向成熟的内涵体，然后定向到如溶酶体和多泡体的隔室。大部分受体介导的纳米颗粒细胞摄取通过CME发生。非靶向纳米粒子的摄取途径取决于它们的物理属性，包括粒径，形状和表面电荷，以及细胞的类型。例如，聚丙交酯-共聚-聚乙二醇(PLA-PEG)的尺寸为100 nm的阳离子纳米颗粒仅通过CME内化。表面修饰聚(L-赖氨酸)的聚(丙交酯-共-乙交酯)(PLGA)纳米颗粒通过CME可显著增强细胞摄取。另一项研究报道称异硫氰酸荧光素标记的介孔二氧化硅纳米颗粒(~110 nm)主要通过CME内化到人间充质干细胞(hMSCs)和脂肪细胞(3T3-L1)中。虽然介导非靶向纳米颗粒内化的机制尚不完全清楚，通过CME的细胞内化是100 nm左右的纳米颗粒内化的主要途径。特别对于带正电纳米粒子，CME占主导地位可能与纳米粒子和细胞表面的静电相互作用有关。目前,粒径在 100 nm 左右的纳米粒子的形状对细胞内化途径的影响还未有报道。

2. 不依赖网格蛋白的内吞作用

不依赖网格蛋白的内吞(CIE)途径是许多细菌毒素和细胞表面蛋白的细胞内吞途径,并且参与质膜的修复、细胞极化、细胞扩散和细胞间调节信号。CIE 不需要用于囊泡形成和内化的外壳蛋白,然而,肌动蛋白的相关蛋白是 CIE 期间囊泡形成的重要参与者。CIE 涉及蛋白质的不同亚型,如 Arf-6、RhoA 和 Cdc42。研究表明,Arf-6 依赖型 CIE 有助于 I 类主要组织相容性复合体(MHC)、β 整合素、葡萄糖转运蛋白 GLUT1 及其他参与氨基酸摄取和细胞外基质相互作用的蛋白质的内吞作用。此外,RhoA 和 Cdc42 调节的内吞作用依赖于脂质筏形成囊泡。RhoA 是一种发动蛋白依赖性途径,出现在免疫细胞和成纤维细胞的白介素-2 受体(IL-2R-β)和其他蛋白质的 β-链的内化中。而 Cdc42 是一种不依赖发动蛋白的内化途径,是吸收霍乱毒素 B(CtxB)和幽门螺杆菌(Helicobacter pylori)空泡毒素(VacA)的主要途径。通过 CIE 进入细胞的颗粒通常被运送到早期内涵体,随后转移到晚期内涵体和溶酶体。另外,颗粒也可以被运送到反式高尔基体网络或排出细胞膜外。CIE 可以递送 DNA 和豇豆花叶病毒(CPMV)的自分支和三糖取代的壳聚糖寡聚物纳米颗粒(SBTCO)的复合物。近年来 CIE 广泛应用于疫苗开发、体内血管成像和组织靶向输送的研究。最近研究表明 CIE 参与了巨胞饮作用,用于纳米颗粒的摄取。这种新机制依赖于肌动蛋白丝和发动蛋白,类似挖掘机铲的行动。Garaiova 等人报道三糖取代壳聚糖寡聚体(SBTCO)衍生的纳米颗粒比直链壳聚糖(LCO)制备的纳米颗粒具有更高的摄取和更好的转染效力。SBTCO 主要通过 CIE 被细胞摄取,并成功地从内吞囊泡释放。相反,LCO 在细胞培养基中聚集,细胞内化显著降低。

3. 小窝蛋白介导的内吞作用

小窝蛋白介导的内吞作用是瓶形内陷(60～80 nm)的细胞膜参与的内吞过程,包括胆固醇稳态、蛋白质内吞和信号转导。成纤维细胞、平滑肌细胞、脂肪细胞和内皮细胞中,小窝蛋白的含量丰富,而小窝蛋白在神经元和白细胞中不存在。最初的研究显示小窝蛋白(CAV1、CAV2 和 CAV3)是小窝的主要蛋白成分,每个小窝约有 140～150 个 CAV1 蛋白分子。Cavins,外壳蛋白(cavin1-4)与小窝蛋白一起用于调节小窝的形成,并且参与调节小窝的信号通路。在内皮细胞中小窝穴能够进行跨内皮运输,在皮下组织释放纳米颗粒。通过小窝蛋白介导的内吞进入细胞的颗粒最初位于小窝体中,其中性 pH 值避免了像溶酶体中的水解环境。负电荷颗粒主要通过小窝穴(cavcolac)触发细胞内化。狂犬病病毒糖蛋白 RVG29(29-氨基酸肽)用作 DNA 偶合的聚(酰氨基胺)(PAMAM)树状聚合物载体的靶向分子,静脉注射后在小鼠脑中显示出显著的累积。PAMAM-RVG29 在脑毛细血管内皮细胞中的细胞内化机制是通过网格蛋白-和小窝蛋白-介导的与 GABA B 受体相互作用的能量依赖性内吞作用。对狂犬病病毒糖蛋白穿越血脑屏障(BBB)并实现细胞内化机制的研究揭示了 RVG29 与烟碱乙酰胆碱受体(AchR)的特异性相互作用,可以使用 RVG29 偶联的纳米颗粒穿过 BBB 并将药物递送至大脑。

4. 巨胞饮作用

巨胞饮作用是一种肌动蛋白驱动的内吞过程,细胞通过吞饮体的大囊泡(直径0.5~10 μm)内化大量的细胞外液。巨胞吞作用是摄取凋亡细胞碎片、病毒和细菌的典型途径,促成主要组织相容性复合物 II(MHCII)中的抗原呈递。与受体介导的内吞作用和吞噬作用不同,巨胞饮作用的激活不受受体或货物分子的直接调节。酪氨酸激酶受体(如表皮生长因子或血小板-衍生的生长因子受体)导致肌动蛋白聚合,肌动蛋白介导的起皱和巨噬细胞的形成增加。吞饮体与其他内吞过程共享一些蛋白质(Cdc42、Arf6 和Rab5),表明吞饮体生物发生机制和其他内吞途径之间的关联。吞饮体对细胞质 pH 值敏感,会经历酸化和融合。巨噬细胞经历类似于内涵体的命运,在其成熟过程中丢失早期和晚期内体在与溶酶体融合之前典型的标记。微米大小的颗粒通常被细胞通过巨胞饮作用内化;然而大多纳米颗粒通过多于一个内吞途径进行细胞内化。例如,负载拉帕替尼的纳米粒子,由一个白蛋白核心和一种由蛋黄卵磷脂形成的脂质冠组成。纳米颗粒表现出~62 nm的尺寸和22.80 mV 的 ζ 电势,并且通过网格蛋白依赖性胞饮作用和巨胞饮作用被 BT-474 细胞内化。

三、癌细胞对营养素的差异摄取

脂质、脂溶性维生素的游离形式和类胡萝卜素等必需营养素通过简单扩散穿过细胞膜运输,而葡萄糖或脂蛋白等营养物质的转运主要由本节前面所述的内吞途径进行。正常细胞对营养素的摄取是一个调节良好的过程,而高增殖的癌症细胞则具有高营养物质摄取率。所以学者们推测高增殖的细胞可以调整它们的内吞机制以满足其高营养需求。例如,人类黑色素瘤细胞的亮氨酸(LAT1)和谷氨酰胺(ASCT2)的氨基酸转运蛋白表达显著增加。另一项研究表明巨胞饮是肿瘤细胞营养摄取的重要途径。这个研究显示,致癌Ras 蛋白刺激巨胞饮满足 MIA PaCa-2 癌细胞对谷氨酰胺的需求。这些上调的内吞机制提供了增强癌细胞对纳米颗粒摄取的新策略。对病变细胞和正常细胞不同病理生理过程的深入了解是评估差异营养摄取与纳米药物细胞内化相关性的先决条件。

纳米粒子的大小,几何形状,表面电荷和力学性质影响细胞摄取效率,所以优化纳米粒子的理化性质可以改善细胞摄取并因此增强药效。除此之外,受体介导的细胞内化也广泛用于增强纳米粒子的细胞摄取。

四、细胞内转运和亚细胞器定位

1. 从内涵体/溶酶体到细胞质

很多药物的治疗靶点是在细胞质或细胞器,所以纳米颗粒需精确地跨越生理障碍并选择性地向细胞内靶部位递送药物或诊断剂。尽管纳米粒以不同的途径进入细胞,但都首先到达内涵体。内涵体具有较低的 pH 值(6~6.5,对于内涵体特异性酶活性是必需的),pH 值响应性纳米颗粒在内涵体中释放药物进入细胞质。含多个胺基的载体系统在内涵体酸性条件下被质子化而中和,使内涵体 pH 值增高,离子进入内涵体腔中,导致内化的纳米颗粒肿胀和药物的释放,这就是质子海绵效应。诱导质子海绵效应材料的选择一直局限于多胺。但是,多胺生物相容性差,胺基的高 pKa 值(约为 9)在酸性和生理 pH 值条件下诱导细胞膜溶解。引入低 pKa 杂环作为侧基和用酸敏感基团来保护胺基,这些酸敏感的基团在内涵体酸性条件下裂解暴露出胺基,这些方法可减少聚合物体系毒性。纳米粒子对 pH 值的及时响应是至关重要的,否则会使纳米粒释放延迟,导致内化的纳米粒子转移后被溶酶体水解酶降解或经循环途径向细胞膜方向外排。

纳米粒进入细胞的时空性以及进入细胞后的行为受 RAB 蛋白(G 蛋白超家族的五大亚家族之一)和一些效应器或调控分子的调控。在癌症中,与之相关的 RAB 蛋白活性的增加与细胞膜上生长因子受体的增加有关。调控 RAB 蛋白活性的治疗性干预提供了一些目前研究较少而又有意义的靶标。井然有序的胞吞和胞内转运是至关重要的,因为功能失调的转运与神经退行性疾病有关。例如,阿尔茨海默氏病和亨廷顿氏症孤独症。Na-H 交换器(NHE)是在哺乳动物中发现的 9 个 Na^+/H^+ 交换体异构体家族。NHE6 存在于许多不同细胞类型的内涵体中,并且与内涵体腔早期和晚期 pH 值和循环调节相关。在成熟内涵体中,内涵体腔内 pH 值的变化对于控制内化材料的降解率和循环时间至关重要。一些 NHE(NHE1−NHE5)定位于细胞膜并在癌症的发生和发展中起关键作用。与正常组织相比,所有恶性肿瘤的氢梯度都是相反的。肿瘤细胞的细胞内 pH 值是碱性的,而细胞外环境中的 pH 值是酸性的。这样独特的氢离子动态分布归因于 NHE1 的异常高活性,这对癌细胞在恶劣环境中存活至关重要。功能失调的 pH 值控制也与多药耐药性的发生有关。尽管 NHEs 保持碱性细胞质 pH 值,NHEs 也负责维持细胞器腔内的高度酸性。所以 NHE1 抑制剂被用作靶向性肿瘤药物。开发靶向于细胞膜,内涵体和溶酶体的纳米颗粒时应该考虑癌细胞上述的特性。

溶酶体含有组织蛋白酶,是细胞机器的消化或回收器官。载体材料的降解产物释放到细胞质中满足细胞的营养需要。肿瘤细胞表现出较高的溶酶体组织蛋白酶活性,促进营养物质释放到细胞外环境以促进肿瘤生长。溶酶体的这种取向由克里斯蒂安·杜维提出,他还提到溶酶体以溶酶体水解酶作为"自杀袋",可通过溶酶体膜透化(LMP)使溶酶体失去稳定性并在细胞质中释放其水解内容物作为触发细胞凋亡的手段。然而,多药耐药癌症细胞不受 LMP 触发刺激。因此,高效的亲脂胺基阳离子两亲物被用作溶酶体去污剂。例如,阳离子两亲性药物可抑制(CADS)酸性鞘磷脂酶(ASM)保持溶酶体膜的完整性,诱导 LMP。经过几种癌细胞试验,CADs 杀死癌细胞的浓度远低于杀死正常细胞的药物浓度。

内涵体或溶酶体不是最终的治疗靶标,因此需实现药物胞内释放和保护药物在溶酶体环境中不被降解,通过将药物包封在各种纳米颗粒载体系统中可以实现上述要求。这些纳米粒子不仅可以保护敏感的药物分子不被降解而且能够以时间依赖的方式释放药物。过度的延迟释放可能会使药物暴露在内涵体或溶酶体环境中(低 pH 值和水解酶),从而降低治疗效果。生物相容的、生物响应的和生物可降解性的聚合物纳米粒和脂质体纳米载体系统是研究热点,已有多种策略实现载体从内涵体释放进入细胞质。这些策略包括使用细胞穿透肽、刺激响应性聚合物或融合脂质体(融合机制:当脂质体颗粒与内体膜融合时将细胞质中的颗粒排空)。例如,用 N,N−二异丙基乙二胺(DPA)修饰的聚乙二醇化聚磷腈制备的 pH 值响应型纳米颗粒,DPA 赋予纳米颗粒 pH 值−触发释放的能力,这一点被载入和释放 DND-26 证实。DND-26 是一种优先在细胞内酸性室中聚集的荧光染料,当细胞暴露于游离的 DND-26 中时,DND-26 是分布在整个细胞而不是集中在内涵体和溶酶体中。DPA 的功能基团比较特别,它独特的 pKa 值可以调节纳米颗粒在特定 pH 值下释放药物。PEG 和聚酰胺嵌段共聚物也可制备 pH 值响应性纳米颗粒,其中聚酰胺嵌段是柠檬酰胺和琥珀酰胺修饰后的。在内涵体 pH 值下,柠檬酸酰胺降解,导致侧链降解和聚合物电荷逆转,纳米颗粒稳定性降低,负载的溶菌酶释放。刺激响应材料目前尚未进入临床研究阶段,这突出说明需要积极致力于生物医学材料的临床开发应用工作。Binauld 和 Stenzel 全面阐述了可以在酸性 pH 值下降解的聚合物材料,对于设计临床相关的聚合物很有启示。

细胞质广泛参与许多生物过程,被认为是许多疾病的治疗靶点。转运纳米药物到细胞质主要是通过内涵体实现的。然而,一些穿膜肽(CPP)可以直接穿过细胞膜进入细胞质。CPP 载入药物后,其直接穿过细胞膜转运的能力大大降低。一些 CPP 本身已经被用作抗癌剂,例如,在Ⅰ期临床试验中天青蛋白抗实体瘤和在Ⅱ期临床中靶向 c-Jun-N-末端激酶的 XG-102 试验。通过全身注射给药,CPP(iRGD)可以使多种药物的治疗指数增加。这种效应的机制是对仅在肿瘤血管内皮细胞上表达的 iRGD 与 αV 整合的能力。iRGD 转移到肿瘤部位后水解转化成 CRGDK / R,与 αV 整联蛋白失去亲和力,但对神经纤毛蛋白 1(NRP-1)具有亲和力,通过增强血管通透性触发组织穿透。这个过程是肿瘤特异性的,因为 αV 整联蛋白特异性结合 iRGD。已在小鼠肿瘤模型中证明 iRGD 可以提高治疗指数。

2. 内质网和高尔基体

细胞进入的另一种途径是逆向运输途径,可以避免酸性 pH 值和水解溶酶体环境,即将胞内货物运输到高尔基体(GA)和内质网(ER)。ER 和 GA 负责钙稳态,膜和分泌蛋白的折叠及脂类生物合成。逆向运输途径涉及某些受体(如甘露糖-6-磷酸受体)的再循环,以及被某些毒素(如蓖麻毒素、志贺毒素、炭疽毒素致死因子和霍乱毒素)利用来定位和干扰与 ER 的功能。紊乱的内质网功能使未折叠蛋白质应答(UPR),导致蛋白质合成抑制,蛋白质重折叠和错误折叠蛋白质的清除。内质网应激可导致细胞凋亡,这是心脏疾病(心脏肥大,心肌细胞变性),肝脏疾病,神经退行性疾病和糖尿病的病因。由于 UPR 在肿瘤细胞抗缺氧和肿瘤进展中至关重要,UPR 也被提议作为抗癌靶点。体外试验发现基于 PLGA(95 nm ± 20 nm)的纳米载体在人支气管上皮(HBE)和负鼠肾小管细胞(OK)中主要积聚在高尔基体中。结果显示 PLGA 颗粒能够避免在晚期内体或溶酶体中定位,并且通过 ER 从早期内体转移到 GA。在后续研究中使用拉曼光谱和光学显微镜发现 PEO 功能化的 PCL 和 PLGA 纳米颗粒进入人 HeLa 细胞(细胞系 CCL-2)晚期核内体的高尔基体相关囊泡中。细胞内化途径可以确定纳米颗粒的细胞内终点,并且纳米颗粒可以通过不止一个途径内化。纳米颗粒的理化性质和细胞类型可影响纳米颗粒通过特定途径内化的倾向。纳米颗粒摄取的程度,细胞摄取机制以及在亚细胞区室中的定位可以随纳米材料的类型和细胞类型而变化。

3. 线粒体

线粒体是一种独特的细胞器,具有双层膜结构(内部和外部线粒体膜),线粒体的

DNA 包裹在内膜中。线粒体的蛋白质成分是基因组编码的蛋白质或核起源的蛋白质。因此,线粒体疾病由缺陷的核和线粒体基因组引起。线粒体功能障碍涉及许多疾病,包括癌症、神经退行性疾病和神经肌肉疾病、肥胖症和糖尿病,是这些疾病治疗的重要靶点。高密度内膜(富含饱和磷脂)和高膜电位(内部负性)的协同作用使跨线粒体膜的运输高度可控。由于线粒体膜的高度选择性和不可渗透的性质,靶向和递送治疗系统到线粒体是巨大的挑战。阳离子主要是因为高的膜电位导致线粒体靶向。三苯基磷阳离子(TPP)能成功穿过线粒体膜屏障到达线粒体膜内部的小叶。因此,利用 TPP 作为载体,可将共价结合的小分子药物递送至线粒体。TPP 还使基于脂质体的纳米载体将治疗剂靶向递送至线粒体,TPP 通过与十八烷基部分共价偶合而包含在脂质体的脂质双层膜中,所得脂质体能有效地将抗癌药物(苯乙醇和神经酰胺)运送到线粒体。除 TPP 之外,八精氨酸功能化的脂质体也可将药物运送到线粒体,而且八精氨酸的表面密度影响脂质体的细胞内化途径。高八聚精氨酸表面密度的脂质体通过巨胞饮作用有效逸出到胞质溶胶中,而低八聚精氨酸表面密度的脂质体则通过网格蛋白介导的内吞作用内化脂质体,然后转移到溶酶体中降解。

Marrache 等报道了一个 TPP 末端功能化的 PLGA-PEG(PLGA-PEG-TPP)纳米粒子递送系统,用于靶向递送各种线粒体作用的药物。通过将不同比例的 PLGA-b-PEG-TPP 与 COOH 末端官能化的 PLGA(PLGA-COOH)或与羟基封端的 PLGA-COOH 混合,制备各种制剂,优化粒径和表面电荷以实现线粒体的最多摄取。通过改变这些聚合物之间的比例,制备了具有恒定表面电荷(+30 mV)的不同尺寸(范围从 80 nm 到 400 nm)的纳米颗粒及具有大致相同尺寸但具有不同表面电荷(范围从 -25 mV 到 +30 mV)的纳米颗粒。与对照的带负表面电荷的纳米颗粒相比,带正电荷的纳米颗粒在人宫颈癌(HeLa)细胞的线粒体中聚集增加。带正电荷的纳米粒子能够逃离早期内涵体,并定位到线粒体,而带负电荷的非靶向纳米颗粒仅在内体中发现。这是由于带正电荷的纳米颗粒可以防止内体囊泡的酸化,增加 ATP 酶介导的质子和抗衡离子的内流,导致内体膜渗透肿胀破裂,药物在细胞质中释放。PLGA-b-PEG-TPP 与非靶向的纳米颗粒或游离的药物相比,显著改善了药物的治疗指数。TPP 官能化的聚-L-赖氨酸(PLL)纳米颗粒也能优先定位到线粒体。尽管 TPP 官能化的纳米载体显示出有效的体外结果,但其潜在的临床应用需要进一步评估其免疫原性和细胞毒性。

4. 细胞核

细胞核是一种包裹在双重脂质膜内的细胞器,它包含多种疾病的重要治疗靶标(蛋白质、核受体和 DNA),是靶向递送药物和 DNA(用于基因治疗的药物)的研究热点。纳米颗粒将药物递送到细胞中,并且药物分子通过胞质扩散到达核靶点。通过调整聚合物材料的分子设计,可以改善纳米颗粒在核中的积聚。据报道,N-(2-羟丙基)甲基丙烯酰胺(HPMA)和具有不同数量 L-赖氨酸重复单元的带 L-赖氨酸侧基肽基团的甲基丙烯酰胺单体衍生的复合物表现出核积累(质粒 DNA 的递送)增加。pH 值 K10 和 pH 值 K15 代表具有 10 和 15 个 L-赖氨酸重复单位的聚合物,pH 值 K10 共聚物与质粒 DNA 相互作用形成宽度 25 nm 和长度 74 nm 的纳米颗粒,而共聚物 pH 值 K15 形成的纳米颗粒宽度 18 nm、长度 102 nm。更高的长宽比导致内化降低,进入内涵体和溶酶体增加和延迟核递送。

核膜是核运送的另一层障碍。穿过核膜的运输通过核孔复合体(NPC),核膜上的穿孔进行。NPC 组成蛋白核孔蛋白(Nups)决定了 NPC 的组装,结构和功能。跨核膜运输方式包括主动运输和被动运输。小分子离子和大分子(~9 nm)通过被动扩散通过 NPC 穿过核膜,而大于 40 kDa(39 nm)的大分子则通过核转运受体介导的主动转运进行分选,由寡肽序列与受体结合,称为核定位信号(NLS)。NPC 的 FG-核孔蛋白的成分包括苯丙氨酸甘氨酸(FG)结构域,FG 在内核 NPC 通道的两侧延伸。运输受体和 FG-核孔蛋白之间的多个随机的,低亲和力的相互作用使药物跨越 NPC 障碍。

核定位信号(NLS)能把纳米粒子载体系统运输至细胞核内。NLS(CGGGPKKKRKVGG)官能化的 PLGA 纳米颗粒(~72 nm)和 NLS 官能化的量子点偶合的 PLGA 纳米颗粒(~168 nm)能进入 HeLa 细胞的核中。与没有 NLS 修饰的 PLGA 纳米颗粒的游离药物相比,NLS 官能化的 PLGA 纳米颗粒(约 226 nm)能将更多的阿霉素递送至 MCF7 细胞的细胞核,进一步增强了细胞周期(G2/M 期)阻断能力并诱导更大程度的凋亡。

细胞和核双靶向纳米粒子的目标是提高细胞的摄取和细胞核定位。例如,Hoang 等人开发了与曲妥珠单抗 fab(HER2 特异性抗体)和 NLS(CGYGPKKKRKVGG)偶合的铟-111(俄歇电子发射体 111In)标记的 PEG-PLA 嵌段共聚物胶束(约 30 nm),用于递送抗代谢药甲氨蝶呤。MDA-MB-231,MDA-MB-361 和 SK-BR-3 细胞系都高表达 HER2,NLS 嵌段共聚物胶束在细胞核中的积累显著增加,双靶向胶束的抗癌细胞增殖作用明显提高。Yuetal 也采用了双靶向策略,制备了叶酸和 NLS(Ac-CGYGPKKKRKVGG)功能化的壳聚糖-胆固醇胶束(~250 nm)负载抗癌药 DOX。KB 细胞对双靶向胶束摄取显著升高,这是因为叶酸和 NLS 导致的细胞核定位增加,并且双靶向胶束的体内肿瘤(KB 肿瘤异种移植模型,Balb/C 裸鼠)抑制作用明显优于非靶向和单靶向 DOX 胶束。

综上,纳米颗粒进入细胞质之后经历降解或胶束分解过程这些大的纳米颗粒才可能进入细胞核。考虑 NPC 通道的大小(约 39 nm)、综合评估不同理化性质的纳米颗粒的尺寸范围以及在 NPC 通道中的移位,对于设计最佳的核靶向纳米颗粒至关重要。

第五节　细胞胞吐屏障

纳米粒的细胞摄取和器官分布对纳米粒在药物递送中的靶向性和治疗效率至关重要。体内的纳米粒子最终被肝脏和脾脏等器官所清除。纳米颗粒被巨噬细胞摄取后滞留在这些清除器官中,增加了急性或慢性毒性的风险。因此,研究多种细胞特别是巨噬细胞对内化的纳米颗粒的胞吐作用对评估它们的生物安全性很关键。然而,与纳米颗粒胞吞作用相比,纳米颗粒的胞吐作用研究相对较少。

一些研究比较了棒状纳米粒子和球形纳米粒子的胞吐作用。Chithrani 和 Chan 用各种细胞类型研究了球形和棒状金纳米颗粒之间的胞吐差异。金纳米颗粒的表面涂覆转铁蛋白用于受体介导的内吞作用。研究表明细胞摄取可以被认为是包裹(wrapping)的热力学驱动力与受体扩散动力学之间竞争的结果。50 nm 金纳米颗粒包裹最快,在受体-配体相互作用产生足够的自由能将金纳米粒递送入细胞,而包裹慢的较小纳米颗粒胞吐作用较快。14 nm 纳米颗粒的胞吐速率比 74 nm 纳米颗粒的胞吐速率快得多。此外,棒状纳米颗粒胞吐外排高于球形纳米颗粒的胞吐外排。另一研究揭示了肽包被的金纳米颗粒在内皮细胞中的胞吐作用。KATWLPPR 肽功能化的纳米粒子与内皮细胞上的细胞膜受体结合进行内吞,而 KPRQPSLP 肽功能化的纳米粒子的内吞不与受体相互作用。由细胞摄取的 KATWLPPR 肽包被的纳米颗粒 6 h 内逐渐被胞吐。而 KPRQPSLP 肽包被的纳米颗粒显示出复杂的胞吐作用,胞吐的 KPRQPSLP 肽包被的纳米粒在 4 h 后又被细胞重新吸收。

在血管平滑肌细胞中检测了聚(D,L-丙交酯-共-乙交酯)(PLGA)纳米颗粒的胞吐作用。包被有牛血清白蛋白(BSA)的 PLGA 纳米粒子的尺寸和 Zeta 电位分别为约 97 nm 和 −20 mV。纳米颗粒的细胞摄取随孵育时间增加而增加。当培养基中的纳米颗粒去除时,纳米颗粒在 30 min 内胞吐了摄取量的 65%。此外,叠氮化钠和脱氧葡萄糖能显著抑制胞吐作用,说明纳米颗粒的胞吐作用是能量依赖性的。纳米颗粒的胞吐模式还依赖于介质中的蛋白质,因为蛋白质与纳米颗粒同时进入细胞并与细胞内的物质相互作用。研究还报道了多糖阳离子纳米颗粒在气道上皮细胞中的胞吐作用。纳米颗粒表面被阳离子聚合物羟基胆碱涂覆。经过表面修饰后,纳米粒子的尺寸约为 60 nm。将人支气管上皮细胞用纳米颗粒共孵育 30 min。1 h 后,纳米颗粒胞吐的量显著增加。此外,胆固醇耗竭完全阻断了纳米颗粒的胞吐作用,表明它们的胞吐作用是胆固醇依赖性的。

超顺磁性氧化铁纳米粒子和量子点的胞吐模式也有一些报道。Serda 等研究了使用多孔硅微载体氧化铁纳米颗粒在巨噬细胞内的运输。在胞吐过程中,富集在多泡体中的胺官能化的纳米颗粒并入细胞内区域的膜囊泡中,并在 6 d 后从细胞分泌出。15 nm 纳米颗粒的胞吐速率比 30 nm 纳米颗粒的胞吐速率快,说明小的纳米颗粒有利于胞吐作用。在人宫颈癌细胞中也检测了两性离子量子点的胞吐作用。量子点用 D-青霉胺包被以提高其稳定性。D-青霉胺涂覆量子点的尺寸约 4 nm。在内吞过程中,大部分纳米颗粒聚集在细胞膜上。此外,发现量子点通过网格蛋白介导的胞吞途径和巨胞吞作用进入细胞。在胞吐过程中,一些核内体中的量子点主动运输到细胞外,并在内化 21 min 后被胞吐释放到培养基中。

（张　楠）

第三章　细胞靶向的识别位点

受体(receptor,R)是位于细胞膜和细胞内的一些能识别和专一性结合相应的配体，从而转导信息，使靶细胞产生各种生物效应的特殊蛋白质分子。配体(ligand,L)是能与相应的受体特异性结合，从而发挥生物学效应的活体分子。配体包括激素、细胞因子、生长因子、神经递质、抗原、某些药物及毒素等。配体可分为激动剂和拮抗剂两大类。激动剂是指与受体结合后产生效应者；拮抗剂是指与受体结合后不产生效应者，它又可分为竞争性拮抗剂和非竞争性拮抗剂。竞争性拮抗剂是指能可逆地与受体上的激动部位结合，并且减弱或阻断受体与激动剂的相互作用，从而减弱或阻断生物效应。非竞争性拮抗剂是指与受体上的激动剂结合部位以外的部位结合，减弱或妨碍激动剂与受体的结合，从而减弱或阻断生物效应。

按受体结构和功能分类：可分为受体家族，是指分子结构与功能相似的一组受体；受体超家族，是指分子结构相似但功能不同的一组受体。

按受体定位分类：可分为膜受体和细胞内受体。

按膜受体结构、信号转导方式不同分类：可分为叶酸受体系统、表皮生长因子受体系统、胰岛素受体系统、转铁蛋白受体系统、凝集素受体系统、小分子多肽类受体系统等。

按配体种类分类：可分为激素受体、细胞因子受体、生长因子受体、抗原受体药物受体及毒物受体等。

第一节　介导细胞膜靶向的药物载体受体系统

膜受体(membrane receptors)是整合在细胞膜中的受体，它占据受体的绝大多数。一般亲水性信号分子都能通过膜受体发挥作用。膜受体一般为跨膜糖蛋白，具有胞外区、跨膜区和细胞内区 3 个功能区域。胞外区带有糖链，含有信息分子的结合位点，能够专一地和配体结合；跨膜区位于细胞膜脂质双分子层内，氨基酸残基形成 α 螺旋，它在不同受体中的数目不同；细胞内区存在于细胞内，内含有与效应酶结合或作用的区域，有不少受体在膜内可作用于 GTP 结合蛋白(G 蛋白)，通过 G 蛋白在控制效应酶的活性从而发挥作用，因此，细胞内区是细胞内发挥其信号转导功能的主要部位。有些膜受体如 IL-1、IL-2、IL-6、TNF 及黏附分子不仅存在于细胞膜上，而且还可以可溶性的形式存在于血液或体液中。膜受体按其受体结构、信号转导方式不同，对于不同疾病，可分为以下几种。

一、细胞膜靶向抗肿瘤药物的受体系统

(一)叶酸受体系统

叶酸受体(folate receptor,FR)是一种通过聚糖磷酯酰肌醇(glycosylphosphatidylinositol, GPI)连接在细胞膜上的糖蛋白。FR 对叶酸及其衍生物如甲基四氢叶酸等都具有很高的亲合性和特异性。FR 主要包括 α、β、γ 和 δ 4 种亚型。α 受体在正常细胞中的表达一般高度保守,仅在脉络丛、胎盘组织及肾小管中有少量表达,但在许多上皮来源的恶性肿瘤,如宫颈癌、卵巢癌、乳腺癌、子宫内膜癌、肺癌和鼻咽癌等肿瘤细胞中,α 受体的数量和活性远远超过正常细胞。β 受体主要分布在活化的单核细胞、巨噬细胞、成熟的中性粒细胞和 CD34+细胞中,过表达主要在髓系白血病细胞中。γ 受体主要来源于造血细胞,并且以分泌形式表达。δ 受体主要在调节 T 细胞上表达。

FRα 是最主要的叶酸受体。叶酸、叶酸类似物或叶酸复合物与细胞膜表面的 FRα 特异性结合,形成凹陷,在细胞内形成内囊,在内囊膜质子泵的作用下,囊内 pH 值由 7 下降到 5,使配体-FR 复合物的构象改变,将配体释放到细胞内,而 FR 可再回到细胞膜表面,循环转运药物。在正常细胞中,FR 选择性地表达在细胞的表面且呈极性分布,血液循环中的药物不能接近该受体,FR 靶向药物亦不能进入正常细胞;但在恶性细胞中 FR 分布失去极性,血液循环中的药物可接触到该受体。因此 FR 可以作为叶酸药物复合物的靶目标,实现对过表达 FR 的肿瘤的显像和治疗。

FR 在肿瘤细胞表面高度表达,而在正常组织中的表达却高度保守。基于这种表达差异,可以实现叶酸-药物偶联物的主动靶向运输。叶酸-药物偶联物与肿瘤细胞表面的叶酸受体特异性结合后,形成叶酸-药物与 FR 复合物,通过内吞作用进入肿瘤细胞形成独立的内吞体。由于离子泵的作用使内吞体的 pH 值由 7 下降到 5,叶酸-药物与 FR 复合物的构象改变,药物解离下来,进入细胞内,而 FR 重新回到细胞表面,循环转运药物。研究表明,癌细胞表面 FR 的表达数目直接影响到叶酸-药物复合物与之结合并内吞的数目,一般来说,一个癌细胞每 1 h 大约能够内吞 $(1\sim2)\times10^5$ 个叶酸-药物复合物分子。因此,可以利用这种内吞作用进行肿瘤的靶向治疗研究。

(二)表皮生长因子受体系统

表皮生长因子受体(EGFR)家族又称为 EGFR 酪氨酸激酶家族,由 EGFR(HER-1/ErbB-1)、ErbB-2(HER2/neu)、ErbB-3(HER3)及 ErbB-4(HER4)4 个不同受体酪氨酸激酶组成。EGFR 在多数肿瘤细胞中过表达和(或)突变,通过其介导的信号转导使细胞生长失控并恶性转化,其在肿瘤组织中的表达率往往与肿瘤的分化、恶性及浸润程度有关。EGFR 过表达的原因主要包括基因的异常扩增。翻译及翻译后的异常调节及活化后降解减少,突变后的 EGFR 某些结构域缺失,导致其下调机制受损,从而异常信号通路被激活,同时也会导致具有配体非依赖性受体的细胞持续活化。因此,很多研究将 EGFR 通路作为抗肿瘤治疗的一个靶点。本章在阐述 EGFR 信号传导失调相关机制的基础上,对以 EGFR 为靶点的肿瘤治疗方法及其参与肿瘤耐药的最新研究进展做一综述。

1.EGFR 概述及其介导的信号转导

EGFR 是由原癌基因 C-erbB-1(HER-1)表达的产物,其广泛分布于除血管组织外的

上皮细胞膜上,由 621 个氨基酸构成的胞外区(也称配体结合区)、螺旋状疏水结构的跨膜区以及胞内区构成,其中胞内区又分为 PKC、Erk/MAPK 负反馈区域的近膜亚区、酪氨酸激酶亚区以及尾部的碳端亚区 3 个亚区。EGFR 介导的信号通路由配体和受体结合后启动,受体与配体结合后形成同源或异源二聚体,继而发生交联磷酸化,激活胞内区,从而激活下一级信号传导。目前,EGFR 主要有表皮生长因子(EGF)、转化生长因子(TGF)-α、双调蛋白、β-细胞素 BTC、肝素结合的表皮生长因子(HBEGF)及表皮素(EPR)6 种配体。

(1)EGFR 的活化:首先 EGFR 与其配体或其他家族成员结合后形成同源二聚体,促使 EGFR 胞内区 6 个特异的受体酪氨酸残基磷酸化,继而依次将外界各种信号传导至细胞内。胞内活化信号主要通过 Ras/Raf/MAPK、磷脂酰肌醇(PI3K)/丝苏氨酸蛋白激酶(Akt)两条通路,将信号传至细胞核。当信号传导至细胞核后,核内基因转录水平增加,促使细胞增殖、转化,同时 EGFR 的表达也增加。细胞主要通过 EGFR 的内吞作用以及泛素化依赖的降解途径来维持 EGFR 信号通路的平衡。EGFR 自身的突变、过表达、内吞作用以及降解途径的减弱均会引起细胞的多种信号传导异常,导致多种疾病的发生。近年来,肿瘤发生中 EGFR 的异常表达使其成为众多肿瘤治疗研究的靶点,而 EGFR 的异常表达引起信号传导异常的机制尚未完全清楚。

(2)EGFR 运输异常及其对信号传导的影响:EGFR 家族表达及细胞内运输的异常在肿瘤的发生中起重要作用。EGFR 发生突变已在多种肿瘤组织中被发现。因此突变的 EGFR 也成为扩展抗癌症治疗方法的一个靶点。突变的 EGFR 由于某些结构域缺失导致受体下调机制被破坏,引起异常信号通路的持续激活,从而促使了肿瘤的发生。

(3)EGFR 致瘤性突变导致运输异常:正常生理条件下,EGFR 与其配体结合后才会被激活,而当 EGFR 过表达及发生特殊的致瘤性突变时,其自身可通过二聚化被激活,同时这些突变体的生理功能也异于正常的 EGFR。肿瘤发生中 EGFR 的突变类型主要包括激酶结构域缺失或隐藏。非小细胞肺癌研究显示,一系列结构异常的致瘤性 EGFR 突变体运输至 Endocy recycling compartment(ERC),这些突变体与 Src 具有较强的亲和力,Src 是 EGFR 介导的癌症发生的一个关键伴侣。Src 激酶可以与磷酸化的受体酪氨酸蛋白激酶(receptor tyrosine kinases,RTKs;包括 EGFR)相互作用,通过 Erk/MAP 激酶通路调节增殖;Src 与 EGFR 个两激酶通常在一起运输,因此在信号传导上具有协同作用,同时二者共定位也促进了 EGFR 介导的信号通路的激活。在结肠癌、乳腺癌等一些癌症中也发现 Src 有过表达或者活性增强的现象,且这种现象常与 EGFR 高水平有关。由此可见,EGFR 突变后可能增强了与 Src 的相互作用,促进了细胞增殖。正常条件下,EGFR 的内吞运输作用及泛素化降解途径共同维持了 EGFR 信号活化的平衡,而非小细胞肺癌相关的 EGFR 突变体与 Cb1 的相互作用受损,导致其泛素化降解障碍,使得信号通路处于持续激活状态。胶质瘤中最常见的 EGFR 突变体为 EGFRⅧ型,其细胞外区的 267 位氨基酸缺失,导致其不能与配体结合,但其可在 Cb1 介导的泛素化后下调。

癌基因通过调节 EGF 运输促使肿瘤发生:多种癌基因可以通过影响 EGFR 运输发挥其致癌作用。癌基因鸟氨酸核苷酸交换因子(Vav2)主要是在对生长因子信号通路的反应中调节细胞黏附、能动性、蔓延及扩散,可以延缓 EGFR 内化、降解,并增强 EGFR、ERK

和 Akt 磷酸化。另一个癌基因即活化的 ACK1,是一个非酪氨酸激酶,其可以从 Cdc42 和 EGFR 等整合信号。ACK1 可通过 Arp2/3 调节蛋白磷酸化和微丝结合蛋白皮层蛋白,促使 EGFR 降解。研究认为,ACK1 单一体细胞突变后不能与泛素化 EGFR 结合,继而使 EGFR 稳定在浆膜上,从而延长 EGF 刺激后的有丝分裂信号,并使一些癌症对 EGFR 酪氨酸激酶抑制剂如吉非替尼产生抵抗作用。

另一个通过对相关信号分子运输调节,促使肿瘤发生的例子是肿瘤抑制子 PTEN(磷酸酶和张力蛋白同族体)和软脂酰化磷蛋白同族体 2(SPRY2)。SPRY2 表达降低通过 PTEN 依赖的方式引起 PI3K/AKT 信号超活化,导致细胞增殖以及前列腺癌入侵。由此引起的负反馈调节导致 EGFR 内化作用增加,并通过 PI3K 活化诱导 p38 MAPK 表达,维持早期核内体信号的稳定,活化的 p38 促使了网格蛋白介导的 EGFR 内化及降解逃逸,使早期核内体的信号得以稳定维持。综上所述,EGFR 运输对信号传导具有双向作用,这可能与 EGFR 与其下游效应器之间复杂的相互作用有关。

2. EGFR 靶向药物在肿瘤治疗中的应用

研究认为,当 X 射线或化疗与低毒性 EGFR 靶向药物联合治疗时可加强局部放射的致死效果并逆转肿瘤的耐药性。针对 EGFR 的具有抗癌活性的药物主要有单抗(如西妥昔单抗)和低分子量酪氨酸激酶抑制剂(TKIs,如吉非替尼),它们分别针对受体的胞外和胞内区域。已有研究表明,西妥昔单抗作为 EGFR 抗体被内化后,可阻止 EGFR 被内源性配体激活,导致 EGFR 整体表达下调,从而抑制 EGFR 信号通路的激活;而吉非替尼则是在细胞内与 EGFR 结构域中高度保守的 ATP 结合位点竞争性结合 EGFR,选择性地抑制 EGFR 酪氨酸激酶活性,继而阻断 EGFR 信号传导系统。但针对细胞内运输及受体活性的 EGFR 直接抗肿瘤药物治疗的效果仍尚未明确,需要进一步研究。

3. 靶向 EGFR 运输及活化的药物在肿瘤治疗中的辅助效果

EGFR 运输的调节在肿瘤的进展中起重要的作用,因此针对 EGFR 运输的肿瘤治疗方法的效果往往与患者的预后有关。传统的 X 射线和化学治疗均会产生活性氧物质,从而导致对放射线敏感及含半胱氨酸的蛋白酪氨酸磷酸酶失活,细胞激酶和磷酸酶活性间的平衡被打破,EGFR 磷酸化并以配体非依赖的方式激活受体激酶,同时 EGFR 也可以通过对其自身活性位点半胱氨酸残基的修饰而直接活化,这种活化方式通常是伴随着受体的内化以及内吞作用产生的信号传导,但是否依赖于 p38 或 Src、网格蛋白和 AP2 适配器尚不明确。

有研究显示,p38 依赖的 EGFR 内化缺陷有效地减少了化疗引起的细胞死亡,EGFR 介导的持续信号传导可能来源于浆膜,因此配体非依赖的 EGFR 内化将增强化疗药物如顺铂的细胞毒性。但是,另有研究显示,减少 p38 依赖的 EGFR 内化和 EGFR 依赖的 PKB/Akt 活化会导致顺铂抵抗。EGFR 的内化在肿瘤放化疗中的生物效应有待进一步研究。

4. 放化疗后 EGFR 的非典型运输

电离辐射治疗后,EGFR 被认为是直接进入细胞核,并促进 DNA-PK 依赖的非同源末端连接双链断裂的 DNA 的修复,但这种易位的机制尚存争议。假设的分子机制有:

①PIKfyve(蛋白激酶B,PKB的一个底物)参与了核转运。在PIKfyve功能受损的人膀胱癌细胞中,配体刺激后EGFR不能正常运输至核。②外被蛋白1(COP1)复合体介导了从高尔基体到内质网的转运。COP1的缺失抑制了EGF刺激的EGFR转运至细胞核。③EGF刺激EGFR逆转运至高尔基体及部分核易位。该机制依赖于SNARE蛋白突触融合蛋白6介导的膜融合及动力蛋白。④EGF刺激EGFR的核易位被Sec61β缺失所抑制,Sec61易位子、Sec61β参与了EGFR从内质网易位至细胞核的过程,但Sec61β是否也参与了配体非依赖刺激的EGFR的核易位尚未明确。内质网EGFR的膜提取表明,在核输入之前EGFR必须穿过胞浆,EGFR的疏水区显示有分子伴侣的参与,但EGFR逆向转运是如何逃脱蛋白酶体的降解的机制尚不清楚,可能与Sec61以及存在于核内膜的EGFR有关。

此外,有研究表明,EGFR可以在不进入细胞核的情况下通过早期核内体发现的信号平台发挥对DNA的修复作用,但其对DNA修复的作用是直接还是间接仍待确定。另外,同时用RTK抑制剂处理时,EGFR线粒体易位在化疗引起的细胞死亡过程中产生抗凋亡作用,从而利于药物抵抗的产生。由此可见,EGFR运输异常参与了肿瘤对放疗、化疗的抵抗,机制的研究对肿瘤治疗措施的发展显得尤为重要。

总之,EGFR在肿瘤的治疗中已成为一个新的靶点,其介导的信号通路在肿瘤的发生发展中起着重要作用,目前已有许多研究将EGFR靶向药物与传统的放、化疗结合起来。多项研究表明EGFR信号参与了化学治疗后细胞存活以及DNA修复的作用,但对内化作用以及EGFR内吞后的运输在这些反应中的调节作用仍然了解较少。对这一领域分子机制的研究将为控制EGFR运输、加强对已对常规放化疗产生抵抗的肿瘤的治疗效果提供基础,相关治疗策略在肿瘤治疗中将有良好的发展前景。

(三)胰岛素受体系统

1. 胰岛素受体

胰岛素样生长因子/胰岛素系统包括3种配体,即胰岛素样生长因子Ⅰ(insulin-like growth factor Ⅰ,IGF-Ⅰ)、胰岛素样生长因子Ⅱ(IGF-Ⅱ)和胰岛素;6种配体结合蛋白,即胰岛素样生长因子结合蛋白(insulin-like growth factor binding protein,IGFBP)1~6;2种跨膜酪氨酸蛋白激酶类受体,即胰岛素样生长因子受体1(type Ⅰ insulin-like growth factor receptor,IGF-1R)和胰岛素受体(insulin receptor,IR),其中IR又包括IR-A和IR-B。受体相关基因编码了位于胞外的α_1和α_2亚单位及2个位于胞内的β_1和β_2亚单位,通过共价键结合形成有效的$(\alpha\beta)_2$四聚体。不同的$(\alpha\beta)$亚单位相互结合可形成3种纯受体(IGF-1R、IR-A和IR-B)和3种杂受体(IGF-1R/R-A、IGF-1R/IR-B和IR-A/IR-B)。IGF-1R可与IGF-Ⅰ和IGF-Ⅱ结合,IR-A可与胰岛素和IGF-Ⅱ结合,这2种通路参与细胞的增殖和凋亡过程;而IR-B只与胰岛素结合,参与体内的血糖调节。

2. 与乳腺癌发生和浸润及转移的关系

IGF-1R/IR表达于各型细胞的表面,参与正常细胞的增殖、衰老和凋亡过程,但当IGF/胰岛素系统被过分激活后,IGF-1R过分表达或酪氨酸酶活性增强,导致促有丝分裂和抗凋亡作用增强,促进细胞向恶性表型转化。IGF/胰岛素系统通过其下游Ras/Raf/

MAPK 和 PI3K/AKT/mTOR 信号通路调控细胞的有丝分裂过程,发挥抗凋亡的作用,促进肿瘤生长。其机制如下:①上调了细胞周期蛋白 D1 及其依赖性激酶的水平,释放 E2F 转录因子,表达下游靶基因如细胞周期蛋白 E;②下调细胞周期负反馈调节基因如 p27、p57 和磷酸酶-张力蛋白基因(phosphatase and tensin homolog,PTEN)等的表达水平;③抑制促凋亡蛋白如 B 细胞淋巴瘤/白血病-2 蛋白家族中的促凋亡蛋白(B-cell leukemia-2 associated death promoter,BAD)、Caspase-7 和 Caspase-9 等;④激活抗凋亡因子,如核因子-κB(nuclear factor-kappa B,NF-κB)、环腺苷酸反应元件结合蛋白(cyclic adenosine monophosphate response element binding protein,CREB)等。

　　IGFs 促进肿瘤细胞浸润、转移过程的机制主要有如下 3 点。①细胞外基质(extracellular matrix,ECM)蛋白支持和构建细胞间网架连接结构,而 IGF-Ⅰ可促进 ECM 蛋白如胶原蛋白-Ⅳ和波连蛋白、即刻早期蛋白-6(immediate early gene-6,CNN6)和高半胱氨酸蛋白 61(cysteine-rich 61,Cyr61)等的合成,有利于肿瘤细胞向癌旁组织浸润;②通过激活多种蛋白酶如基质金属蛋白酶,促进基底膜的降解;③通过促进 IRS-2 的磷酸化激活下游 PI3K/AKT 通路,促进乳腺癌肿瘤细胞的上皮间质转化(epithelial-mesenchymal transition,EMT)过程,并获得类似于干细胞的特性,这有利于肿瘤细胞进入血液或淋巴系统及锚定其他组织完成远处转移。

(四)转铁蛋白受体系统

　　转铁蛋白受体(transferrin receptor,TfR)是参与铁的吸收和调节细胞生长的必需的蛋白。TfR 是一种Ⅱ型跨膜糖蛋白,是由两个同源二聚体(180 kDa)的亚基通过两条二硫键交联而成。每个单体(含 760 个氨基酸,分子量为 90~95 kDa)包含一个大的胞外 C 端区域(671 个氨基酸),一个单跨膜区域(包含 28 氨基酸)及一个短的 N 端区域(包含 61 氨基酸)。C 端区域是一个外功能区,它包含 Tf 的结合位点。外功能区包含 3 个 N-糖基化位点及一个 O-糖基化位点,这些位点的糖基化作用是 TfR 功能所必需的。

　　TfR 的表达主要是根据细胞内铁水平进行转录后水平的调节,TfR 转录区的 3' 非翻译区在调节 mRNA 的稳定性上也发挥重要的作用。这个区域包含 5 个铁效应元件(IRE)。每个铁效应元件是由 30 个核苷酸组成的环状结构,参与 TfR 表达的转录后水平的调节。这些铁效应元件被 2 种 RNA 结合的铁调节蛋白(IRP)识别。所有的细胞都有 IRP-1 的表达。敲除 IRP-1 基因的小鼠的表型并没有改变。IRP-1 和线粒体内的顺乌头酸酶是同源的。线粒体内的顺乌头酸酶是三羧酸循环中一种含铁硫簇的酶。像线粒体内的顺乌头酸酶一样,IRP-1 含有调节它的功能的 1 个铁硫簇。在细胞内高铁条件下,IPR-1 的铁硫簇被组装,IRP-1 发挥了顺乌头酸酶的活性。在这样的条件下,IRP-1 不能结合到 TfR 的 IRE 上。TfR mRNA 被降解。细胞内高铁也妨碍 IRP-1 结合到铁储藏蛋白铁蛋白上,从而允许铁储藏蛋白的翻译。在铁充分的条件下,其则抑制铁进一步的吸收和促进细胞铁的储存。在铁不足的条件下,铁硫簇被拆卸,IRP-1 的顺乌头酸酶的活性丧失,IRP-1 结合并稳定 TfR mRNA 的 IRE。TfR 的 mRNA 被翻译,细胞表的 TfR 增加。IRP-1 也结合铁蛋白 mRNA,但在这样的情况下抑制铁蛋白 mRNA 的翻译。因此,铁不足的细胞通过 Tf-TfR 增加铁的吸收,通过铁蛋白阻断铁的贮存。

　　IRP-2 也调节 TfR 的表达,在氨基酸水平上,它和 IRP-1 有 61% 是相同的。和 IRP-

1 相似,IRP-2 结合到 TfR mRNA 的 IREs 上增加了 TfR 的表达。不像 IRP-1,IRP-2 仅有和 TfR mRNA 结合的活性,它缺少顺乌头酸酶的活性,不受不稳定的铁硫簇的调节。根据铁和氧的水平,IPR-2 却受铁诱导的蛋白水解作用的调节。在铁衰竭和低氧的细胞中,IRP-2 稳定并且 TfR 表达增加。而在铁饱和和含氧量正常的细胞中,IRP-2 却经历蛋白体降解。

1. 转铁蛋白受体的表达

所有的正常细胞都有低水平的 TfR 表达,在高增殖率的细胞如基底上皮细胞和肠上皮细胞有较高水平的表达。活化的外周血单核细胞高表达 TfR。TfR 也表达于对铁需求量大的细胞,如胎盘滋养层细胞及正在成熟红细胞。然而成熟红细胞却不表达 TfR。TfR 也在非增殖细胞中表达,如:脑毛细血管内皮,胰腺,睾丸的曲细精管,脑下垂体细胞,乳腺的管腔膜,肝细胞,肝的库普费细胞(枯否细胞)和肾小管。TfR 在多能造血干细胞(来自大鼠,小鼠,人)很少或几乎不表达。

2. 转铁蛋白受体的功能

(1)参与铁的吸收:转铁蛋白受体的功能是通过与转铁蛋白的相互作用介导铁的吸收。生理 pH 值下,转铁蛋白受体与带两个铁离子的转铁蛋白亲和力最高,与带一个铁离子的亲和力次之,与不带铁离子的亲和力最小。带有两个 Fe^{2+} 的 Tf 和受体结合后两者被网格蛋白有被小窝内吞而被内化。在内含体中 pH 值的下降促进了 Tf 构象的改变,随后 Tf 释放 Fe^{2+},同时增加了脱铁 Tf 和 TfR 的亲和力。TfR 的 641 位色氨基酸和 760 苯丙氨酸残基和 Tf 的 349 组氨酸残基的相互作用引起构象改变导致铁从 Tf 的 C 端释放。脱铁 Tf/TfR 复合物返回到细胞表面,脱铁 Tf 被释放。带有两个 Fe^{2+} 的 Tf 对 TfR 有更高的亲和力。在生理 pH 值条件下,带有两个 Fe^{2+} 的 Tf 对 TfR 的亲和力是脱铁 Tf 的 10~100 倍。TfR 是不依赖配体的结合而连续被内化。这和其他的受体存在差异,像表皮生长因子受体,它仅在和它的配体相互作用后才发生内化,这称为受体介导的内化。大约10% 的 TfR 通过高尔基复合体经历再循环的过程。

(2)在细胞生长和增殖中的作用:TfR 除了参与铁的吸收外,还在细胞生长和增殖中发挥作用。研究发现 TfR 具有免疫调节的功能。TfR 在 T 细胞的激活过程中可能也扮演了免疫调节的作用。TfR 能够提供 T 细胞激活所必需的第二刺激信号。TfR 可能也参与了 T 细胞激活的抗原非依赖通路。

3. 转铁蛋白受体与抗肿瘤药物

转铁蛋白受体在肝癌细胞上的数量明显高于正常细胞,对转铁蛋白的亲和力较高,有些实验研究证明,以转铁蛋白作为肝靶向配体大大提高了药物治疗效果和基因的转染效率。由于在肿瘤细胞表面存在着大量的转铁蛋白受体,这为转铁蛋白作为药物载体提供了可能。转铁蛋白与药物结合在一起,在组织中的分配性好,延长了药物在胞浆中的半衰期,同时还可达到控释目的。转铁蛋白与药物通过共价键结合,通过转铁蛋白受体介导的胞吞作用进入细胞。

转铁蛋白受体不仅存在于肝癌细胞中,近年来的实验还发现,其广泛存在于各种细胞中,如肺上皮细胞中。对 TfR 在肺上皮细胞系的分布情况研究发现:不同细胞系的 Tf 受体表达和分布存在着明显的差异,如 TfR 高度表达于支气管上皮细胞系,而在肺泡上皮细胞系的分布则十分少见。TfR 主要位于细胞的基底层,当细胞发生病变而异常增值时,TfR 会大量出现在细胞顶侧。体外实验中,TfR 的高水平表达和 Tf 脂质体的摄取和细胞毒性表现出明显的相关性,Tf 脂质体的摄取可以被游离的 Tf 所抑制。这确证了 Tf 聚合物的摄取机制主要为 TfR 介导的内吞作用。因此,Tf-TfR 系统也可能是肺部靶向给药的一种理想的选择。有研究利用转铁蛋白在肿瘤细胞中的过量表达,将青蒿素偶联到转铁蛋白上,制备了一系列的青蒿素-转铁蛋白偶联物,并对得到的一系列偶联物进行评价,结果发现,结合 16 个青蒿素分子的转铁蛋白的偶联物,既能保持青蒿素的抗癌活性,又可以发挥转铁蛋白的受体的作用,通过受体介导实现靶向治疗。实验还发现,青蒿素-转铁蛋白偶联物对肿瘤细胞的抑制作用不依赖于肿瘤细胞的密度,而是和转铁蛋白受体有关系,具有受体依赖性,从而进一步说明了,青蒿素-转铁蛋白偶联物发挥了受体介导的靶向作用。

(五)凝集素受体系统

1. 凝集素受体的表达

凝集素存在于多种正常和恶性细胞上,作为特异性受体介导各种糖缀合物的内吞。糖缀合物(糖蛋白、糖脂和鞘糖脂)是哺乳动物细胞浆膜的组成部分,糖蛋白和鞘糖脂的糖类表位可以被膜凝集素特异识别,可以作为代谢抑制剂、毒性药物和生物反应调节剂的载体。

2. 凝集素受体的功能

凝集素受体主要有去唾液酸糖蛋白受体和甘露糖受体。去唾液酸糖蛋白受体(ASGPR)又称为哺乳动物肝凝集素和半乳糖特异受体,特异识别末端糖基为 D-半乳糖或 N-乙酰-D-半乳糖胺(GalNac)的糖蛋白,是迄今研究得最透彻的肝细胞受体。ASGPR 形成的配基-受体复合物在肝细胞表面发生微观簇集,而后内陷化。该复合物通过胞吞作用进入溶酶体中,经分解、代谢,释放出药物-载体共轭物发挥作用,而 ASGPR 并不被降解,而是回到肝细胞上进行下一轮循环。ASGPR 是实现靶向运输的一个方便通道,其特异的天然配体和合成配体很容易获得。合成的含高度亲脂的石胆酸油酸(lipophilic lithocholic oleate,LCO)结构的三分支糖脂(LCO-Tyr-Gal-NAc3),静脉给予 LCO-Tyr-GalNAc3,6 h 后血脂正常小鼠的血清胆固醇下降,高脂血症的小鼠血清胆固醇下降,并且血清 LDL、HDL、VLDL 水平均有不同程度下降,降胆固醇效应持续时间超过 48 h。经皮下给药 LCO-Tyr-GalNAc3 亦产生了明显的降胆固醇效应。LCO-Tyr-GalNAc3 为传统降胆固醇治疗不够敏感的高脂血症患者带来了新的希望。甘露糖受体(MR)主要在组织型巨噬细胞、树突状细胞、Kupffer 细胞及一些内皮细胞亚群和精子细胞表达。它可以广泛地识别革兰氏阳性菌、革兰氏阴性菌、酵母、寄生虫及分枝杆菌,是一种联系先天性及适应性免疫的受体。甘露糖酰化的蛋白能够靶向定位于肝脏细胞,是实现肝非实质细胞靶向运输的重要介导系统。此外,甘露糖受体可高效介导微球相关配体的内化。有研究学者制备得到了甘露糖基化的壳聚糖微球,用来作为疫苗的输送系统,即以没有甘露糖基化的微球和糖基化的微球进行对照试验,结果甘露糖基化的给药系统在荧光成像系统下,明显发现糖基化的微球结合到小鼠体内巨噬细胞中的甘露糖受体上,将药物靶向输送到靶器官,发挥该药物的作用。

3. 凝集素受体与抗肿瘤药物

许多学者研究发现位于血小板表面的 C 型凝集素样受体-2(C Type lectin-like receptor 2,CLEC-2)及其配体在肿瘤转移中起重要作用。最近研究表明,循环中的肿瘤细胞可表达一种被称为 podoplanin(也被称为 Tier,sp38 或 Aggrus)的膜蛋白,它是 CLEC-2 的配体,二者结合可以活化血小板,并使其聚集。最终肿瘤细胞与血小板相互作用形成血小板.肿瘤细胞聚合体,活化的血小板则可能促进肿瘤细胞的转移和生长。设计并应用阻断 podoplanin 与 CLEC-2 结合的药物有可能解决控制肿瘤转移的问题。

在人类基因组中 C 型凝集素受体(CLRs)拥有至少 70 个跨膜蛋白成员。这些成员可分成典型和非典型两类。典型 C 型凝集素均包含一个依赖钙离子的结合糖识别位点;非典型 C 型凝集素均包含一个与典型 C 型凝集素同源的糖识别位点,但是,缺乏结合糖和钙离子的共有序列。

CLEC-2 是一种相对分子质量为 32 X 103 的 Ⅱ 型跨膜蛋白,属非典型 C 型凝集素超家族成员。CLEC-2 跨膜区,由 41 个氨基酸构成;胞质尾区由包含一个 D-x-Y-x-x-L 基序的 31 个氨基酸构成。CLEC-2 mRNA 可在肝细胞、血细胞和大多数骨髓来源的细胞(包括单核细胞,粒细胞和树突状细胞)中发现。

CLEC-2 的胞质尾区有一个酪氨酸残基,其存在于 YXXL 基序。YXXL 基序是 src 类激酶在免疫受体酪氨酸激活基序(immunoreceptor tyrosine-based activation motifs,ITAM)和免疫受体酪氨酸抑制基序(immunoreceptor tyrosine-based inhibitory motif,ITIM)磷酸化中的共有序列。ITAM 有一个 YXX(L/I)X6-12YXX(L/I)序列;ITIM 有一个(L/I/V)XYXX(L/I/V)序列。ITAM 中的两个酪氨酸残基可以发生磷酸化,sre 同源区 2(scr homology 2,SH2)能够识别并紧密结合蛋白中磷酸化的酪氨酸残基。SH2 的主要功能是介导细胞质内多种信号蛋白的相互连接,形成蛋白异聚体复合物,从而调节信号转导途径中的信号传递。信号蛋白的相互连接是通过一个多肽分子上 SH2 结构域与另一分子磷酸化的酪氨酸残基直接相互作用而完成的,并通过酪氨酸残基的磷酸化或去磷酸化而得到调控。CLEC-2 可通过磷酸化 ITAM 内的酪氨酸残基募集酪氨酸激酶 Syk 和 Zap-70 并串联 SH2,最终导致血小板活化。

(六)小分子多肽类受体系统

1. 小分子多肽类受体的表达

多种细胞上存在有各种小分子多肽受体,特别是一些肿瘤细胞的表面存在一些小分子多肽受体,利用受体的高选择性,可以开发配体受体的靶向药物,从而提高肿瘤的治疗水平。RGD 肽(Arg-Gly-Asp tripeptide)是一类含有精氨酸-甘氨酸-天冬氨酸(Arg-Gly-Asp)的短肽,广泛存在于生物体内,其中细胞外基质(ECM)和血液中的黏附蛋白是人体中最常见的含 RGD 序列的蛋白,主要包括纤维蛋白原(fibrino-gen,Fg)、玻连蛋白原(vitronectin,Vn)、胶原(collagen)等。

2. 小分子多肽类受体与抗肿瘤药物

RGD 肽作为整合素和其配体相互作用的识别位点，介导细胞与 ECM 及细胞间的黏附作用，同时具有信号传导功能。一些肿瘤细胞或肿瘤新生血管内皮细胞常特异性地高表达某些整合素受体，如 αvβ3 或 αvβ5，这类受体可以作为肿瘤靶向治疗的靶点。如前所述，αvβ3 是理想的肿瘤靶向治疗靶点，其配体 RGD 肽可以作为载体，携带着效应分子，抑制肿瘤生长和新生血管的形成。目前可以采用合成的方法制备得到以 RGD 肽为母体的衍生物，将药物偶联到该衍生物中，利用其中 RGD 肽的受体介导作用靶向输送药物。有研究把一种黄体化的激素释放激素（Lutein-izing Hormonereleasing Hormone，LHRH）作为靶向配体，接上多柔比星（DOX）或 AN-201 形成复合物（AN-207），对乳腺癌细胞的体外实验结果表明，LHRH 可以作为多肽配体，用来靶向各种表达有 LHRH 受体的肿瘤细胞，如乳腺癌细胞、卵巢癌细胞、子宫内膜癌细胞及前列腺癌细胞等，从而更好发挥抗癌药物的疗效，达到显著抑制肿瘤细胞增殖的效果。对 3 种卵巢癌细胞株 UCI-107、OV-1063 和 ES-2 以不同作用的方式给药，体内实验结果显示，靶向蛙皮素的复合物（AN-215）、靶向生长抑素的复合物（AN-238）和靶向黄体酮释放激素的复合物（AN-207）单独给药都具有明显的抑制卵巢癌细胞生长的作用，同时这些化合物并没有诱导耐药基因的表达。将 AN-215+AN-238 和 AN-207+AN238 以相同剂量联合给药时，AN-215+AN-238 对 UCI-107 肿瘤的体积和重量减少分别为：46.2%、44.2%；AN-207+AN-238 对 OV1063 肿瘤体积和重量减少分别为：58.1%、53.5%，对 ES-2 肿瘤体积和重量减少分别为 69.1%、25.79%。说明更多的实体瘤细胞上受体的表达多样化，各种多肽复合物的联合治疗可能抑瘤效果更好。

二、细胞膜受体与心脑血管疾病

（一）表皮生长因子受体系统（EGFR）

1. EGFR 的反式激活与高血压血管功能障碍

很多可能的机制是 EGFR 诱导高血压发展的原因。EGFR 诱导肾脏入球小动脉和出球小动脉收缩，造成肾小球滤过和灌注大量减少。EGFR 在 DOCA 盐敏感性高血压模型和一肾一夹型高血压大鼠模型中被认为是胸主动脉裸露的内皮的一种血管收缩剂。增强 EGFR 信号有助于血管张力和肾钠处理异常以及血管重构，EGFR 激活触发复杂的信号事件，在细胞因子的作用下其转导信号从细胞膜传递到细胞核，影响细胞的反应，导致血管炎性反应。鉴于炎性反应在这些过程中的重要性，这些事件可能在高血压血管重构和血管内皮功能障碍中有重要的病理生理意义。

2. EGFR 与神经系统疾病

原发性多形性胶质细胞瘤有 EGFR 基因的过度表达和扩增，而且 EGFR 上调与多形性胶质细胞瘤恶性程度有关。多形性胶质细胞瘤的靶向分子治疗最初集中于激酶抑制剂和相关的生长因子途径。另外，EGFR 与神经退行性疾病也有关，研究表明，缺乏 EGFR 的小鼠将形成一种不明原因的神经退行性变，它只影响额皮质和嗅球，而中脑不受影响。EGFR 信号系统是通过调节皮质星形细胞凋亡来控制皮质的变性，突变的皮质星形细胞是通过 Akt 途径来增加凋亡,在无 EGFR 的皮质星形细胞中神经营养因子的表达并不改变,揭示了神经元的减少是星形细胞凋亡的结果而不是营养因子分泌的破坏。神经元特异表达激活的 Ras 可以弥补皮质星形细胞 EGFR 的缺失和抑制神经元的死亡,表明星形细胞的存活是依赖 EGFR 信号途径,它同样也可以支持神经元的存活。

(二)转铁蛋白受体(TfR)

TfR 与部分神经系统相关的疾病:中枢神经系统中 TfR1 含量的变化与铁代谢平衡息息相关。TfR1 表达量的过度上调和下降都会引起铁代谢紊乱,并导致神经系统退行性疾病的发生。多动症是一种感觉运动失调病症,影响了大约 5%～10% 的人口。磁共振成像分析和免疫组化研究发现,这种患者的铁含量低于正常人。研究发现,多动症可能是由于 IRPs 表达的变化,导致 IREs-IRPs 结合活性减弱和 TfR1 的 mRNA 的去稳定化,从而造成细胞摄取铁减少。

阿尔茨海默病(AD)诱发的一个原因是 β 淀粉状蛋白的聚集。当上调 TfR1,淀粉样前体蛋白 mRNA 在 5′非翻译区(UTR)与铁反应元件蛋白的相互作用减弱,淀粉样前体蛋白表达减少,从而 AD 得到缓解。

三、细胞膜受体与糖尿病

1.葡萄糖跨膜转运信号偶联

胰岛素促进葡萄糖进入细胞内的速率是糖代谢的限速步骤,葡萄糖的跨膜转运体传递的。已知 GluT(GluT1-5)组成易化糖转运体家族,分别由不同基因编码并且器官表达特异性。由第 17 号染色体基因编码的 GluT4 主要在脂肪和肌肉组织表达。基态 GluT4 大部分停留于核周围低密度膜样结构或囊泡。质膜上的 GluT4 远低于细胞内库。GluT4 的表达和转移紧密依赖胰岛素的调节。

胰岛素刺激肌肉和脂肪细胞葡萄糖跨膜转运的信号仍然是通过 IRS-1 信号系统的偶联,直接促进细胞内库 GluT4 由细胞内向细胞膜转移,推动 GluT4 的重新分布和维持跨膜转运活性。在此信号偶联中磷脂酰肌醇-3 激酶(PI-3K)是 IRS-1 信号系统的生理性下游元件。IRS-1 结合 PI-3K 的 P85 调节亚基使之磷酸化后 P110 催化亚基被活化直接激发和加速含 GluT4 的胞内小泡向质膜穿梭。

2.糖尿病IR信号异常

非胰岛素依赖糖尿病是以不正常的胰岛素分泌和主要靶组织(肝、肌肉、脂肪)对胰岛素抵抗为特征的常见病。尤其是肌肉胰岛素抵抗在代谢性内分泌紊乱和非胰岛素依赖糖尿病发病中起重要作用。整体血糖钳夹技术和磁共振成像(MRI)证明胰岛素促进肌肉葡萄糖转运,刺激非氧化(糖原合成)和氧化的葡萄糖消耗在糖尿病前期与非胰岛素依赖糖尿病时均明显障碍,表现 IR 信号偶联异常。对不同细胞类型(肝、肌肉、脂肪)研究证明非胰岛素依赖糖尿病出现的胰岛素抵抗与 IRTK 活性降低明显相关。然而这种胰岛素抵抗不涉及 IR 基因突变而是 IR 的 β 亚基 Ser/Thr 磷酸化后抑制 TK 活性和引起 IRS-1 信号系统偶联异常。

四、细胞膜受体与免疫系统疾病

已有的研究表明,几种胞外和跨膜 CLRs,包括甘露糖受体(MR)、树突状细胞相关 C 型凝集素-1(Dectin-1)、Dectin-2、DC-SIGN(dendritic cell specific ICAM-3-g rabbing non-integ rin)和胶原凝集素(collectins)与抗真菌免疫有关。这些受体介导对真菌的黏附、摄取和杀灭,激起和(或)调节机体的免疫反应。

研究发现,MR 介导巨噬细胞对白念珠菌的反应并选择性的引起白介(IL)-1β、IL-6 及粒细胞巨噬细胞集落刺激因子的释放反应。研究发现,新型隐球菌甘露糖蛋白能够通过 MR 促进 DC 的成熟并激活 DC,促进 IL-12 与肿瘤坏死因子(TNF)α 的产生;Coccidioides posadasii 内孢囊能够通过 MR 促进 DC 的成熟和激活。这表明 MR 在对真菌的固有免疫及适应性免疫反应中均发挥着重要作用。

Dectin-1 属于 V 型 CLR。Dectin-1 作为主要的非调理性受体识别真菌 β 葡聚糖。体外研究发现 Dectin-1 能够识别酵母、念珠菌、球孢子菌、肺孢子菌和曲霉等多种真菌种类,介导对真菌的摄取和杀灭及炎性细胞因子和趋化因子的产生。在对 β 葡聚糖的反应中,Dectin-1 能够通过其胞质 ITAM-like(immuno receptor tyrosine-based activation-like)基序介导胞外信号诱导多种细胞反应,包括呼吸暴发,激活和调节磷脂酶 A2(PLA2)及环氧合酶 2(COX2)通过内吞作用和吞噬作用摄取配体,产生多种细胞因子和趋化因子,包括 TNF、巨噬细胞炎性蛋白 2(MIP-2)、IL-2、IL-10、IL-6 和 IL-23 等。来自 Dectin-1 的信号通过 1 个新的途径传导,首先与脾酪氨酸激酶(spleen ty ro sine kinase,Syk)相互作用,后者通过半胱天冬酶募集区 9(caspase-recrui tment domain 9,CARD 9)触发下游信号。尽管促炎性细胞因子和趋化因子等的产生需要来自 Toll 样受体(TLRs)的协同信号,但单独来自 Dectin-1 的信号已足够引发大多数此类细胞反应。已有研究表明,CARD9 途径能够不依赖 TLRs 诱导巨噬细胞成熟和辅助型 T17(Th17)细胞反应,表明通过 Dectin-1 的信号能够直接偶联适应性免疫。

第二节　介导细胞质靶向的受体系统

一、细胞质受体分类

(一)糖皮质激素受体

糖皮质激素受体(glucocorticoid receptor,GR)是保守的核受体超家族中的一员,属于核转录因子,被激活后通过与核内靶基因上的一段特定 DNA 序列结合从而调控基因转录。糖皮质激素(glucocorticoids,GC)是生命体内重要的应激激素,对抗机体的应激反应,维持机体内稳态平衡。大部分糖皮质激素通过结合细胞内糖皮质激素受体调节基因的转录,发挥生物学活性。

1. GR 的结构及其基因表达

糖皮质激素受体基因位于 5 号染色体(5q11~13),其基因包含 9 个外显子,其中 9 号

外显子又有 α、β 两种亚型,故部分文献也认为 GR 基因包含 10 个外显子。其编码的 GR 广泛存在于机体各种组织细胞表中,属于核转录因子,激活后通过与核内靶基因上的特定 DNA 序列结合从而调控基因的转录,发挥各种生物效应。

　　GR 结构主要由 3 个部分组成:①N-端的转录活化区(N-terminal transactivation domain,NTD);②C-端的配体结合区(C-terminal ligand-binding domain,LBD);③中间部分的 DNA 结合区(DNA binding domain,DBD),含有 2 个高度保守的锌指蛋白结构,主要作用是与糖皮质激素应答基因(glucocoricoid responsive element,GRE)结合并激动转录。NR3C1 基因表达的 GR 主要有两种亚型:主要位于胞质中的激素受体 α,其活性的发挥依赖于糖皮质激素等配体的作用;和主要位于细胞核的激素受体 β,但其羧基端的配体结合区不完整,致使其不能与糖皮质激素等配体结合发挥效应。早期认为 GRβ 无功能活性,但后期研究发现随着 GRβ 浓度升高,其可抑制位于胞质中 GRα 的活性从而影响糖皮质激素及其受体的生物学作用。此外,目前尚有 GRγ、GRδ 等多种新的糖皮质激素受体亚型被发现,其亦广泛存在于体内各脏器、骨骼肌及淋巴细胞等各种组织细胞中,其作用主要是通过参与调解 GRα 的活性,从而影响机体对糖皮质激素的敏感性,当然 GR 的众多亚型也提示我们 NR3C1 基因表达的多态性。

　　GR 在机体各种组织细胞中的表达水平并非一成不变,内外环境的各种刺激如:基因突变、炎性刺激、甲状腺功能亢进症等各种疾病状态都可引起糖皮质激素受体的数量及功能活性的改变。

2. GR 的作用机制

　　GR 的作用机制主要有经典 GR 信号通路及非基因效应机制两种途径,其中糖皮质激素与 GRα 的作用途径称之为经典基因模式,当无糖皮质激素与胞质中 GRα 结合时,GRα 的羧基端配体结合区与 HSP70、HSP90、亲免疫素等形成多蛋白复合体。当糖皮质激素进入胞质中后,以上多蛋白复合体随之解离使 GRα 的羧基端配体结合区转而与糖皮质激素相结合,GRα 发生磷酸化转化为激活状态并以配体-受体复合物的形式迅速转移至细胞核,在细胞核处以上复合物形成同源二聚体并结合到染色体上的靶基因启动子激活元件 GRE,从而调节靶基因的转录及效应蛋白的合成释放。此外 GRα 亦可通过非 DNA 结合方式来发挥调节作用,如活化的 GRα 通过与转录调节因子如活化蛋白-1、核因子-κB 等相结合来影响靶基因的表达。

　　经典基因模式是糖皮质激素及其受体发挥生物学作用的主要模式,其可在数分钟至数小时调控靶基因的转录水平,但越来越多的研究表明,糖皮质激素及其受体可以通过非基因模式在数秒钟至数分钟内引起细胞快速反应。该过程可能由多种机制参与,最终使细胞内多种激酶活性发生改变,如磷脂酰肌醇三激酶、AKT、MAPK 等。如 GRβ 由于其羧基端的配体结合区不完整,致使其不能与糖皮质激素等配体结合,无法通过经典基因模式途径发挥效应,但其具有完整的 DNA 结合区,能以激素非依赖性方式与 GRE 结合,也能与激活的 GRα 形成异二聚体从而阻止其对靶基因启动元件 GRE 的作用。非经典基因模式的存在使糖皮质激素及其受体的作用方式更为多样、复杂。

（二）盐皮质激素受体

　　盐皮质激素受体(Mineralocorticoid receptor,MR)作为核受体家族的一员,通过激素信号的传递和激活醛固酮靶基因的表达,调控多种生理病理反应。

1. MR 的结构

MR 是核受体超家族中的一员,与 GR 同属于皮质受体亚家族,位于 4 号染色体 q31.1 区的 NR3C2 基因编码人类 MR,由 450 个碱基构成。人类 MR 由 10 个外显子组成,头两个外显子不翻译,其余 8 个外显子编码整个 MR 蛋白。

像所有的核受体超家族成员一样,MR 由 3 个主要功能域构成:N 端结构域(N-terminal domain, NTD)、DNA 结合域(DNA binding domain, DBD)和 C 端配体结合域(Ligand binding domain, LBD)。NTD 位于 NH2 端,具有特异性抗原活性,是调节 MR 作用特异性的关键部位。DBD 位于 MR 蛋白的中部,具有结合特异目标 DNA 序列和激素反应元件的作用。LBD 位于 COOH 端,负责与特异性配体,也就是相应的激素结合,并参与介导 MR 由胞浆向胞核内转位。

2. MR 的细胞内分布

当无配体存在时,MR 主要在胞浆内,与 HSP90 等结合呈失活状态;当配体进入细胞内,与 MR 结合后,配体-受体复合物发生构型变化,解聚热休克蛋白,暴露被覆盖的 DBD,从而启动核转位信号,MR 进入细胞核,通过 DBD 与靶基因上的激素反应元件结合,在转录协同调节因子的共同作用下,介导靶基因的转录激活或转录抑制。

至于 MR 是否在细胞膜上表达,至今尚无定论。有学者曾提出 MR 的膜受体假说,即醛固酮通过不同于经典的细胞内 MR 的膜受体发挥快速的非基因组作用。但 MR 的膜受体至今尚未获得克隆,使膜受体假说缺少直接证据。

3. MR 的配体

醛固酮是人类 MR 生理性配体,特别是上皮 MR。MR 的另一个重要配体是皮质醇,它和醛固酮与 MR 有相同的亲和力。脱氧皮质酮和地塞米松在体外是盐皮质激素的拮抗剂。孕激素和雄激素及其衍生物也可和 MR 结合,表现出部分 MR 激活和拮抗作用。现有盐皮质激素的拮抗剂如安体舒通和依普利酮,作为抗高血压和心血管保护的药物已被运用到临床。屈螺酮作为新的孕激素也具有一定 MR 拮抗剂活性,说明 MR 配体是多种多样的。

4. MR 的功能

(1)MR 在上皮组织的作用:在经典的极化上皮组织(肾脏、大肠、汗腺和唾液腺),MR 通过信号传递直接刺激细胞膜上特异离子转运体的活性,促进钠的重吸收,并排出钾离子和氢离子,从而调节水盐平衡。这些转运体包括阿米洛利敏感的上皮钠通道、钠钾-ATP 泵,同时激活相关基因的表达,如阿米诺利敏感的上皮钠通道亚单位、钠钾-ATP 泵亚单位和 K-ras 基因等,这是 MR 的经典作用。

(2)MR 在非上皮组织的作用:随着研究的深入,MR 在非上皮组织的作用也逐渐进入研究者的视野。在小鼠前脑选择性的敲除 MR,会损伤小鼠的空间学习能力;相反,在前脑选择性的过表达 MR,会导致小鼠应激后焦虑样行为减少,说明 MR 与小鼠的精神行为认知有密切联系。MR 与细胞增殖分化有紧密联系。脑内 MR 和 GR 在个体发育的不同时间出现,GR 在妊娠中期开始表达,而 MR 则在妊娠晚期开始表达,说明 MR 在某个阶段与脑的发育有关。而在敲除 MR 基因的小鼠模型中，成年小鼠海马颗粒细胞会出现形态和功能异常。在下丘脑，醛固酮-MR 有抗凋亡的作用；相反，糖皮质激素-GR 有促凋亡的作用，MR 和 GR 的平衡控制着边缘核神经元的命运。Planey 等发现 MR 与 GR 竞争性地与协同转录因子结合，抵抗糖皮质激素介导的淋巴细胞凋亡，这提示 MR/GR 平衡在调控细胞凋亡中起着一定作用。

（3）MR 在单核细胞、B 淋巴细胞和 T 淋巴细胞中的作用：一方面，醛固酮水平与 MR 数量有关：醛固酮可降低大鼠循环中单核细胞、淋巴细胞和自然杀伤细胞 MR 的数量，而对 B 和 T 淋巴细胞 MR 的数量无影响。在糖尿病患者中，低醛固酮水平伴随着单核细胞 MR 表达的上升；相反，在妊娠高血压综合征患者中，低醛固酮血症却明显降低单核细胞 MR 的表达。另一方面，醛固酮与 MR 结合，激活外周血单核细胞上 MR 的信号传导途径，增加氧化应激和炎性因子的表达，这些都显示 MR 在炎症调节方面有重要作用。在棕色脂肪细胞，醛固酮激活 MR 能明显减少与热量调节有关的解耦联蛋白-1 和 3 表达；在白色前脂肪细胞，激活 MR 可促进前脂肪细胞分化为成熟的脂肪细胞，使脂联素等基因表达增多；而在小鼠体内。MR 拮抗剂可逆转肥胖引起的脂联素等脂肪细胞因子表达的改变，以上研究支持 MR 可能对调节脂肪组织的功能有重要作用。

此外，在大鼠头颅成骨细胞上，MR 拮抗剂可抑制醛固酮促其增殖的作用，推测 MR 在骨的形成和分化中可能也有一定作用。

（三）雄激素受体

雄激素可以扩散进入靶组织和非靶组织，但它只在雄激素受体（androgen receptor，AR）存在的靶组织细胞中行使其生物学功能，像其他所有甾体激素受体一样，雄激素受体是一种转录因子，它一旦被雄激素激活便能识别靶因子上专一的 DNA 序列并与之结合，从而调控该基因的转录，并表达新的蛋白质，最终使得细胞的功能发生改变。雄激素受体对其靶基因的调控具有高度的专一性，这种专一性无法简单地用受体与特异 DNA 序列结合来解释，应从受体表达的细胞特异性，受体相对应的配体特异性分布，辅助性顺式元件的参与，辅激活因子（coactivator）的发现以及染色质结构等方面加以阐述。

雄激素受体的结构和功能主要体现在，雄激素受体基因由 8 个外显子组成，其编码的雄激素受体是一种核蛋白，由 918 个氨基酸组成。AR 的基因及蛋白质的结构特征中，外显子 1 最大，编码受体的 N 端的残基最不保守。结构分析表明，N 端结构域与 AR 的转录激活有关。这个区域包含两种多聚体——多聚谷氨酸和多聚脯氨酸，多聚氨基酸结构被认为在转录激活方面起重要作用。外显子 2 和 3 编码 AR 的 DNA 结合结构域（DBD），该结构域高度保守，由 68 个氨基酸组成，能折叠成两个锌指结构。外显子 4 至 8 编码受体的铰链区和配体结合结构域（LBD），该区域起着形成二聚体和结合配体的作用（图 3-1）。

1. AR 的活化与入核

AR 在胞浆中能与热休克蛋白（Hsp）结合，当雄激素与 AR 结合后，AR 被激活，热休克蛋白解离，AR 进入核中与 DNA 作用。在过去 10 年中，发现了许多核定位信号（NLS）与蛋白质的核定位有关。该信号的一个共同特征是富含赖氨酸和精氨酸。通过转染实验研究一系列 AR 缺失突变体的亚细胞定位,发现位于 AR 铰链区的 NLS 对 AR 进核起关键作用。

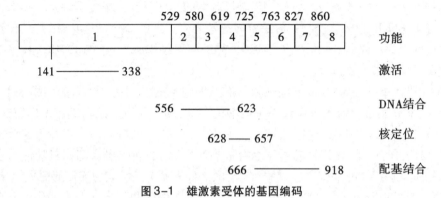

图 3-1　雄激素受体的基因编码

2. AR 与特异的 DNA 序列结合

AR 在核内与特异的 DNA 结合是调控基因表达的关键一步。通过转染实验,将含有报告基因的嵌合质粒转入宿主细胞后,鉴定到较短的 DNA 元件,其对于报告基因在激素诱导下的表达是不可缺少的。此类 DNA 调控序列被称为激素应答元件(HRE),雄激素应答元件(ARE)是 HRE 中的一员。现在,已在许多雄激素应答的基因上找到了 ARE,但这些 ARE 事实上与糖皮质激素受体(GR)识别的应答元件(GRE)几乎完全相同,其序列为 GGA/TACA nnn TGTTCT,是一个不完全的回文结构。AR 能以二聚体的方式与之结合,AR 特异应答元件的搜寻研究尚在进行之中。在许多基因中激素应答元件常常成簇出现,形成激素应答单元(HRU),行使增强子功能,当这些应答元件单独存在时活性极低,而聚集在一起时活性明显提高。这表明在一个基因中几个 ARE 可能以协同方式对转录激活起作用。

3. AR 的激活功能

AR 与 ARE 结合后,诱发或抑制基本转录机器的装配,进而调控 RNA 的合成。在几种甾体激素受体上(包括 AR),主要的激活功能(AF-1)被定位在受体的 N 端,第二个激活功能(AF-2)在 LBD 发现,AF-1 和 AF-2 的活力随着启动子和细胞类型的变化而改变,两个区域的协同作用可能产生最大的转录应答。

关于 AR 如何与基本转录机器相互作用现在还知之甚少,但最近有报道 AR 的 AF-1 结构域能与基本转录机器中的转录因子 TFⅡF 相互作用,促进转录。其他核受体(例如维生素 D 受体)与应答元件结合后,则能与转录因子 TFⅡB 相互作用。此外 TFⅡD 的亚基也是核受体的接触位点,例如雌激素受体(ER)的 AF-2 区域能与 TAFⅡ30 相互作用。目前已经提出的反式因子与基本转录机器相互作用的模型有以下几种:①通过桥蛋白起作用;②相互直接作用;③通过影响染色体结构起作用。

二、细胞质受体与肿瘤

(一)糖皮质激素受体与肿瘤

糖皮质激素受体(glucocorticoid receptor,GR)作为一种甾体类激素,近年来在肿瘤尤其是恶性淋巴瘤、直肠癌及晚期乳腺癌等机理研究及治疗中发挥了重要作用。糖皮质激素(glucocorticoid,GC)只有与细胞内 GR 结合,激活或抑制 GR 基因表达,才能选择性地启动 GC 依赖的基因网络,从而发挥调节肿瘤细胞代谢的生物学效应。GR 在肿瘤细胞的信号传导(signal transduction)、肿瘤相关基因表达和细胞凋亡(apoptosis)等过程中发挥重要作用,其与肿瘤的关系也日益受到重视。

激活的 GR 可调节多种肿瘤相关基因的转录。如 Schorr 等实验发现在乳腺上皮细胞中,GC 通过 GR 的介导,不依赖于 STAT-5 的活性,以剂量依赖的方式诱导了自然 bcl-x 基因的表达。bcl-x 基因作为抗凋亡基因,其高表达提高了乳腺上皮细胞的存活率。与此同时,GR 基因本身也受到多种基因和蛋白的调节影响。

肿瘤细胞的凋亡是一个复杂的过程,可分为 3 个阶段:①起始阶段,包括 GR 介导的基因调节;②决定阶段,包括生存前和凋亡前因子的抗平衡反应;③执行阶段,包括 caspase 和内源性核酸酶的活化。GC 诱导的凋亡涉及凋亡的很多方面,如线粒体功能失调和 caspase 活化,它们在凋亡的所有形式中都是非常重要的步骤。caspase 被称为凋亡执行器,是细胞凋亡调控的关键分子群。它们通过切断与周围细胞的联络,重组细胞骨架,关闭 DNA 复制和修复,破坏 DNA 和核结构,诱导凋亡小体的形成等,在细胞凋亡中发挥重要作用。但 GC 诱导的凋亡与其他形式的凋亡在转录水平的起始状态和多催化功能的蛋白酶和钙的参与上是不同的。同时,GR 与其他传导通路的交叉连接又增加了 GC 诱导的凋亡及其调节的复杂性。GR 通过调节凋亡相关基因的表达而诱导或抑制肿瘤细胞凋亡,这些基因主要有 bcl-2 家族基因,具有诱导增殖和凋亡双重作用的 c-myc 基因及肿瘤坏死因子(TNF)等。bcl-2 家族基因 bcl-x 产生两种不同的蛋白 Bcl-xl 和 Bcl-xs,均可抑制多种类型细胞凋亡,因此有助于肿瘤发生。而与 bcl-2 同族的 bax 基因在功能上与其相反,bax 表达可加速凋亡。

Rogatsky 等利用培养的人骨肉瘤细胞作为 GR 抗增殖反应的模型,试验证明在 U20S 细胞中,活化的 GR 可引起细胞发生不可逆的生长抑制、凋亡及 bcl-2 基因的表达抑制,这种细胞毒反应由 GR 的转录抑制功能介导。c-myc 是一种癌基因,在人类多种肿瘤组织中有基因扩增或高表达,当 c-myc 与 bcl-2 结合时,可起到协同作用而诱发肿瘤。Moran 等研究发现在永生性人乳腺上皮细胞系 MCF10A 的培养基中去除 GC,尽管有表皮生长因子和胰岛素存在,但仍可诱发凋亡。并发现 c-myc 的异位表达可促进凋亡,bcl-2 的过分表达可抑制凋亡。尽管 MCF10A 细胞在 CD95(即 FAS)受体激活后可发生凋亡,但去除 GC 所导致的细胞死亡不依赖于 CD95 受体的信号通路。TNF 是能引起细胞凋亡的主要“死亡因子”。它通过与细胞膜 TNF 受体结合后,激活细胞自杀程序,引发胞内一系列生化反应,导致凋亡。TNF-α 能够促进细胞内游离钙浓度增高,激活钙依赖性核酸内切酶,引起 DNA 片段和细胞凋亡。此外,有些化学物质也可以通过 GR 与 GC 相互作用的机制,影响某些肿瘤相关基因的表达,参与多种肿瘤细胞凋亡过程。

虽然 GR 的研究仍处在试验阶段,但已看到 GR 在肿瘤临床应用中的前景。研究发现 GR mRNA 两种剪切变异体 GR-α 和 GR-β 的 mRNA 表达水平与肿瘤细胞 GC 抵抗的出现有重要关系。GR 对某些肿瘤的预后评判也有一定价值,如 Ho 等观察到多数原发性肝癌的胞质中可发现 GR,它是原发性肝癌切除术后的独立预后因素,GR 阳性的患者较 GR 阴性患者生存率低。

综上所述,GR 通过转录激活或转录抑制调节肿瘤相关基因转录和肿瘤细胞凋亡,影响基因产物的合成,从而影响肿瘤细胞代谢的多个环节,相信随着这方面研究的不断深入,在不远的将来,肿瘤发病机制研究及治疗方法会有更大的突破。

(二)雄激素受体与肿瘤

雄激素受体是一种配体依赖性的反式转录调节蛋白。人体内多种正常及疾病组织均存在雄激素受体的表达,研究发现,AR 信号通路与生殖系统肿瘤(如前列腺癌、乳腺癌、卵巢癌等)及非生殖系统肿瘤(如肝细胞肝癌、结肠癌、肺癌、脑胶质瘤、膀胱癌等)的发生、发展密切相关,尤其在激素依赖性肿瘤的发生、发展中起重要作用。

1. AR 在前列腺癌中的作用

前列腺癌的发生、发展主要依赖于雄激素-AR 信号通路,实际上雄激素去势治疗对大多数前列腺癌患者有明显疗效。然而对一部分患者,这种治疗只有在治疗阶段的初期产生明显的肿瘤抑制作用,随后转变成的雄激素耐受性前列腺癌(castration-resistant prostate cancer,CRPC)使肿瘤对这种治疗方法产生耐受。在 CRPC 中,虽然雄激素水平低,但其受体 AR 却异常激活,AR 通过多种途径影响 CRPC 的发生发展。Taylor 等发现高达 60% 转移性 CRPC 患者中 AR 出现基因扩增或基因过表达。另外基因突变在 CRPC 中也有重要作用。在 CRPC 患者中最常见的点突变位于 AR 配体结合区密码子 670~678、701~730 及 874~910 中。Tomlins 等发现在绝大多数前列腺癌中 TMPRSS2 基因与 E26 transformation-specific(ETS)转录因子家族成员 v-ets avian erythrobl-astosis virus E26 oncogene homolog(ERG)基因出现融合。这种染色质重排可能就是 AR 所导致的,Mani 等发现 AR 与染色质结合使得 TMPRSS2 和 ERG 之间的染色质接近,从而促成基因融合。此外,辅助调节因子通过介导染色质重构及组蛋白修饰,在 AR 结合至染色质促进靶基因转录这一过程中起调控作用。与正常前列腺相比,前列腺癌中多种辅助调节因子异常表达,目前不同研究者在以下几种辅助因子的研究中得到的研究结果较为统一:①异常升高,如 SRC1、AIB1 和 ARA2;②异常降低,如 TIP60、GSN、PIAS1 和 ARA5,提示这些辅助调节因子可能影响 AR 与靶基因结合并影响前列腺癌发生发展。除了 AR 基因扩增、突变及辅助调节因子改变外,肿瘤微环境在 AR 作用于 CRPC 过程中也起到举足轻重的作用。前列腺癌间质细胞与上皮细胞之间的旁分泌或自分泌作用与前列腺癌发生发展有关,虽然具体是哪些因子影响了间质细胞及上皮细胞之间的这种交流还不明确,不过一系列旁分泌或自分泌因子(包括表皮生长因子、纤维母细胞生长因子、胰岛素样生长因子1、转化生长因子β)可能在其中起调控作用。除此以外,Takahashi 等还发现非经典 Wnt 通路作为一种涉及自分泌及旁分泌的信号通路介导了前列腺癌肿瘤生长。

2. AR 在乳腺癌中的作用

乳腺癌和 AR 的关系目前研究较多。在乳腺癌组织中,AR 表达水平与雌激素受体 α (estrogen receptor α, ERα) 及孕激素受体表达水平呈正相关,且在低级别、低分化乳腺癌中高表达。在 AR 具体作用机制的研究方面,研究者发现 AR 在不同类别乳腺癌中所起作用有所不同,尤其与 ERα 是否表达有关。一方面,研究显示在 ERα 阳性乳腺癌中 AR 起肿瘤抑制的作用,Niemeier 等发现在 95% ERα 阳性乳腺癌中 AR 阳性;Cops 等发现雄激素可以通过 AR 通路抑制 T-47D 乳腺癌细胞(ERα 阳性)增殖。Szelei 等发现在过表达 AR 的 Michigan Cancer Foundation-7(MCF-7)细胞系(ERα 阳性)中雄激素能抑制细胞增殖、促进细胞周期停滞及干扰 ERα 介导的转录。Panet-Raymond 等发现 AR 通过直接与 ERα 结合来抑制 ERα 介导的转录从而起到抑癌的作用。随着 Chip-seq 技术的进展,研究者认为 AR 通过与 ERα 竞争性结合染色质上雌激素反应元件,从而拮抗了 ERα 信号通路。此外,Lanzino 等发现 AR 通过直接结合至细胞周期蛋白 D1(cyclin D1) 启动子区并在 DAX1 基因的共同参与下使 cyclin D1 表达下调,从而达到抗增殖的作用。另一方面,研究显示,在 ERα 阴性乳腺癌中 AR 起肿瘤促进的作用。Hall 等发现 AR 信号通路促进 MDA-MB-453 乳腺癌细胞系(ERα 阴性)增殖。Robinson 等发现在 MDA-MB-453 细胞中,AR 发挥类似 ER 的作用,通过叉头盒 A1(Forkhead Box A1, FOXA1) 起到促癌作用。Ni 等发现 AR-Wnt-FOXA1-HER2 信号通路促进 ER 阴性/HER2 阳性乳腺癌细胞增殖。Chia 等在之前研究基础上发现 AR-HER2-ERK-CREB1-AR 形成的环路在 ER 阴性乳腺癌中起促癌作用。虽然在绝大多数研究中,AR 在 ER 阴性乳腺癌细胞株中起促进细胞增殖的作用,但 Wang 等在 MDA-MB-453 细胞中发现 AR 可以通过直接上调抑癌基因 PTEN 来抑制细胞增殖及细胞的存活。因此,在 ER 阴性乳腺癌中 AR 信号通路在细胞增殖方面的作用可能有双重性,这可能与不同的实验条件有关。

3. AR 在子宫内膜癌中的作用

关于 AR 在子宫内膜癌中作用的研究,目前大多集中在 AR 基因的改变上。在人类 AR 基因第一外显子编码区存在着多态性微卫星序列即重复的胞嘧啶-腺嘌呤-鸟嘌呤序列[cytosine-adenine-guanin repeats, (CAG)n]。(CAG)n 重复数的长度与 AR 表达和转录活性有关。随着(CAG)n 重复序列的延长,AR 转录功能下降。多名研究者已发现与正常子宫内膜相比,在子宫内膜癌患者中功能性 AR(CAG)n 重复数增多,但 Yang 等将 497 例子宫内膜癌患者及作为对照组的 1 024 例乳腺癌患者利用相同的方法进行检测,发现子宫内膜癌患者 AR(CAG)n 的重复长度与对照组之间差异无统计学意义。单核苷酸多态性(single nucleotide polymorphism, SNP) 是指基因组 DNA 中某一特定核苷酸位置上发生了转换、颠换、缺失或插入等变化。McGrath 等在 2005 年发现 AR SNP 与子宫内膜癌之间没有明显关系。但是随着病例数的增加及研究技术的提高,Yang 等在 2009 年发现 AR SNP rs6152, rs1204038 及 rs1337082 与子宫内膜癌患病风险相关,而其中 AR SNP rs6152 与子宫内膜癌相关性最显著($P = 0.02$)。2010 年 Yang 等又发现,AR SNP 的新位点(rs12011793)与子宫内膜癌高度相关。除了 AR 基因变化,其他关于 AR 在子宫内膜癌中的研究进展包括 Chen 等发现 AR 可以增加 CD133 的表达水平,从而介导了子宫内膜癌细胞对顺铂类化疗药物的耐药性。在信号通路调控方面,Sahlin 等通过在兔子子宫模型中检测胰岛素样生长因子 1 信使 RNA 水平的方法,发现睾酮和双氢睾酮能提高兔子子宫中胰岛素样生长因子 1 信使 RNA 水平,从而提示在子宫中 AR 在与雄激素结合后可能促进胰岛素样生长因子 1 通路的表达水平,该可能性需要进一步的研究来支持。

4. AR 在其他激素依赖性肿瘤中的作用

Giwercman 等发现虽然在睾丸生殖细胞肿瘤患者中 AR 的(CAG)n 长度与健康男性差异无统计学意义,但是将睾丸生殖细胞肿瘤按不同病理类型进行细分后,研究者发现单纯精原细胞瘤与混合瘤患者中(CAG)n 长度显著低于非精原细胞瘤患者及健康男性,提示 AR(CAG)n 在睾丸生殖细胞肿瘤不同亚型的发生、发展中起一定作用。Ligr 等发现 p44 可以作为 AR 的共激活因子在雄激素存在的情况下促进卵巢癌细胞的增殖及侵袭。

综上所述,AR 对多种生殖系统肿瘤的发生、发展具有调控作用,通过手术及药物去势等阻断 AR 信号通路成为治疗雄激素依赖性肿瘤的基本策略。由于肿瘤细胞组织来源不同、病理类型及肿瘤进展阶段的差异,AR 具有不同生物学效应,在临床诊断和治疗中具有重要意义。

三、细胞质受体与心脑血管疾病

心脑血管疾病,又称为循环系统疾病,是指循环系统的一系列疾病,循环系统指人体内运送血液的器官和组织,主要包括心脏、血管(动脉、静脉、微血管),可以细分为急性和慢性,一般都是与动脉粥样硬化有关。这些疾病都有着相似的病因、病发过程及治疗方法。

(一)糖皮质激素受体与心脑血管疾病

心力衰竭(心衰)是严重威胁人类生命的主要疾病,也是多种心血管疾病的终末表现,心衰的发病机制主要为血流动力学异常和神经内分泌系统的过度激活。细胞因子异常表达引发的慢性炎症反应在心衰发病进程中起着关键的作用,然而参与心衰发展过程中慢性炎症反应的调节机制至今仍不明确。近年来对糖皮质激素受体(GR)的研究显示,糖皮质激素(GC)通过活化细胞内相应的 GR 可能参与了体内炎症反应的调节。

糖皮质激素辅助治疗难治性心力衰竭的机制为以下几个方面。

(1)改善患者一般状况:使患者胃容改善,食欲增加,腹胀减轻。

(2)改善心肌功能:糖皮质激素可提高心肌糖原、糖原合成酶含量,增加心肌细胞 ATP 酶的活性,提高 β 受体的敏感性,上调心肌 β 受体,改善血流动力学,与体内儿茶酚胺发挥协同作用,可增强心肌收缩力,提高左室心排指数,增加心输出量。

(3)抑制炎症反应:糖皮质激素对免疫和炎症的许多作用是通过调节免疫性细胞因子和其他介质实现的,生理浓度的糖皮质激素可以直接抑制 IL-1、IL-2、IL-3、IL-6、TNF 和 GM-CSF 的产生及某些细胞因子的作用。糖皮质激素可通过减少炎症反应而对心血管系统产生有益的影响,糖皮质激素通过抑制 TNF-α 的转录和转录后水平而抑制 TNF-α 的合成,可减少其在心衰中的负性肌力、促进心室重塑、加速心肌细胞凋亡等作用。

(4)抑制 ET-1 的合成与释放:ET-1 是目前所知的缩血管作用最强的一种短肽,它可加重心肌损害,促使心室重塑,是参与和促进充血性心力衰竭的致病因子之一。糖皮质激素可以通过抑制 IL-6 和 TNF-a 生物合成进而降低 ET-1 的生物合成和释放。

(5)纠正心力衰竭引起的继发性内分泌改变:难治性心衰时,体内醛固酮和抗利尿激素有显著升高,对利尿剂反应不佳,糖皮质激素对抗垂体后叶作用,减少抗利尿激素的分泌,并抑制垂体前叶的功能,使醛固酮分泌减少,从而增强利尿剂的效果。有研究表明严重心力衰竭患者应用糖皮质激素后,患者清晨血醛固酮含量明显减低,故可减少醛固酮引起的水钠潴留、电解质紊乱、心肌纤维化、心室重塑及诱发心肌缺血和心律失常等作用。

综上所述,糖皮质激素对心衰的影响绝不仅限于对受体的调节,还可以改善心肾功能,具有强大的利尿作用,在治疗难治性心力衰竭、利尿剂抵抗方面发挥了重要作用。除此之外,糖皮质激素还有抑制炎症反应的作用,可通过减少炎症反应而对心肌产生有益的影响。但需要注意的是血清 GC 水平的升高是慢性心力衰竭患者死亡风险增长的独立预测因子,具有致动脉粥样硬化,促进高血压形成的作用。

(二)盐皮质激素受体与心脑血管疾病

盐皮质激素(MC)和糖皮质激素(GC)对盐皮质激素受体(MR)具有同等的亲和力。心血管中存在盐皮质激素受体,GC 可通过与 MR 结合作用于心血管系统,心脏中的 GC 远远高于血液循环。氧化应激可促进 MR 的激活,而激活的 MR 又可诱导氧化应激,并参与心肌纤维化、心脏重构,促进钙离子内流。阻滞 MR 已经作为房颤上游治疗的主要原则。

有文献报道,在治疗心力衰竭时,盐皮质激素受体拮抗剂可以减少下丘脑组织中 IL-6 的水平,左室舒张末压降低,心功能改善,改善心力衰竭症状。

近年来,随着对慢性心力衰竭机制研究的不断深入,醛固酮在心力衰竭中的病理生理作用进一步被认识,盐皮质激素受体拮抗剂的使用也被逐渐重视。研究发现醛固酮通过作用于中枢神经系统促进心力衰竭的发生发展,其具有促进炎症反应,加速内皮功能障碍,加速氧化应急反应,其危害是导致血管舒缩反应和压力感受器反射异常,加重心肌纤维化。而 MR 拮抗剂——螺内酯是继血管紧张素转换酶抑制剂和 β 受体阻滞剂后能降低心力衰竭患者死亡率的药物。

研究发现,螺内酯通过作用于外周循环中的 MR,可使心肌梗死后 LVEDP 降低,血流动力学改善;使 $+\mathrm{d}p/\mathrm{d}t_{max}$ 和 $-\mathrm{d}p/\mathrm{d}t_{max}$ 增加,改善左室收缩与舒张功能;心室重量减少,右室/体重比下降,阻抑心室重构;可使血浆和心肌组织 IL-6 水平降低,炎症反应减弱,内皮功能改善。螺内酯还可作用于中枢神经系统 MR,使得下丘脑组织 IL-6 水平降低,心功能显著改善,心力衰竭存活率提高。在未施行药物干预的心力衰竭大鼠与假手术大鼠比较中,发现心力衰竭时不论血浆还是心肌,炎性细胞因子 IL-6 都异常增高,证实在心力衰竭进程中确实存在以细胞因子升高为标志的免疫激活;同时下丘脑 IL-6 水平也急剧增高,据此推测,炎性细胞因子和醛固酮可能作用于脑内相同区域的神经元,使用螺内酯后可以使下丘脑组织炎性细胞因子表达水平降低。因此,盐皮质激素受体拮抗剂——螺内酯作为一种新的治疗心力衰竭的抗炎通路,有重要的临床意义。

总之,MR 拮抗剂在心力衰竭的治疗中越来越受到重视,它不单纯通过利尿作用减轻心脏负荷,更重要的是它能干预神经体液因素的分泌,降低心力衰竭患者的死亡率,改善预后并提高患者的生活质量,有广阔的临床应用前景。

（三）雄激素受体与心脑血管疾病

心血管疾病已成为威胁人类健康的重大疾病之一,在其众多的危险因素中,男性性别已成为冠心病的独立危险因素,提示雄激素可能与心血管疾病有一定关系。雄激素对男性性分化、发育和功能的维持有着十分重要的作用。但雄激素的这些作用主要是通过雄激素受体(AR)介导的。

随着男性的老龄化,男性的内分泌功能也在衰退,老年男性患冠状动脉粥样硬化性心脏病的几率增加可能跟老年男性患者血清中的雄激素减少有关,即雄激素可以降低冠状动脉粥样硬化的发生,其可能因为在心脏大血管中也存在雄激素受体。体内的性激素和受体结合在大血管病变的过程中发挥重要作用,可能对延缓了大血管病变的进程有作用。

1. 雄激素受体与动脉舒张和血压调节

雄激素可以舒张动脉和降低血压。对男性冠心病患者冠状动脉内直接滴注生理剂量的睾酮可引起冠状动脉舒张,增加冠状动脉血流。循环中的睾酮亦可减低肺动脉压和改善周围灌注,减少前后负荷以改善心脏功能。

睾酮是通过基因或非基因效应调节血管反应性,目前并不十分清楚。AR 基因外显子 1 三核苷酸 CAG 重复序列多态性已为内皮依赖和非依赖的血管反应性提供直接而重要的证据:睾酮对内皮细胞和平滑肌细胞产生基因效应。AR 基因外显子 1 CAG 重复序列长度与 AR 转录活性有关。低数量 CAG 重复序列与低水平高密度脂蛋白(HDL)有关,以及可能减弱血管内皮细胞对缺血的反应性。认为雄激素水平由 AR 基因型调节。

2. 雄激素受体与心功能不全

心力衰竭时,运动耐量低下和全身肌肉低血流灌注,可通过给予外源性睾酮得到改善。因为睾酮具有蛋白质合成作用,可引起骨骼肌肥厚、重量增加,以及肌张力增强。睾酮的蛋白质合成作用可能与 AR 直接激活有关。

3. 雄激素受体与肥胖

男性的衰老伴随着腹部脂肪的堆积和肌肉的减少,中老年男性腹部脂肪堆积与睾酮水平下降显著相关,即睾酮水平与内脏脂肪呈负相关,这增加心血管疾病和糖尿病的危险性。睾酮补充治疗可以使性腺功能减退症患者体脂减少 16%,腹围明显缩小。由于内脏脂肪有高密度的 AR,雄激素使脂肪组织中 AR 表达上调,并促进脂肪分解,降低心血管疾病的发病率。

4. 雄激素受体与动脉硬化

研究发现,雄性有较早期和更广泛的动脉粥样硬化斑块,并独立于血脂水平之外。血管内皮细胞的凋亡是动脉粥样硬化的重要机制之一,因为凋亡可以增加血小板的黏附,加重血栓形成的危险性。在人内皮细胞中发现,睾酮增加内皮细胞凋亡,这一效应可被 AR 拮抗剂氟他胺阻断,但脱氢表雄酮和雌二醇(E_2)并无此效应,说明睾酮是通过 AR 而起作用的。

平滑肌细胞的增生、迁移和基质的产生对动脉硬化斑块的形成和稳定起着重要作用。

在人脐动脉平滑肌细胞培养中,低浓度的双氢睾酮(DHT)就能刺激平滑肌细胞的增殖,而较高浓度DHT则抑制,说明睾酮通过雄激素受体具有双向调节平滑肌细胞增殖的作用。

已有学者发现,低睾酮血症对于雄兔冠状动脉早期动脉硬化有促进作用,而在培养液中加入不同浓度的睾酮,观察到内膜斑块受到抑制,提示血管的AR在其中起很大的作用。

四、细胞质受体与糖尿病

(一)糖皮质激素受体与糖尿病

机体维持糖稳态,需要升糖激素和降糖激素的共同参与。糖皮质激素(glucocorticoids,GCs)是机体肾上腺皮质束状带分泌的升糖激素之一,活化的GCs只有与糖皮质激素受体(glucocorticoid receptor,GR)结合后才能发挥包括调节物质代谢、抗炎、抗免疫作用在内的一系列生物学作用。GR作为参与调节糖代谢的受体,与进入体内循环的配体结合并启动催化肝糖生成的相关酶的基因转录而发挥作用。活化的GCs与GR结合可促进蛋白质分解,使较多的氨基酸进入肝脏,肝内糖异生相关酶的活性升高,促进糖异生过程,使血糖水平升高。此外,过多的GCs能够产生强烈的胰岛素抵抗作用,降低血糖的利用率,导致血糖升高。胰岛素抵抗贯穿2型糖尿病(type 2 diabetes mellitus,T2DM)发展的始终,基于GR拮抗以阻断GCs与GR作用的发挥而调节下丘脑-垂体-肾上腺皮质(hypothalamic-pituitary-adrenal,HPA)轴功能紊乱对T2DM的影响,对于糖尿病预防和治疗将具有理论和实际意义。

有研究者使用GR拮抗剂——米非司酮观察对T2DM大鼠HPA轴相关激素如促肾上腺皮质激素释放激素(CRH)、促肾上腺皮质激素(ACTH)、皮质酮(CORT)、胰岛素(INS)、醛甾酮(ALD)等的水平的影响。发现米非司酮对糖尿病大鼠的体质量降低有一定的改善作用,可改善糖尿病大鼠肾肿大,可能由于血糖降低可使糖尿病大鼠增大的肾小球、肾小管体积减小,滤过面积减小,从而肾脏体积回缩。糖尿病大鼠HPA轴功能紊乱,引起HPA轴负反馈机制出现暂时性或永久性的失调,使得血浆中CRH、ACTH、CORT水平升高,加重糖尿病大鼠胰岛素抵抗,而中、大剂量的米非司酮有降低血浆中CRH、ACTH、CORT、ALD水平的趋势。其机制可能在于:GR拮抗药米非司酮和GCs竞争性地与GR结合,一方面引起GR受体代偿性上调,抑制过量活化的GCs发挥作用,从而有可能达到抑制肝内糖异生相关酶的活性,同时削弱胰岛素抵抗;另一方面,米非司酮可抑制过多的GCs与GR结合,部分恢复GCs的负反馈调节作用,使得CRH、ACTH分泌减少,血浆CORT随之下降,ALD分泌减少。共同作用降低血糖水平,从而可能改善糖尿病大鼠高血糖。

(二)盐皮质激素受体与糖尿病

糖尿病与肾素-血管紧张素-醛固酮系统(RAAS)活性增强有关,且醛固酮相关的盐皮质激素受体(MR)导致了肥胖及糖尿病相关的血管功能障碍。体循环中醛固酮水平的升高与有冠状动脉疾病的糖尿病患者发生急性缺血事件及心血管死亡事件密切相关。越来越多的证据表明通过血管紧张素转换酶抑制剂（ACEI）类或血管紧张素受体阻滞剂（ARB）类来抑制血管紧张素Ⅱ激活，并不能明显降低循环中醛固酮水平，同时MR在心血管疾病发病机理中有着重要的作用。心力衰竭患者在已经接受ACEI类或ARB类药物治疗的基础上，加用MR拮抗剂（MRI），可使死亡率降低。增强的或持续增强的MR激活，可能与肥胖或糖尿病患者脂肪细胞分泌的醛固酮及醛固酮促泌剂的大量产生有着更密切的关系。这些数据强调了通过给予肥胖和糖尿病患者标准的ACEI和ARB类药物治疗，加用MRI，对心血管有着潜在的保护作用。

Garg等人的研究表明在有肥胖和糖尿病的患者血管功能异常中，血管MR是冠状动脉病变的主要因素，联合应用ACEI及MRI改善了糖尿病患者的冠状动脉血流储备（CFR），可使糖尿病患者受益。但是，还需要源源不断的研究集中于描绘细胞类型-冠状动脉血管MR信号的特定的毒害作用及MRI是否改善了冠状动脉对病理生理扰乱（代谢和缺血性扩张）的反应，尤其在肥胖和糖尿病患者体内。

（三）雄激素受体与糖尿病

根据病因及生理学特征，糖尿病可分为1型糖尿病（T1DM）和2型糖尿病（T2DM）。其中90%左右的糖尿病患者是T2DM。而研究发现，T2DM发病又主要与胰岛素抵抗有关。近来越来越多的实验证明，AR在调控机体胰岛素敏感性方面发挥着重要作用。雄激素与AR结合促进靶基因转录，从而生成降低脂生成、促进机体能量消耗的物质，并通过调节脂联素水平和调节PPAR活性来加强机体对胰岛素的敏感性等。

AR通过与雄激素结合来促进人体肌肉、组织成分的生长发育。这主要与生长因子的生成，以及机体对β-连环蛋白的敏感度有关，还可以通过促进小窝蛋白1和胰岛素信号分子的表达来提高机体对胰岛素的敏感性。AR可直接调控机体对胰岛素的敏感度。Yu等研究表明，神经细胞内的AR通过抑制下丘脑NF-κB介导的PTP1B（protein tyrosine phosphatase 1B）的表达来调节机体对胰岛素的敏感性。同时，研究发现，改变控制AR表达基因的CAG重复长多态序列也影响了机体对胰岛素的敏感性。在对AR缺乏的小鼠研究中发现，该种小鼠患有胰岛素抵抗和高脂联素血症等多种疾病的概率明显上升。有实验证明，AR通过与雄激素结合，可明显降低血浆中脂联素蛋白（胰岛素敏感的脂细胞衍生蛋白）的浓度，从而提高机体对胰岛素的敏感度。

目前对有关AR调节机体代谢平衡的研究还不够全面和深入，对于机体胰岛素抵抗与AR之间的关系研究仍有待开展。相信随着研究的深入，对于T2DM等代谢异常疾病的治疗将会有更多的突破。

第三节　介导细胞核靶向的受体系统

细胞核受体是一类在生物体内广泛分布的、配体依赖性的转录调节因子，能通过调节基因表达，激活或抑制特定靶基因的转录。调节细胞生长、增殖、分化、代谢、免疫反应和凋亡等几乎所有的生物学过程。

一、细胞核受体的分类

(一)甲状腺素受体

1. 甲状腺素受体的结构、分布

甲状腺素受体(thyroid hormone receptor, TR)是核受体超家族成员,配体依赖型转录因子,编码基因 TRα 和 TRβ 分别定位于 $17q^{21}$ 和 $3p^{24}$。TRα 基因编码的受体包括 TRα1、TRα2 和截短型蛋白△TRα1 和△TRα2;TRβ 基因编码 3 种受体 TRβ1、TRβ2、TRβ3 和截短型蛋白△TRβ。TRα1、TRα2、TRβ1 和 TRβ2 的分子量分别为 49、55、52 和 58 kDa,由于 TR 浓度较低且不稳定,故难以检测。上述编码产物中只有 $TRα_1$、$TRβ_1$ 和 $TRβ_2$ 能与 T_3 结合,其结合具有特异性和不同的亲和力并发挥不同的功能。TR 结构与其他核受体超家族成员一样,包括 A-F 6 个结构域,A/B 结构域为配体非依赖性反式结合调节区,不同亚型的受体的 A/B 结构域长度和氨基酸顺序不同;C 结构域为 DNA 结合区,它包含 2 个锌指结构;D 结构域是受体抑制蛋白结合的区域;E 结构域为激素结合区,同时也是二聚体形成和与辅助调控因子相互作用的部位。v-erbA 癌蛋白($p^{75gag-erbA}$)是 TRα 的类似物,不能与 T_3 结合,但能抑制 TR 诱导的靶基因活化,与多种肿瘤的发生有关。

2. 甲状腺素受体的功能

TR 在不同组织、不同的细胞周期有不同的表达水平,还有昼夜变化的规律,并受激素的调节;在肿瘤组织中表达异常。鼠肝 TRα mRNA 的昼夜变化依赖于丘脑下部的视上核,这一现象可能与依赖 T_3 的基因表达昼夜变化有关;而 $TRβ_1$mRNA 的昼夜变化受食物摄取的影响。T_3 可下调垂体细胞中 $TRβ_2$mRNA 水平 60% ~ 90%,TSH 也适当地下调 $TRβ_2$mRNA 的水平。以肾非肿瘤患者的平均 TRα mRNA 量为 100%,则肾透明细胞癌(RCCC)中 G_1 期 TRα mRNA 降低至 22.4%,G_2 期为 66.2%、G_3 期为 72.2%。在蛋白水平,TR 的蛋白表达水平也显示昼夜变化的规律,$TRβ_1$ 在黑暗刚开始表达高,在有光时 $TRα_2$ 表达高。$TRα_1$ 和 $TRβ_1$ 广泛地表达,$TRα_2$ 仅存在于哺乳动物;各种 TR 都在脑组织中表达,但 $TRα_1$ 占全部受体的 70% ~ 80%,推测 T_3 对脑组织的作用主要是通过 $TRα_1$ 来实现的。

TR 在生理浓度 T_3 作用下调节靶基因的转录,主要通过 C 结构域的 2 个锌指结构完成,不断增多的证据表明 TR 基因突变或表达紊乱与肿瘤形成有关。

(二)孕激素受体

孕激素被认为是控制乳腺和子宫细胞生长和分化的重要激素,孕激素以孕激素受体(Progesterone Receptor,PR)为介质,在调节女性生殖道组织的生长、发育及功能上起一些基本作用。

1. PR 的结构特性

PR 是一种细胞内受体,对人类 PR 的氨基酸序列 DNA 分析后认识到,受体结构上具有 3 个结构域,即 C-端结构域(激素结合区域)、中央结构域(DNA 结合区域)和 N-端结构域(功能不明,可能为抗体结合区域)。Traish 等应用人工合成的人类 PR 的 3 个结构域

的肽分别免疫小鼠,获得了单克隆抗体,经鉴定仅 N-端结构域的单克隆抗体能够特异性地识别和结合人类 PR,从而证明了 N-端结构域为抗体结合区域。人类 PR 的单克隆抗体的研究为人类生殖道组织的 PR 定位提供了保证。人类 PR 位于细胞核内,以往关于胞浆 PR 的报道是由于所用检测方法的不同所致。免疫荧光法、生物化学法等都以细胞匀浆为检测对象,而实际上胞浆 PR 反映的是与核结合较疏松的 PR 部分。

PR 具有两个不同的亚单位:PR-A 和 PR-B。PR-A 的结构较小,分子量为 94 kDa; PR-B 的结构较大,分子量为 116 kDa。也有作者报道 PR-A 和 PR-B 的分子量分别为 90 kDa 和 120 kDa,这可能由于所选用的校准分子量及判读不一致所致。PR-A 和 PR-B 具有共同的线性结构,并且两者受单一基因编码。Mangal 等进一步研究了女性子宫 PR 亚单位的比例,结果显示 PR 两种异构体水平在排卵前后最高,PR-A 与 PR-B 的比例不断变化。PR-A 存在于整个周期中,而 PR-B 出现于卵泡中期,在黄体早期明显降低。Nisolle 等对正常子宫内膜中 PR 的研究显示,在增生期和分泌早期,腺上皮 PR 明显高于基质,而分泌晚期腺上皮缺乏 PR,基质中仍有 52% 的 PR 阳性率。这种持续 PR 的存在,说明基质功能上要求在黄体晚期 PR 支持进一步生长和发生的重要性,而 PR 异构体的变化提示孕激素在子宫内通过可选择的周期特异性 PR 异构体作用。已研究显示,鼠 PR 包括两个能分别编码 PR-B 和 PR-A 结构式的起始密码(ATG_1 和 ATG_{165})。

2. PR 的调节机制

卵巢是孕激素产生的主要部位,并且孕激素对卵泡功能和黄体的维持是很重要的,孕激素也与排卵有关,这些效应至少大部分是 PR 介导。鼠卵巢中 PR 基因表达主要受黄体生成激素(LH)调节。在培养的猪颗粒细胞中,促性腺激素和环磷酸腺苷(cAMP)已被显示增加 PRmRNA 水平,提示卵巢中 LH 诱导的 PR 基因表达受 cAMP 介导。ParkSarge 等对鼠卵巢颗粒细胞中 PR 的表达进行了研究,促卵泡激素(FSH)和人绒毛膜促性腺激素(hCG)/LH 都能调节卵巢颗粒细胞的 PR 基因表达,并且腺苷酸环化酶激活剂 forskolin 能模仿此效应,而雌激素对 cAMP 诱导的 PRmRNA 却无效应。FSH 和 hCG/LH 受体都能活化腺苷酸环化酶增加细胞内 cAMP 水平,提示两种促性腺激素都能通过一共同的 cAMP 介导信息途径调节鼠卵巢颗粒细胞 PRmRNA 的表达,并且雌激素不参与卵巢颗粒细胞中 PR 的调节。进一步对 PR 基因启动基因的特性进行研究,鼠卵巢能产生编码 PR 的 mRNA,鼠 PR-B 启动基因包含调节 DNA 的顺序,并且至少部分地介导 LH/hCG 及 cAMP 诱导的颗粒细胞中此基因的转录。这些研究是否适用于人类尚待确证。据报道,人和鼠卵母细胞、卵丘不表达 PR 基因,不含有 PR 蛋白,由于孕激素的效应主要由 PR 介导,提示成熟卵泡产生的排卵前孕激素不对卵母细胞的成熟或质量发挥直接效应。

许多性腺外孕激素作用的靶组织,PRmRNA 及蛋白受雌激素介导。在正常子宫上皮细胞和人乳腺癌细胞中,雌二醇(E_2)可刺激 PR 含量的增加,同时伴随 PRmRNA 的增加。人 PR 基因的分析已揭示,尽管 PR 基因上没有一致的 E_2 应答组分但却包含应答 E_2 的两种功能的启动基因。用 CT(霍乱毒素)加 IBMX 处理 MCF-7 乳腺癌细胞显著地增加了细胞内 cAMP,引起了 PR 蛋白和 mRNA 水平的增加,与 E_2 处理观察到的一致。然而,蛋白合成抑制剂亚酰胺环己酮不阻止 E_2 引起的 PRmRNA 增加,却显著地抑制由 CT 加 IBMX

引起的 PRmRNA。这些结果提示,E_2 和 CT 加 IBMX 可能通过独立的途径或不同的机制刺激 PRmRNA。CT 加 IBMX 引起的 PRmRNA 水平的增加几乎完全被抗雌激素抑制,提示雌激素受体(ER)可能与蛋白激酶 A 介导的 PRmRNA 有关。已确信孕酮或蛋白激酶 A 活化剂刺激的 PR 磷酸化在介导基因转录中孕激素应答组分是重要的,而且,E_2 和蛋白激酶 A 活化剂显著地增加 ER 磷酸化。因此,有可能由 E_2 和 cAMP 依赖的蛋白激酶 A 带来的 ER 的变化是刺激 PRmRNA 水平的共同途径。在 MCF-7 细胞中 cAMP 调节 PRmRNA 表达的机制可能牵涉到 cAMP 调节基因启动基因区的 cAMP 应答组分(CRE),CRE 结合蛋白结合到 CRE 上改变了 cAMP 调节基因的转录。人 PR 基因 5′端区包含几个可能的类 CRE 顺序,它们的作用可在 PR 基因的调节中要求进一步检测。胰岛素和 IGF-1 引起的 PR 蛋白水平的增加并不伴随 PRmRNA 水平的增加,提示这些因子的不同调节可能在转录后水平。而且,MCF-7 细胞生长在游离血清或低浓度(0.5%)血清条件下,基本的 PR 表达显著提高。而高浓度(5%)血清条件抑制了 PR 表达。相比,E_2 在高浓度(5%)血清条件下刺激 PR 是最有效的。这些观察说明,PR 调节除了受 E_2 对 PR 水平的决定作用外,还受 cAMP、胰岛素、IGF-1 及血清因子等的调节,从而增加了细胞对孕激素的敏感性。而且,孕激素本身也对 PR 起下行调节作用,以抑制孕激素的过量产生。

(三) 维生素 D 受体

维生素 D 受体(vitamin D receptor,VDR)是一种核转录因子,通过与配体特异结合,调控多种基因的表达,从而调节多种生命活动的进行。

1. VDR 的结构

维生素 D 受体(vitamin D receptor,VDR)基因位于人的 12 号染色体长臂,包含 11 个外显子,在基因组上总长 75 Kb。VDR 包含 427 个氨基酸残基,分子量为 50KD,功能上主要分为 5 个结构域:A/B 区(1~24)、DBD(DNA binding domain)区(24~91)、铰链区(91~115)、LBD(1igand binding domain)区(115~409)和 AF-2 区(409~427)。其中,A/B 区为不依赖配体的细胞组织特异性的转录激活自调节功能区,即 AF-1 区;DBD 为 DNA 结合结构域,高度保守,由 8 个保守的半胱氨酸组成二个锌指结构,每个锌指形成 1 个 A2 螺旋,2 个 A2 螺旋相互垂直构成 DBD 核心;铰链区可能与核定位有关;LBD 为配体结合区,系 VitD 依赖性的转录激活结构域,除结合配体并同 AF-2 区形成配体依赖的转录激活/抑制功能区外,也参与同类视黄醇 X 受体(retinoid X receptor,RXR)形成二聚体;AF-2 区为激活功能结构域 2,其激活作用依赖于配体的参与,AF-2 区也参与 VDR 与其共调节因子的结合。

VDR 是类固醇激素/甲状腺激素受体超家族成员。VDR 在人体各组织细胞中广泛存在,几乎所有有核细胞均能表 VDR,结肠、肾上腺皮质、肺等部位的细胞及淋巴细胞中表达量较高。VDR 主要参与维持钙磷平衡,通过影响基因转录而调控相应蛋白的合成。因此,VDR 在维持体内矿物质动态平衡、钙及磷酸根代谢、骨代谢、多种组织细胞的生长分化和免疫调节等方面起非常重要的作用。

2. VDR 的作用机制

VDR 在没有配体存在的情况下,与共抑制子作用,结合在靶 DNA 的维生素 D 应答元件(VDREs)上,抑制基因转录。VDR 与 $1,25-(OH)_2D_3$ 结合后,可引起构象改变和磷酸化,使其与共抑制子解离,进而与共激活子形成复合物,发挥激活目的基因转录的作用。Matilainen 等发现 VDREs 的数量与 VDR 引发转录的反应强弱有关。并且 VDR 能够识别 DNA 上的 $(A/G)G(G/T)TCA$ 应答元件。

(1) VDR 与配体 $1,25-(OH)_2D_3$:VDR 通过 LBD 区特异性地结合配体 $1,25-(OH)_2D_3$,形成受体-激素复合物。VDR 与 $1,25-(OH)_2D_3$ 结合后,其第 51 位丝氨酸被 PKC 磷酸化,208 位丝氨酸被酪蛋白激酶 II(casein kinase II)磷酸化,再通过位于 LBD 区的氨基酸残基与 RXR 结合形成三聚体,该复合物能够通过 DBD 区识别 DNA 上的 VDR 应答元件(VDREs),在共激活子、转录因子 IIB、IID 及 RNA 聚合酶的共同作用下,形成转录复合物,调节至少 913 种基因的表达。另一方面,VDR 构象的改变使共抑制子解离,促进 VDR 活性区 AF-2 与共激活因子结合,如类固醇受体共激活子 SRC,从而介导转录。现已知 YR301 是 $1,25-(OH)_2D_3$ 的结构类似物,并能与 VDR 紧密结合。Kakuda 等解析了 YR301 与 VDR. LBD 区的晶体结构,发现 VDR 的 LBD 区 4 个氨基酸残基 His301、His393、Ser233 和 Ar9270 参与同 $1,25-(OH)_2D_3$ 的第 1、25 位羟基的结合。Nakabayashi 等也使用类似的方法,分析了几种 $1,25-(OH)_2D_3$ 的结构类似物和共激活因子 DRIP205 的一段功能肽以及 VDR—LBD 区的晶体结构,发现 VDR 的配体能够进入 LBD 区由螺旋(he-1ix)11、环IX(100p)11-12、螺旋 3 和环区 6-7 组成的凹槽,引起结构变化,并易与其它共激活因子相结合。

(2) VDR 与共激活子:VDR 通过共激活子才能发挥促进目的基因转录的作用。目前已发坝的大量共激活子对 VDR 行使功能是必需的,其中多种共激活子具有组织特异性或分化阶段特异性。VDR 的共激活子主要分为两类,一类称为 VDR 相瓦作用蛋白(VDR—interacting protein,DRIP),又被称为"调解因子"(mediator),也能够介导其它核激素受体发挥生物学作用,如甲状腺素受体(thyroid receptor,TR)等。另外一类称为类固醇受体共激活子(steroid receptor coactivator,SRC)家族,也称之为 p160 共激活子。Heery 等提出的"LXXLL"模体(LXXLLmotif),是含此模体的蛋白与核受体如 VDR、TR、ER 等相互作用的结构基础,其中"L"代表亮氨酸(1eucine),"X"代表任意氨基酸。Teichert 等发现,VDR 对 SRCI、SRC2 和 SRC3 蛋白中第二个和第三个"LXXLL"模体及 DRIP205 的第二个"LXXLL"模体有较强的亲和力。提示 VDR 的这种结合方式可以用来预测在不同组织中表达的多种共调节因子所发挥的不同作用。共激活子 DRIP205 和 SRC 与 VDR 的结合依赖于"LXXLL"模体,但是不同"LXX—LL"模体与 VDR 结合力是不同的。Bikle 等发现,VDR 与配体结合后,促进共激活子与 VDR 结合形成复合物,Hsp90 和 p23 可以作为分子伴侣与该复合物结合,抑制复合物识别 VDRE,从而阻断配体激活的转录。在 $1,25-(OH)_2D_3$ 引起的促分化过程中,分子伴侣作为调节 VDR 转录复合物与 VDREs 结合的分子开关,根据与 VDR 结合的共激活子的不同,调节基因的顺序表达,从而达到调节细胞分化的目的。Oda 等以角质化细胞为研究对象,发现 VDR 的两种共激活子蛋白在细胞增殖及分化的不同阶段发挥不同作用。在角质细胞增殖过程中,与 VDR 结合的复合体蛋白为 DRIP205,属于 DRIP 家族。VDR 的另一共激活子蛋白家族成员为 SRC 家族,包括 SRC2(又称为 11F2/GRIP/NcoA-2)和 SRC3(又称为 AC3/pCIP/ACTR/AIBl/TRAM-1)。

DRIP205 和 SRC 在细胞增殖过程中均能促进 VDR 发挥转录作用。而在细胞分化过程中,DRIP205 蛋白表达降低,不能发挥 VDR 共激活子的作用。此时,SRC2 和 SRC3 表达上调,发挥促进 VDR 转录的作用。提示在细胞不同的分化阶段,不同共激活因子的使用能够作为基因表达调控的方式之一。共调节子与 VDR 结合依赖于不同的位点,并且发挥不同的作用。已知 p160 共激活子 GRIPl 和共调节子 SKIP 能够协同增强配体依赖的 VDR 的转录活性。Barry 等发现,两种因子直接与 VDR 结合形成包含 3 种蛋白的复合体,GRIPl 与 VDR 的 AF-2 区结合,SKIP 与 VDR 的 LBD 区中螺旋 10 和 11(helices 10/11)结合,其中 H10 发挥更大作用。脑膜瘤蛋白 1(meningioma1,MN1)是新发现的一种 VDR 共激活子,Zhang 等证明在造骨细胞分化初期,MN1 表达上调。进一步研究发现,MN1 基因敲除的造骨细胞形态发生改变,并且细胞活力降低,生长变慢,$1,25-(OH)_2D_3$ 诱导的碱性磷酸酶活性降低。提示 MN1 在造骨细胞的增殖、分化和行使功能等方面发挥重要作用。

(3)VDR 与共抑制子:通常情况下,未与配体结合的核受体可以通过其保守的模体与共抑制子结合。共抑制子主要分为两类,即类维生素 A 受体及甲状腺素受体的沉默调节子(silencing mediator ofretinoid and thyroid receptor,SMRT)和核内共抑制子(nuclear corepressor,NCoR)。VDR 与配体结合后,导致构象改变,而后与共抑制子分离。Kim 等发现,VDR 能够特异性的与 SMRT 相互作用结构域(interaction domains,IDs)中的 IDl 结合。在没有 VDR 配体存在的情况下,VDR 与 SMRT 作用并结合在骨钙素(osteocalcin,Oste)基因的反应元件上,从而抑制 Oste 的表达。并且,IDl 区突变的 SMRT 并不能对 Oste 的表达起抑制作用。进一步研究发现 SMRT 通过其 IDI 区直接参与 VDR 介导的转录抑制作用。有趣的是,VDR 的 helK 12 缺失蛋白与 SMRT 的 ID2 区结合,将表现出更强的转录抑制作用。另外,多种调节蛋白发挥作用的方式并不是一成不变的,有的既能够作为共激活子发生作用,也能够发挥共抑制子的作用。Ski 相互作用蛋白(SKIP)作为 VDR 的共激活子,在一定条件下,能够抑制 VDR 发挥作用。共抑制子 N—CoR 与共调节子 p300 均与 SKIP 的 N 末端相互作用。因此,SKIP 的作用与细胞中 N—CoR 和 p300 的相对表达量有关,在 N—CoR 低表达而 p300 高表达时,SKIP 能发挥共激活作用。Hidalgo 等分别从临床样本的良性和恶性相关基质(benign and cancer associated stroma,BAS 和 CAS)中分离得到基质细胞,这两种细胞内 VDR 含量相同。但是通过双荧光素酶实验发现,在 CAS 中 VDR 介导的报告基因活性仅为 BAS 中的 1/2。染色质免疫沉淀(chromatin immunoprecipitation,ChIP)实验发现,没有配体的情况下,CAS 中 VDR 更多的与 SMRT 共抑制子结合,而在配体存在的情况下,CAS 中 VDR 分子的配体依赖性 DNA 结合能力较低,并且影响了共调节子 SRC-1 和环腺苷酸应答元件结合蛋白的结合蛋白(cyclie-AMP responseelement binding protein binding protein,CBP)与 VDR 的迅速结合,提示 VDR 行使功能受到多种共调节子的调节。

(四)视黄酸受体

视黄酸(retinal acid,RA)是一种脂溶性的小分子物质,是细胞生长、分化增殖和程序性凋亡的关键调节因子,参与胚胎发育、组织分化、肿瘤细胞的生长等过程。RA 的这种多效性被认为主要是由视黄酸受体(retinoic acid receptor,RAR)和视黄醇类物质-X 受体(retinoid x receptor,RXR)所介导的。

1. 视黄酸受体的结构

(1)RAR 与 RXR 蛋白的基本结构:RAR 和 RXR 都是 RA 诱导的属于类固醇和甲状腺激素受体超家族的转录加强因子,激素核受体超家族成员的基本结构是相同的,均由 4个区域组成(A/B,C,D,E)。氨基端在 A 区起始点,羧基端在 F 区末端。A/B 区为全反式激活区(trans-activation),内含一个转录激活功能单位 AF-1(activation function,AF),A/B 区的末端被认为对于启动子细胞型的转录活性特异性很重要。C 区由 66 个氨基酸组成,是结合 DNA 序列(对靶细胞是反式作用激素反应元件)的部位,内含 DNA 结合区(DNA-binding domain,DBD)和一个二联作用表面,DBD 的核心部分为 2 个"锌指体",每个"锌指体"分别有一个"盒子",近氨基端的为"P 盒",由 3 个氨基酸组成,近羧基端的为"D 盒",由 5 个氨基酸组成。D 区为铰链区(hingeregion),主要起连接 C 区和 E 区的作用,有没有其他功能尚不清楚。E 区由 220 个氨基酸组成,是激素结合部位,内含配体结合区 LBD(ligand-binding domain,LBD),配体依赖性转录激活功能单位 AF-2 和一个二联作用表面。AF-2 的羧基端有一个调节 AF-2 活性的激活区 AF-2AD。与 RXR 不同的是,RAR 在羧基端还有一个 F 区,为羧基末端区(carboxyl-terminal region),其功能也尚不清楚。研究表明,在 RAR 和 RXR 各亚型中发现的两个转录激活单位 AF-1 与 AF-2,可以不同程度地但又可以协同激活不同的 RA 反应启动子,主要表现为,某一 RAR 异构体的 AF-1 与同亚类 RAR 的 AF-2 有协同作用,但与不同亚类 RAR 的 AF-2 无协同作用。

(2)RAR 与 RXR 各区域序列的保守性:氨基酸序列比较显示,在给定的物种内,RAR 和 RXR 每个区域的氨基酸序列均具有一定的保守性,以 C 区和 E 区最明显,C 区都具有高度保守的 DBD 区,RAR 和 RXR 各自 3 个亚型间(α、β、γ)氨基酸相同的比例分别为 94%~97%,91%~97%,E 区都具有高度保守的 LBD 区,RAR 和 RXR 各自 3 个亚类间氨基酸相同的比例分别为 84%~90%,88%~95%;中间的 D 区显示相似性很少,羧基端的 F 区是 RAR 特有的,没有相识性;近氨基端的 A/B 区保守性最差,该区域氨基酸序列的不同与 RAR 和 RXR 各自具有多种异构体(α1 和 α2,β1 到 β4,γ1 和 γ2)关系密切。

2. 视黄酸受体的活化与功能

视黄酸受体信号的功能最终是通过基因转录调控来实现的,一个完整的视黄酸信号通路组成包括配体(视黄酸),受体二联体化,视黄酸反应元件(RA response element,RAREs;Retinoid X response element,RXREs)以及辅助调节因子等,许多细胞因子、激素、转录因子都受视黄酸受体调节,它们的启动子中包含视黄酸反应元件。大致过程如下。

(1)特异配体激活:在无相应配体存在时视黄酸受体可以与靶基因 DNA 结合,但不激活转录,只有与相应配体结合后才能激活转录,不同的视黄酸受体其配体不同,RAR 是由全反式视黄酸(at-RA)和 9-顺式视黄酸(9-cisRA)激活,RXR 仅由 9-cisRA 激活。

(2)受体二联体化:一旦被配体激活,RAR 和 RXR 就形成同源二联体或异源二联体。异源二联体 RAR/RXR 的形成只要求 at-RA 与 RAR 结合,9-cisRA 是否结合 RXR 似乎并不重要,而 9-cisRA 与 RXR 结合对同源二联体 RXR/RXR 的形成是必需的。正常情况下,9-cisRA 低于 at-RA,所以发挥作用的主要是 RAR/RXR。当 9-cisRA 浓度增高时,就会刺激 RXR/RXR 的形成,同时也会影响 RAR/RXR 的功能。RXR 与 9-cisRA 结合的亲和力比 RAR 与 9-cisRA 的低。这种亲和力与浓度的差异影响着 RAR 和 RXR 的功能。

（3）与 RA 反应元件结合：形成二联体后才能与靶基因附近的 RA 反应元件（RAREs/RXREs）结合，从而调控靶基因的转录。现已证实，在大量基因的调控区内存在 RA 反应元件，其中部分为视黄酸直接作用的靶基因，还有更多的基因受视黄酸的间接调控，这些基因构成视黄酸高度多效性的分子基础。

（五）雌激素受体

雌激素是一种类固醇（甾体）激素，通过与雌激素受体（estrogen receptor，ER）结合调节一系列基因的表达。雌激素受体（estrogenreceptor，ER）可位于细胞膜、细胞质或细胞核。经典的核受体位于细胞核，其蛋白质在翻译后短暂位于胞浆，故可在细胞质检测到。扩散到细胞核的雌激素与其核受体结合后引发基因调控机制，调节下游基因的转录。

ER 属于核受体超家族成员，是一种能与雌激素特异性结合的糖蛋白，ER 包括 α 和 β 两种亚型。人类的 ER 基因位于染色体 6q25.1，包括 8 个外显子和 7 个内含子，共 14 万个碱基对 131。ER-β 基因位于染色体 14q23-24.1，包括 8 个外显子，接近 4 万个碱基对。ER-β 较 ER-α 小，但与 ER-α 拥有相同结构，在 DNA 结合和配体结合域上有高度的同源性。

1. 雌激素受体的结构

（1）雌激素核受体：即经典的雌激素受体，包括 ERα、ERβ 两种亚型，二者的结构相似，有 A、B、C、D、E、F、J 几个区域。A/B 区具有一个依赖配体的转录激活区（ligand dependent activation function1，AF-1），该功能区依赖配体即雌激素的激活，可能参与了调节雌激素与受体的结合以调节雌激素应答基因的转录。C 区称为 DNA 结合域（DNA binding domain，DBD），两种受体此区域基本一样，含有相同的外显子。该区含有一个双锌指结构，两个锌指结构协同作用，共同调节此区域与特异 DNA 的结合，以达到转录靶基因的目的。D 区的作用是结合 DNA，有时还会影响受体蛋白质的 DNA 结合位点的结构。E/F 区称为配体结合域（ligand binding domain，LBD）。E 区作用最多，例如与雌激素的结合、受体二聚化、核定位及与辅助激活因子或辅助抑制因子的结合等。同时 E 区还包含有另外一个依赖配体的转录激活区（ligand dependent activation function 2，AF-2），AF-2 遇到不同的雌激素会呈现出不同的构象，并决定转录靶基因所需结合的辅助激活因子和辅助抑制因子。ERβ 的 AF-1 功能微弱而 AF-2 与 ERα 的 AF-2 相似，提示它们在转录水平对不同的雌激素反应性基因作用不同，即转录基因需要 AF-1 和 AF-2 时 ERβ 的功能较 ERα 弱；在不需要 AF-1 时两种 ER 的功能相当。AF-1 与 AF-2 的相互配合，能够使转录因子获得最大的转录活性。当 DBD 与 DNA 结合后，AF-1 即可激活 DNA 的转录活性，AF-2 与 LBD 相重叠，当 AF-2 区与雌激素结合后，即可激活 DNA 的转录。F 区功能尚不明朗。D/E/F 统称为配体结合区，两种亚型雌激素受体此区只有 53% 的相同氨基酸序列，因此两种受体既有共同的配体，也有各自不同的配体。

（2）雌激素的膜性受体：经典的核受体也可见于细胞膜，故称核受体型膜受体。早在 1977 年，Pietras 等发现雌激素可以通过细胞膜结合位点快速上调子宫内膜细胞 cAMP 水平，因而推测存在胞膜性 ER（membrane estrogen receptor，mER）。1995 年 Pappas 等首次证实质膜上存在 ERα,可以与针对核受体不同结构域的各种抗体相互作用,提示两种受体结构极为相似。越来越多的证据认为经典的 ERα 可以定位于胞膜,作为膜性雌激素受体,表达于 MCF-7 人乳腺癌细胞膜,Song 等运用激光共聚焦发现在雌二醇(E2)刺激下,经典的 ERα 转位至细胞膜。Razandi 等在 CHO 细胞中发现 ERα 和 ERβ 除了在细胞内表达外,细胞膜上也有分布。与细胞内受体相比,膜性受体只占 2%~3%。

(3)核受体类似型:即与核受体结构类似但不完全相同的膜性受体。用针对 ERα 不同结构域的多种抗体,发现在子宫中存在 5 种分子量不同的蛋白质。因此,有理由认为存在膜性 ER,它们虽然与核 ER 有关,但结构有差别。所有这些雌激素结合蛋白可能来自核受体不同的剪切方式。这就使它们可以插入跨膜区,保存核受体的配体结合结构域,丢弃 DNA 结合结构域和其他部分,从而产生多种膜受体,如 ERα 的变异体 ER-46。

2. 雌激素受体在主要组织中的分布及表达

雌激素受体的组织分布和表达量随性别及年龄的不同有所区别在不同的组织中各种受体的含量及生物功能也有不同。

(1)雌激素受体与骨组织:骨组织中,核受体 ERβ 的含量比 ERα 含量高,它们的含量随着年龄的增长而减少,ERα 作用可调节成骨细胞的生长,而 ERβ 参与了骨的形成与重吸收。GPER1 也存在于骨细胞的成骨细胞和破骨细胞,在青春期时,它的表达处于低水平,但它的表达却不随着年龄的增长而发生特定的改变,它在骨组织中扮演的具体角色尚不清楚。

(2)雌激素受体与生殖系统:子宫中雌激素受体以 ERβ 为主,可刺激子宫生长。GPER1 在子宫内膜癌肿的表达高于正常子宫内膜。ERα 主要在卵囊泡膜细胞和某些基质细胞中表达,ERβ 存在于生长卵泡的颗粒细胞中,也可在一些基质细胞中表达。有研究发现 GPER1 在卵巢中的表达始于原始卵泡,但它在卵巢癌中却很低。在乳腺的上皮细胞(乳腺导管及小叶)和基质细胞中均发现了 ERβ、ERα 的表达而在小叶上皮中无表达。ERα 对乳腺发育和泌乳至关重要,ERβ 则关系不大,其表达随年龄增加而增强。人类乳腺癌细胞膜上存在 GPER1,可以促进 MAPK 和 Akt 激酶信号通路的快速活化,GPER1 影响乳腺肿瘤的大小和转移性,而且 GPER1 与肿瘤大小呈现正向的关系。

(3)雌激素受体与神经系统:ER 在大脑各区域的分布不同,与学习记忆有关的脑区如大脑皮质、海马和基底前脑等部位以 ERβ 为主,而与生殖有关的脑区以 ERα 为主,两者只共存于少数细胞。Cαq-ER 和 ER-X 主要发现于神经系统中,在最近的研究中发现,在缺血性脑卒中、转基因小鼠和阿尔茨海默病小鼠中,雌激素可通过 MARK/ERK 和 PI3K/Akt 细胞信号传导通路来快速、持续激活膜受体,起到保护神经元的作用。它主要影响空间记忆和突触可塑性。

雌激素对机体有着多方面的重要的调节作用,如参与神经退行性疾病、雌激素反应性肿瘤和骨质疏松等的发生。目前对于两种经典雌激素受体的研究正在不断地更新,而新的相关受体也在不断发现之中。

二、细胞核受体与肿瘤

(一)甲状腺激素受体与肿瘤

甲状腺激素受体(thyroid hormone receptor,TR)与乳腺癌的关系一直受到广泛关注,据相关实验证实,甲状腺激素受体异常表达与乳腺癌发生及转移相关。甲状腺激素受体属于核受体超家族成员,由 TRα 及 TRβ 分别编码多种亚型,广泛分布在包括乳腺在内的各种人体组织上。研究表明,甲状腺激素可作用于核表面的 TR 来调节细胞周期中某些基因和蛋白的表达,如表皮生长因子(epidermal growth factor,EGF)、转化生长因子(transforminggrowth factor,TGF)、细胞周期蛋白 p53 等。Guigon 等通过建立转基因小鼠模型发现,当 TRβ 基因变异率升高时,小鼠乳腺增生发生率也随之升高,而乳腺增生是乳腺癌发病的高危因素,因此 TRβ 的异常或缺失可能会促进乳腺癌的发生。流行病学研究发现,与正常组织相比,大部分乳腺癌组织伴有 TR 在 RNA 及蛋白质水平的下降以及基因水平的异常改变,且乳腺癌组织中 TRβ1 基因表达的降低与肿瘤分期有关,肿瘤越大 TRβ1 基因 mRNA 表达率越低,淋巴结转移组较无转移组表达率低,提示 TRβ1 在乳腺癌的浸润和转移方面起重要作用。将 TRβ1 转染入乳腺癌 MDA-MB-468 细胞系后,CXCR4、c-Met 和 MMP 等高侵袭性肿瘤标志的表达显著下降,由于转染 TRβ1 降低了肿瘤对各种生长因子的反应,抑制了 MAPK 和 PI3K/ATK 等信号通路的活化,使肿瘤细胞生长受抑,并且发生间质-上皮转化(mesenchymal-epithelial transition,MET),明显降低乳腺癌细胞的侵袭和转移能力。

(二)维生素 D 受体和肿瘤

VDR 与 $1,25-(OH)_2D_3$ 结合被活化后,参与调节多种细胞的生长分化,并具有免疫调节、抑制肿瘤、抗炎等作用。较低的水平 $1,25-(OH)_2D_3$ 和钙摄取量是导致多种癌症发生的重要因素。$1,25-(OH)_2D_3$ 能够降低 15 种癌症的死亡率,如结肠癌、直肠癌、乳腺癌、胃癌、卵巢癌等。VDR 介导 $1,25-(OH)_2D_3$ 抑制肿瘤细胞增殖、促进肿瘤细胞分化的生物学效应通过以下方面发挥作用:上调类胰岛素生长因子结合蛋白(IGFBPs)的表达,从而降低了类胰岛素生长因子(IGF)的活性,阻断 IGF 促进细胞分裂的作用;增加转化生长因子(betaTGF—beta)生成,改变细胞对表皮生长因子受体(EGFR)的敏感性,抑制肿瘤细胞生长;下调 c-Jun、c-myc 等癌基因,抑制细胞增殖;下调周期蛋白的表达,上调细胞周期蛋白依赖的蛋白激酶(CDKI)抑制因子 p21,抑制周期蛋白及蛋白激酶复合物的活性;使视网膜母细胞瘤蛋白(Rb)去磷酸化,降低 E2F(一种存在于高等真核生物中的转录因子)转录活性,后者是细胞由 G1/G0 期进入 S 期的重要调控因子。Rohan 等发现,$1,25-(OH)_2D_3$ 能够促进 c-Myc 蛋白 58 位酪氨酸磷酸化,加速 c-Myc 蛋白的泛素化降解,从而抑制癌细胞增殖,表现在加入 $1,25-(OH)_2D_3$ 后,处于 G1 期的细胞比例明显上升。

Dhawan 等以乳腺癌细胞 MCF-7 为研究模型,发现能结合 CCAAT 框的增强子 C/EBP—Mpha 是 VDR 发挥促转录作用的潜在因子。敲除 C/EBP—Mpha 能够抑制 VDR 及 $1,25-(OH)_2D_3$ 对细胞的增殖的抑制作用。在不表达 C/EBP—Mpha 的细胞 MDAMB-231 中转染该蛋白的编码序列,能够增强 VDR 的抑制增殖作用。

(三)视黄酸受体在肿瘤治疗方面的作用

1. 治疗神经母细胞瘤

用视黄酸及其受体治疗神经母细胞瘤(neuroblastoma,NB)是近来研究的热点,由于视黄酸在许多肿瘤中可以控制细胞生长、抑制肿瘤发生并可诱导分化,而且临床上用 at-RA 治疗急性早幼粒细胞白血病(APL),能够使 90% 的患者发生完全缓解。这使得视黄酸在肿瘤中的应用出现了诱人的前景。现多数学者认为在 NB 的临床治疗中更具潜力的是 9cis-RA 而不是 at-RA,原因之一是由于 at-RA 仅结合 RAR,而 9cis-RA 可结合 RAR 和 RXR,而 RXR/RXR 同源二联体可能是更有效的转录激活剂,如今人们正致力于 9cis-RA 在 NB 患者中的 I 期临床研究,相信其临床应用已为期不远。

2. 治疗早期乳腺癌

近年来,视黄酸不仅用于治疗表皮癌和急性早幼粒白血病(APL),而且对于其他各种癌症也具有防治作用。大量的临床和动物实验表明,视黄酸作为一种新型药物可用于治疗早期乳腺癌,在体外也能够有效地抑制乳腺癌细胞的生长,但是对乳腺癌后期患者的效果不显著,甚至无作用,提示视黄酸活性及其敏感性在乳腺肿瘤的发展过程中,特别是到后期可能丧失,由此限制了视黄酸的进一步使用。这样,通过研究中一系列 RA 受体选择性视黄酸处理乳腺癌细胞,从视黄酸受体基因的转录水平分析和视黄酸对癌细胞生长抑制入手,试图寻找出导致视黄酸敏感性在癌细胞中丧失的分子机理,为更好地利用视黄酸治疗癌症患者提供有价值的理论依据。

(四)雌激素受体在肿瘤发生中的作用

雌激素受体(estrogen receptor,ER)是固醇类激素受体蛋白超家族成员之一,分布于许多组织,介导了大部分已知的雌激素效应。目前认为 ER 存在 2 种亚型:ERα 和 ERβ,在大多肿瘤中都表达,这些肿瘤可分为 4 类。

1. 乳腺癌和妇科肿瘤(子宫颈癌、子宫内膜癌、卵巢癌)

大量研究显示,乳腺癌组织具有高水平的芳香酶表达水平,所以能够局部合成 E_2,以致乳腺组织的 E_2 水平比循环水平高很多,使用芳香酶抑制剂或者 siRNA 干扰芳香酶表达能够抑制乳腺肿瘤细胞的生长,进一步证明雌激素在乳腺癌生长和增殖中的作用。和乳腺癌相似,妇科肿瘤也具有局部合成雌激素的能力。

2. 内分泌肿瘤

内分泌肿瘤(肾上腺皮质肿瘤、卵巢癌、胰腺癌、前列腺癌和甲状腺癌)与乳腺癌和妇科肿瘤相同,大部分内分泌肿瘤在肿瘤局部具有高水平芳香酶表达,能在局部合成雌激素。雌激素在内分泌肿瘤中的致癌作用仍然是通过基因组、非基因组途径和雌激素本身的遗传毒性作用介导的。各种研究说明,在内分泌肿瘤中 ERα 和 ERβ 的作用是相反的,大部分肿瘤中,通过 ERα 途径能够使细胞异常增生和恶性分化,而通过 ERβ 途径与抑制细胞增殖有关。

3. 消化系统肿瘤

消化系统肿瘤(结肠癌、食管癌、肝癌和胰腺癌)雌激素在这类肿瘤中的作用和上述两类肿瘤有所不同。流行病学研究证明,雌激素对消化道肿瘤具有保护作用。研究发现, E_2 可通过 ERα 途径诱导结肠癌细胞系凋亡,该途径通过增加 TNF-α 表达来激活 caspase-8,caspase-9 和 caspase-3,继而诱导细胞凋亡。

4.肺癌

ERs 在肺癌细胞系和组织中都有表达,目前证实 ERβ 是表达于非小细胞肺癌的主要雌激素受体,且与细胞增殖有关。而 ERα 在肺癌中的作用尚不清楚。

三、细胞核受体与心脑血管疾病

(一)维生素 D 和高血压发病

维生素 D 是调节钙磷代谢平衡的重要激素,其在肝脏和肾脏酶的作用下最后形成活性更高的 $1,25-(OH)_2D$, $1,25-(OH)_2D$ 与维生素 D 受体结合后产生各种生物学效应。维生素 D 缺乏非常普遍,流行病学和临床研究显示维生素 D 缺乏可能和高血压发病有关。维生素 D 能够通过负性调节肾素血管紧张素系统,减少甲状旁腺素分泌,改善胰岛素抵抗及对血管的保护作用降低高血压的发病风险,而且维生素 D 受体基因多态性也可能和高血压相关。部分临床研究发现补充维生素 D 可以降低血压,但如何补充维生素 D,补充剂量的大小及适宜人群的选择,补充效果的评估等问题均需要进行大规模的临床试验进行明确。

(二)甲状腺激素受体与非酒精性脂肪性肝病的关系

甲状腺激素(TH)是维持正常代谢的重要激素,甲状腺激素受体(TR)及其亚型的分布在不同组织起着不同的作用,其中 TRβ 参与了脂代谢并主要作用于肝脏。TH 可以刺激脂肪细胞和骨骼肌细胞线粒体中解耦联蛋白表达,通过增加儿茶酚胺的敏感性调节肾上腺素受体数目,来控制代谢及能量平衡。甲状腺功能减退症可降低胆固醇的排泄、减少肝脏表面低密度脂蛋白-胆固醇受体数量,从而使胆固醇分解减少,因此患者常出现总胆固醇和胆固醇水平升高,导致高脂血症、非酒精性脂肪性肝病。因此,非酒精性脂肪性肝病的发展是由于胆固醇及总胆固醇的增加及蓄积,与 TH 水平低下密切相关。MB07811 是一种 TRβ 激动剂,有报道显示,给予小鼠 MB07811 治疗后,可以减少肝脂肪变性。

四、细胞核受体与糖尿病

甲状腺激素受体(TRα 亚型)抑制剂与糖尿病

TRα 或 TRβ 基因敲除小鼠在脂类及胆固醇代谢、脂肪酸氧化方面均可出现异常,有学者为证实 TRα 是否可作为饮食诱导的非酒精性脂肪性肝病和胰岛素抵抗的靶点,采用高脂喂养 TRα 基因敲除小鼠和野生型小鼠,结果发现 α 基因敲除小鼠与野生型小鼠相比,体重更轻、脂肪更少、对胰岛素敏感性更高。证实 TRα 缺失可抵抗高脂饮食引起的肝脂肪变性及增加肝脏对外周组织的胰岛素敏感性。因此,抑制 TRα 的表达可作为治疗非酒精性脂肪性肝病、肥胖症和 2 型糖尿病新的药物靶点。

(侯　琳,乔永辉)

第四章　肿瘤靶向策略

第一节　肿瘤靶向治疗靶标

20世纪以来,生物学出现了革命性的发展,其中分子生物学的出现导致临床医学尤其是肿瘤学的重大变革。以前对肿瘤的诊断仅仅停留在简单的组织和器官阶段。而相应的抗癌药物主要是细胞毒抗癌药物。这些药物在杀死肿瘤细胞的同时也会杀死正常细胞,因此毒性大。随着对肿瘤的发生和发展的深入研究,对肿瘤的诊断和治疗逐渐向细胞学、分子生物学及基因组学方向纵深发展。建立在肿瘤分子生物学研究发展基础之上的靶向治疗和分子靶向药物已经逐渐被人们认识和发展。

肿瘤的靶向治疗是在细胞分子水平上,抗肿瘤药物针对已经明确的肿瘤的不同位点即靶标发生靶向性和特异性的作用而杀死肿瘤细胞,而对正常组织影响较小的治疗方式。该靶标可以是肿瘤细胞内部的一个蛋白质分子或者是一个基因片段等。针对肿瘤各阶段的生物学指标而进行研发的靶向治疗药物即分子靶向药物,使靶向治疗药物进入体内后特异地选择致癌位点即靶标进行结合发生作用,使肿瘤细胞发生特异性死亡。靶向治疗药物的作用是针对肿瘤细胞的,对正常细胞不发生作用,不会波及肿瘤以外的正常组织,从而大幅度减少以往治疗模式中常出现的正常组织和器官的损伤,所以分子靶向治疗又被称为"生物导弹"。靶向治疗因肿瘤的阶段不同而不同,也因种类不同而不同,这必将促进肿瘤疾病分类学的发展。这种治疗模式不但具有良好疗效,而且不良反应较轻,毒性较小,相应地能明显提高患者的生活质量,可以说是目前最理想的治疗模式。尽管目前手术、放疗、化疗等这些传统的肿瘤治疗模式依然是进行肿瘤治疗的主要手段,但是肿瘤治疗的未来趋势是肿瘤的靶向治疗。

靶向治疗的关键是靶向治疗药物的开发。而靶向治疗药物的开发必须根据已经确定的靶标。目前已经发展的靶向治疗药物有希罗达、利妥昔单抗、曲妥珠单抗、Tarccva 和吉非替尼等。这些靶向治疗药物通常是以肿瘤细胞的特征或者肿瘤细胞和正常细胞的特征差异为靶标而发挥作用。靶标主要有酶、免疫学特征、基因表达差异和表皮生长因子受体(EGFR)等。其中 EGFR 是一种跨膜酪氨酸激酶受体,本身具有酪氨酸激酶活性,与肿瘤细胞的增殖、转移和凋亡等多种信号传导通路有关。人类表皮生长因子受体-1(HER-1),参与多种 EGFR 信号通路。通过抑制 HER-1 的活性可抑制肿瘤细胞的生长。因此以 HER-1 为靶标的靶向治疗药物研究日益受到关注。最近研究比较多的吉非替尼,一种分子靶向药物,可选择性地抑制 EGFR 络氨酸激酶(EGFR-TK)的信号传导通路,杀死肿瘤细胞,用于治疗非小细胞肺癌。还有 Tarccva,也是靶向治疗非小细胞肺癌的抗肿瘤药物,其作用靶点就是 HER-1。除了以 HER-1 为靶标的靶向治疗药物外,还有其他的分子靶向药物。如口服化疗药物希罗达,由 FDA 批准,最先用于靶向治疗乳腺癌和结直肠癌。这种药物只有进入肿瘤细胞内,通过被肿瘤细胞内特有的胸苷嘧啶磷酸化酶活化,才能转变成细胞毒性药物 5Fu,继而杀死肿瘤细胞,发挥抗肿瘤作用。又如治疗 B 细胞型非霍奇金淋巴瘤的利妥昔单抗,能根据肿瘤细胞的免疫学特征识别靶标,能最大限度地靶向性杀死肿瘤细胞,消灭肿瘤。再如曲妥珠单抗,以基因表达差异为治疗靶标,即针对过度表达癌基因 HER-2 的细胞进行靶向治疗。这种药物是针对 HER-2 过度表达的患者应用的。应用前需要对患者进行筛选、诊断,确定具有相应的治疗靶标,这种药物的治疗才有效。可见肿瘤靶向治疗药物的临床应用离不开肿瘤诊断学的发展,二者具有密切相关性。

　　肿瘤的靶向治疗是以肿瘤分子生物学的发展为基础的。肿瘤靶向治疗的关键是寻找和确定靶标,并以此研究相应的靶向治疗药物。通过深入研究肿瘤分子生物学的理论才有可能发现更多的肿瘤靶向治疗的靶标和相应的分子靶向药物。目前研究的肿瘤靶向治疗的靶标主要涉及以下几个方面。

一、与肿瘤细胞信号转导有关的靶标

　　肿瘤细胞生物学和分子生物学的研究与发展,极大地促进了信号转导通路的研究与发展。肿瘤的发生与多种基因和多种因素有关,存在多阶段性。随着癌基因、抑癌基因的发现和研究,以及信号转导通路的不断深入研究和阐明,使人们对癌变机理的认识逐渐加深。同时也对正常细胞生命活动的了解也逐渐深入。在人体的每一个细胞中都存在一个信号转导通路系统。这个信号转导通路系统是基因与外界联系的通道,其可将细胞外信号传递到细胞内的基因,同时又可将基因指令传出到细胞外,继而引起各种生命活动。即细胞信号转导通路是通过一系列的反应在细胞外进行刺激,经由细胞表面传入细胞内,从而启动细胞浆中信号转导通路,继而通过多种途径将信号传递到细胞核内,直到促进或抑制特定靶基因开始表达的过程。细胞信号转导系统由许多条信号转导通路组成的。这些通路之间并不是独立的,而是相互联系的,形成一个错综复杂的调控网络,精密调控着细胞的生理功能,如细胞的生长、分化和凋亡等。如果其中一条信号通路发生改变或异常就能引起其他多条信号通路发生相应的改变或反应。细胞能够抵抗外界的一些变化,正是由于这种错综复杂的调控网络。

　　正常细胞的分化、增殖和凋亡等及血管的形成等都是通过细胞内或细胞间的信号转导通路网络系统,即细胞因子、生长因子和激素等的严格调控,有规律地有秩序地进行。近年来,随着肿瘤分子生物学的深入研究,发现在肿瘤细胞信号转导系统的组成成分中,存在一些抑癌基因的产物和癌基因的产物。如在蛋白激酶、生长因子及其受体、GTP 结合蛋白、和核内转录因子等这些物质中,都存在抑癌基因产物或癌基因产物,并在细胞转化、肿瘤生长和发展过程中这些抑癌基因产物或癌基因产物可参与细胞跨膜信号转导的调节。肿瘤细胞内如果一些信号分子发生了突变,就会引发一系列的信号转导通路发生相应改变,并导致细胞的恶性转化。肿瘤细胞的信号转导机制和正常细胞是同样的,通常以自分泌或旁分泌的方式维持其生长和增殖,不受宿主生长调节机制的控制。在正常情况下一些抑癌基因的产物能够发出抑制细胞生长的信号,使细胞的生长停滞在某一时期。但是当抑癌基因丢失或突变时,就会导致细胞失控性生长。一旦信号通路异常就能引起肿瘤细胞的过度增殖、凋亡抑制、血管形成及组织浸润与转移等。这些细胞信号传导系统发生了异常,就常会导致肿瘤的发生。可见细胞信号转导系统的异常与肿瘤的发生是密切相关的。大部分肿瘤的发生都伴随着信号转导通路的异常。因此这些异常可作为肿瘤治疗的靶标。抗肿瘤药物的研究,已经从传统的细胞毒药物发展到针对肿瘤发生机制的分子靶向药物。抗肿瘤药物载体的设计已经从肿瘤细胞靶向发展到肿瘤微环境响应的智能纳米给药系统。其中以细胞信号转导分子为靶点的抗肿瘤药物研究和抗肿瘤纳米载体设计是主要的研究方向之一。可针对信号转导通路中异常的基因或蛋白设计分子靶向药物或者靶向药物载体。

肿瘤细胞信号转导通路是独立的,又是相互影响的。以参与这些信号转导通路的分子为靶标可以发现新型特异性抗肿瘤药物,或设计新型特异性抗肿瘤药物载体。在肿瘤细胞的信号转导通路中,有许多是与肿瘤的发生发展也有关的。其中与肿瘤发生密切相关的分子靶标主要有转化生长因子-β(TGF β)、RAS 和 MAPK 等。

TGF-β 是一类与多种人类疾病相关的多功能的多肽类生长因子。随着肿瘤发生发展阶段不同,TGF-β 显示出不同的作用。TGF-β 作为抑癌基因在肿瘤发生的初期可诱导细胞阻断在 G_1 期而引起细胞周期的停滞抑制肿瘤细胞的增殖,在肿瘤发生的进展期则能够抑制肿瘤细胞的免疫功能,促进大量血管的生成和诱导刺激细胞外基质的产生,促进肿瘤细胞的浸润和转移。

Ras 蛋白是一类小 G 蛋白,主要在各个组织中的细胞膜的内侧分布,能将外界的信号传递到胞内,是联系受体与效应底物分子的耦联蛋白,具有 GTP 酶活性,在多种细胞反应中具有开关作用。G 蛋白在恶性肿瘤、心血管疾病等很多重大疾病发生和发展过程中常伴随着结构和功能的改变。Ras 参与介导的信号通路很多,研究较多且比较明确的有 Ras/Raf/MAPK 级联反应通路和 PI3 激酶通路等。G 蛋白偶联受体(GPCRS),即鸟嘌呤核苷酸结合蛋白偶联受体,能通过与 G 蛋白相互作用而将细胞外的信息传递到细胞内。G 蛋白偶联受体识别各种配体和刺激物,如激素和神经递质、前列腺素、蛋白酶、生物胺、生长因子、核苷、脂类等。因此 G 蛋白耦联受体是一类非常重要的药物靶标。目前已有不少与 G 蛋白耦联受体相关的药物上市。

MAPK(丝裂原活化蛋白激酶)存在于细胞的胞浆内,属于丝氨酸/苏氨酸激酶,与细胞生长的关系是最为密切的。MAPK 参与介导细胞的多种过程,如细胞自身过程,包括其生长、发育、分裂、分化和死亡,还有细胞间功能的同步等。平时位于胞浆内的 MAPK,当被激活后,就会迅速转运到细胞核内,激活靶基因。细胞的各种生命活动通常由 MAPK 和蛋白磷酸酶相互协调地进行调节。蛋白磷酸酶具有催化已经磷酸化的蛋白质分子,使其发生去磷酸化反应,与蛋白激酶相对应,共同构成了磷酸化和去磷酸化的开关系统。因此蛋白磷酸酶可以去除 MAPK 上的磷酸基团。MAPK 在细胞的生长和凋亡中都起着重要的作用,与人类疾病尤其是肿瘤是密切相关的。在肿瘤治疗中,每一个 MAPK 都有可能成为分子靶点。针对 MAPK 的抑制剂必将成为治疗人类疾病尤其是肿瘤的重要一类分子靶向药物。

　　一些细胞信号转导分子是寻找新型特异性抗肿瘤药物或新型特异性抗肿瘤药物给药系统的重要靶标。当前基于细胞信号转导异常而进行研究较多的是新型特异性肿瘤分子靶向药物,其作用靶分子主要有丝裂原活化蛋白激酶、蛋白酪氨酸激酶、蛋白激酶C、法尼基转移酶、磷脂酰肌醇激酶、细胞周期调控因子和核转录因子NF-kB等。通过肿瘤分子靶向药物调控这些靶分子,来抑制肿瘤生长或协助提高其他抗癌药物的疗效。目前已经有不少这类分子靶向药物进入临床研究阶段,并取得了明显的疗效,如酪氨酸激酶抑制剂格列卫等。

二、与细胞生长与凋亡有关的靶标

(一)细胞周期调控

　　细胞生长过程是由细胞周期来调控的。而细胞周期(cell cycle)是指以有丝分裂方式增殖细胞从一次分裂完成开始到下一次分裂结束所经历的全过程。细胞周期是受细胞周期调控机制严格控制的,分为4个期:G_1期(DNA合成前期)、S期(DNA合成期)、G_2期(DNA合成后期)和M期(分裂期)。细胞周期通常分为两个阶段:间期和分裂期。其中G_1、S和G_2这3个时期为间期阶段,M期为分裂期阶段。间期的3个时期:G_1期,又称合成前期,是从有丝分裂到DNA复制前的一段时期。该期特点是迅速合成RNA、结构蛋白和酶蛋白,物质代谢活跃,细胞体积显著增大。此期的主要目的是合成RNA和核糖体,主要意义是为下阶段S期做好物质和能量的储备,保证DNA复制的顺利进行。S期(synthesis),是DNA的合成期。DNA复制所需要的酶都是在此期合成的。在此期,不仅要合成DNA,还要同时合成组蛋白和非组蛋白。S期是细胞周期中最关键的阶段。在此期,通过DNA的复制,将遗传信息精确地传递给M期分裂的子细胞,从而保证遗传性质的稳定性。G_2期(second gap),是DNA合成的后期,是有丝分裂的准备期。在此期,DNA的合成终止,会大量加速合成RNA及直接与有丝分裂相关的蛋白质,如促成熟因子、微丝、微管蛋白和有丝分裂调控的重要因子MPF(maturation promoting factor(maturat)等,为有丝分裂做准备。M期,是细胞的有丝分裂期,此期持续时间很短,一般为0.5～2 h,光镜下可见细胞有明显的形态变化。此外还有G_0期。G_0期,是指停止细胞分裂,暂时离开细胞周期,去执行一定的生物学功能的细胞所处的时期。G_0期细胞,称为暂不增殖细胞群,如肝细胞、心肌细胞、肾小管上皮细胞、甲状腺滤泡上皮细胞等。这些细胞在通常情况下处于G_0期,处于分化状态并执行特定的功能,仍然存在DNA合成与细胞分裂的潜力,但是在某种刺激下,这些细胞会迅速重新进入细胞周期。如肝脏部分切除后,剩余的肝细胞会迅速分裂。

　　细胞周期调控是通过细胞信号转导通路实现的,决定着细胞的一系列过程,如分裂、分化和凋亡等。细胞周期调控研究是近20年来生命科学研究领域的研究热点之一。细胞周期调控的关键点有细胞周期蛋白(Cyclin)、细胞周期蛋白依赖性蛋白激酶(CDKs)、CDK的抑制性蛋白(CDKI)和细胞周期检查点。其中Cyclin、CDKs和CDKI这些细胞周期调控的核心蛋白分子与其他相关调控蛋白对细胞周期的每一个时相进行精确地、有规律地调控。细胞周期调控是一个很复杂、很精细的有大量调节蛋白参与的过程。细胞周期调控过程的核心是一组细胞周期蛋白依赖性蛋白激酶(CDKs),而CDKs调节的关键步骤则是细胞周期检查点。细胞有两大调控机制:细胞周期驱动机制(时顺调控机制)和细胞周期监控机制(检查点调控机制)。在细胞周期的许多时相点上存在着细胞周期检测点。

细胞周期检查点(checkpoint)是指细胞周期(cell cycle)中保证 DNA 复制和染色体分配质量的一类具有负反馈调节作用的检查机制,是细胞的错误监测机制。当在细胞周期进程中出现 DNA 损伤或 DNA 复制受阻等异常事件时,这类调节机制就会被激活,能及时地中断细胞周期的运行。等细胞修复或排除故障后,细胞周期才会恢复运转。细胞周期检测点的完成根据机制由传感、制动、检修和处理四部分组成。目前传感部分已知 p53 和 ATM 在起着重要的作用;制动部分 p21 和 CDC25 起作用检修部分,TFIIII 和 MSH2 起作用;处理部分,Bcl-2 和 p53 等起作用。任何一个环节受到破坏都会使细胞基因组产生不稳定性,从而导致突变基因数量的增加。而这些突变的基因中往往存在癌基因和抑癌基因,其中大多数是细胞周期的组成部分。细胞周期检测点根据功能不同分为两大类:DNA 损伤检测点和时相次序检测点。这些检测点严格地监测细胞周期的进程,使 DNA 复制和有丝分裂能准确无误地执行。细胞周期监测机制对维持细胞基因组稳定性起着重要的作用。在 G_1 期检测点抑癌基因 p53 起关键的作用,当受到放射线、病毒感染或致癌物等刺激时均可使基因组不同程度的被破坏,引起 DNA 损伤,并诱导 p53 蛋白升高和 p53 启动,使 p21 进行转录和 p21 蛋白迅速地升高。细胞周期内既存在由 p53 主导的 G_1 期检测点,还存在 G_2 期检测点。作为细胞周期内通用的抑制物 p21,能与多种 CDK-Cyslin 复合物直接结合而抑制 CDK 的激活,实现 G_1 期的阻滞,从而提供足够的时间进行修复。DNA 损伤可激活 hATM/hATR,从而使 Chk1 蛋白激酶磷酸化,Chk1 被激活后能作用于 CDC25,CDC25 磷酸化后能与 14-3-3 蛋白结合而失活,失活的 CDC25 不能激活 CDC2,从而实现 G_2 期的阻滞。

在肿瘤的发展过程中,细胞周期监控机制的异常会使细胞周期驱动机制遭到破坏以及细胞周期的驱动能力的异常强化,导致细胞生长处于失控性状态,从而出现癌变性细胞的生长。肿瘤细胞的最基本特征是细胞的失控性生长,而失控性生长的根本原因就是细胞周期调控机制的破坏或异常。细胞周期调控机制的破坏与其组成成分是密切相关的。许多癌基因和抑癌基因本身就是细胞周期调控机制的主要成分,都直接参与细胞周期调控,或者它们的突变会导致细胞周期的失控,包括细胞周期启动、运行和终止的异常,使细胞增殖过多、凋亡过少,导致细胞失控性生长。细胞周期调控机制的组成中包括 p53、Rb、p21、CyclinDL、p16、Brcal 和 C-myc 等成分。在肿瘤发生中细胞周期监控机制破坏的一个典型例子就是 p53 基因的突变。约在一半的人类肿瘤中都有 p53 的突变及其所导致的 DNA 损伤,这在肿瘤的发生发展中起着重要的作用。总之,癌基因和抑癌基因的改变,在细胞周期监控机制的发现、制动、修复和决定 4 个不同环节中均可导致检测点功能的丧失,从而导致细胞复制忠实性的失去,在致变剂的作用下使遗传产生不稳定性的累积,最终使正常细胞转化成肿瘤细胞。几乎所有的癌基因和抑癌基因的功效,最终都会归结到细胞周期调控。

（二）细胞凋亡

1. 细胞凋亡的相关概念

细胞死亡的方式有 3 种：细胞坏死（necrosis）、细胞凋亡（apoptosis）和细胞程序性死亡（programmed cell death，PCD）。细胞坏死是指无基因调控的随机发生的受到强烈刺激被急性伤害的细胞出现的反应。细胞坏死是一个没有新的蛋白合成的不消耗能量的被动过程，具有非特异性和非遗传性。早期表现为细胞膜破坏，线粒体肿胀，最终出现溶酶体破裂，内容物流出，引发炎症。细胞凋亡是指细胞受到体内外因素刺激时，为维持内环境稳定，由基因控制而触发细胞内预存的死亡程序使细胞自主的有序的死亡。细胞凋亡过程不是随机发生的，具有主动性、特异性和遗传性，是一个有新蛋白的合成和耗能的过程。在此过程中细胞形态出现胞膜及细胞器相对完整，细胞皱缩、核固缩、相对完整的溶酶体和凋亡小体等特点，无炎症反应的发生。细胞程序性死亡是在基因指导下的一种细胞自我消亡方式。细胞程序性死亡的最终结果是细胞凋亡，而细胞凋亡并非都是程序化的。

对于多细胞生物来说，细胞凋亡的生理意义体现在 3 个方面。细胞凋亡负责消除在胚胎发育过程中对机体无用的细胞；细胞凋亡维持成年机体内的环境稳定，发挥积极的防御功能；细胞凋亡在机体受到病原体侵犯时可诱导受累细胞发生凋亡而减轻其危害。细胞增殖和细胞凋亡这两个过程的平衡对任何细胞群体维持稳态都是非常重要的。如果细胞增殖失控或细胞凋亡受阻均可导致肿瘤的形成。也就是说细胞凋亡异常与肿瘤的发生和发展是密切相关的。细胞凋亡与癌基因和抑癌基因有关。有些过量表达的抑癌基因则可使细胞发生凋亡，而有些癌基因被激活则可抑制细胞发生凋亡。细胞凋亡对肿瘤的发生、肿瘤免疫逃逸和免疫反应等过程起着重要的作用。

2. 与细胞凋亡有关的靶标

细胞凋亡的调控过程中通常都有原癌基因和抑癌基因的参与，而这些基因也参与对细胞增殖的调控，已成为一类肿瘤分子靶向治疗的靶标。对于这些原癌基因和抑癌基因，研究较多的有 p53、Bcl-2、Caspase 家族等。

Bcl-2（B celllymphoma/leukemia-2）家族，名称来源于 B 细胞淋巴瘤和白血病-2。Bcl-2 对维持正常组织的自身稳定性具有重要的作用，主要存在于线粒体的外膜、细胞核膜以及部分的内质网中，是已经发现的与细胞凋亡有密切关系的原癌基因之一。在正常人和患者体内 Bcl-2 分别位于 18 号和 14 号染色体，存在染色体易位的特征。Bcl-2 家族包括 Bcl-2 亚家族、Bax 亚家族和 BH3 亚家族。Bcl-2 亚家族，对细胞的凋亡起抑制作用，主要包括 Bcl-2、Bcl-xl、Bcl-w 和 Mc1-1 等；Bax 亚家族和 BH3 亚家族，主要是促进细胞的凋亡，前者主要包括 Bax、Bok 和 Bak 等，后者主要包括 Bik、Blk、Hrk、Bad 和 Bid 等。除 BH1-4 结构外，大多数 Bcl-2 蛋白家族成员，在其结构中肽链的 C 末端都有一个疏水性的跨膜结构区域，可使 Bcl-2 家族成员插入到线粒体等细胞器膜的脂双层中，从而有利于发挥与线粒体有关的作用。Bcl-2 蛋白家族在细胞凋亡通路之一线粒体通路中起着非常重要的作用。Bcl-2 蛋白家族通常以单体形式存在细胞质中，当受到一些凋亡刺激时，如化疗药物、紫外线、γ 射线照射和微生物等，可能 Bax 和 Bak 的构象会发生变化，定位到线粒体膜，直接调节线粒体膜的渗透性，释放出许多促凋亡因子，如细胞色素 C

等。Bcl-2 亚家族成员的过度表达会阻止正常的细胞凋亡,导致乳腺癌、前列腺癌、结肠癌等等肿的产生。Bcl-2 蛋白家族成员的表达水平与肿瘤细胞对化疗药物和 γ 射线的耐受性常常存在相关性。因此,通过对肿瘤细胞中过度表达的 Bcl-2 和 Bcl-xl 等抗凋亡作用进行抑制,使凋亡通路恢复正常,还能使化疗放疗敏感性增加。针对 Bcl-2 蛋白家族成员的过度表达成为研究抗肿瘤药物的新靶标,这也是肿瘤治疗的新策略。如能抑制 Bcl-2、Bcl-xL 功能的小分子抑制剂,以及生物大分子 Bcl-2 抑制剂反义核苷酸药物 Genasense 等。其中 Genasense 临床应用中不仅具有良好选择性,还能提高化疗和放疗药物敏感性。不过由于反义核苷酸这类药物自身的缺点,如缺乏酶稳定性、口服活性差和细胞膜渗透性差,导致口服生物利用度低。

Caspase(天冬氨酸特异性的半胱氨酸蛋白水解酶)家族,是一组具有相似的氨基酸序列的存在于细胞质中的半胱氨酸蛋白酶,并具有结构和底物特异性,能特异性地切割靶蛋白天冬氨酸(Asp)残基后的肽键,使蛋白激活或失活,从而造成细胞凋亡。Caspase 家族通常以没有活性的蛋白酶原的形式存在细胞质内,须通过水解其一段氨基酸序列而激活,而形成具有活性的 Caspase。Caspase 酶原本身没有活性,必须通过活化后才能引起细胞凋亡。根据激活的 Caspase 不同,激活的途径包括:始于细胞表面死亡受体的外源性途径,而细胞死亡受体则属于肿瘤坏死因子 TNF 家族和神经生长因子 NGF 超家族;始于线粒体的内源性细胞凋亡途径,即当线粒体受到细胞凋亡的信号刺激时,释放细胞色素 C 到细胞浆内,在 dATP 存在的条件下,细胞色素 C 与一种在细胞内存在的 Apaf-1(Apoptosis protease activating factor-1,凋亡细胞蛋白酶激活因子)结合,Caspase-9 酶原在半胱氨酸蛋白酶募集域的作用下通过与 Apaf-1 结合被活化,从而激活下游的 Caspase-2、Caspase-3、Caspase-6、Caspase-7 和 Caspase-8 等效应半胱氨酸蛋白酶,启动细胞凋亡;内质网途径,即内质网在应激的情况下,钙离子依赖性蛋白激酶由于 Ca^{2+} 平衡紊乱而被激活,可以直接进行剪切并激活 Caspase-12。其中在始于线粒体的内源性细胞凋亡途径中,Caspase 在 ATP 存在时的活化与细胞色素 C 从线粒体的释放有关,表明线粒体在细胞凋亡过程中具有重要的作用。在各种由诱导剂引起的细胞凋亡中都均存在线粒体功能的紊乱(如线粒体跨膜电位的改变),而这种紊乱往往发生在凋亡细胞发生形态学和生物化学改变之前。线粒体除了释放细胞色素 C 外,也能释放出 AIF(凋亡诱导因子)。Caspase 激活后,作用于相应的底物,引起细胞凋亡。根据底物特性不同,主要有 4 类:调节细胞周期及 DNA 复制的蛋白类,DNA 修复及切割酶类,细胞骨架及结构蛋白类和激酶类。Caspase 的作用特点是能识别底物裂解位点 NH_2 末端最少 4 个氨基酸并在天冬氨酸后裂解底物。不同的 Caspase 识别的 4 个氨基酸不同而具有底物特异性,从而发挥不同的生物学功能。

p53 基因是与肿瘤相关性最高的一种基因。可分为两种类型:野生型和突变型。其产物也分为相应的野生型和突变型。野生型 p53 基因是一种抑癌基因,它的失活对肿瘤的形成起重要作用。突变型 p53 基因是一种肿瘤促进因子,能消除正常的 p53 的功能,引起肿瘤的形成或细胞的转化。野生型 p53 蛋白是极不稳定的,在体内消除很快,半衰期仅有几分钟,具有与 DNA 和其他蛋白质结合的功能。野生型 p53 蛋白是细胞周期调节蛋白,能抑制细胞增殖,具有广谱的肿瘤抑制作用。野生型 p53 蛋白的磷酸化程度影响其调节细胞周期的功能。P53 蛋白只有磷酸化程度较低时,可使细胞停滞于 Go 期,是细胞周期负调控因子。P53 蛋白能结合抑制细胞增殖基因的 DNA,并加强其转录和表达。突变型的 p53 蛋白半衰期较长,为 6~12 h,不具有上述功能。当突变型 p53 蛋白与野生型 p53 蛋白结合形成寡聚体,则使野生型 p53 蛋白的构象发生改变,相应地使其功能丧失,可使体外培养的细胞发生恶性转化,具有癌基因的作用特点。没有形成寡聚体的突变型 p53 蛋白,不具备癌基因的作用特点。

此外,与肿瘤细胞凋亡的有关的靶标,有:TNF-α(肿瘤坏死因子 α),在体外和体内由巨噬细胞释放,能诱导肿瘤细胞的凋亡;CTL(细胞毒性 T 细胞),其攻击肿瘤细胞时,分泌的端粒酶可使肿瘤细胞凋亡,分泌的穿孔素可使肿瘤细胞坏死;局部轻度的缺血,此时在肿瘤坏死灶的周围,肿瘤细胞凋亡特别明显。

3. 细胞凋亡对肿瘤的影响

在正常情况下,细胞的增殖和凋亡是处于动态平衡共存状态。当出现原癌基因的激活和抗癌基因的失活时,就会扰乱细胞的正常增殖、分化与凋亡,导致细胞增殖与分化的异常及凋亡的减弱等。肿瘤细胞具有无限的增值能力,使肿瘤细胞总数不断增加,并能代代相传。若细胞凋亡相比细胞增殖是减弱的,则会出现肿瘤细胞总数不断增加和肿瘤体积不断增大的现象。在肿瘤组织(特别是恶性肿瘤组织)中,肿瘤细胞死亡方式一般存在两种:肿瘤细胞凋亡,是一种普遍的现象,特点是在肿瘤实质中凋亡细胞呈现出分布的单个性和分散性,出现凋亡小体;肿瘤细胞坏死,特点是在肿瘤实质中死亡细胞呈现出大片或闭块状分布。肿瘤中细胞死亡方式一般与肿瘤的类型是有关的。在肿瘤组织中,如果是良性的,一般只观察到肿瘤细胞的凋亡现象。

临床上采用多种治疗方式如化疗、放疗、生物疗法和热疗等进行肿瘤治疗,其作用机制与诱导肿瘤细胞发生凋亡是密切相关的。化疗是临床治疗肿瘤的常用的一个重要手段。大多数抗癌药物如拓扑异构酶抑制剂和烷化剂等都可诱导不同类型的肿瘤细胞发生凋亡。抗癌药物的疗效不仅与抗癌药物和肿瘤细胞的相互作用有关,而且还与抗癌药物诱导肿瘤细胞凋亡的数量有关,凋亡数量越多,抗肿瘤效果越好。因此,化疗效果的关键是诱导肿瘤细胞发生凋亡的数量。放疗是通过放射线的照射诱导肿瘤细胞发生凋亡,达到杀灭肿瘤细胞的目的,也是临床治疗肿瘤的重要手段之一。对于生长迅速的细胞,无论是在一些正常组织内的,如淋巴细胞、肠隐窝处的细胞和处于分化状态的胚胎细胞等,还是在肿瘤组织内的,对放射性特别敏感,离子辐射在中小到中等剂量下就能显著诱导细胞凋亡的发生,如用一定剂量的射线照射鼠的卵巢癌细胞后,出现癌细胞的凋亡小体数量 4~5 倍的增加。基因治疗,是将促进细胞凋亡的基因、灭活抑制细胞凋亡的基因或者输入某些细胞因子基因等导入到肿瘤细胞内,促进肿瘤细胞发生凋亡而进行恶性肿瘤治疗的一种最新手段。针对肿瘤细胞中发生 p53 基因突变或缺失的患者,将具有抑制肿瘤的活性的野生型 p53 基因导入肿瘤细胞,其能够明显抑制肿瘤细胞的增殖,促进肿瘤细胞的凋亡,实现肿瘤的治疗。针对抑制凋亡的基因 Bcl-2,采用能灭活 Bcl-2 基因活性表达的反义 Bcl-2,能够有效地抑制肿瘤(如淋巴瘤)细胞在体内外的生长。针对内源性生长因子或受体的活性,通过有效地控制使用外源性生长因子,有效地降低内源性生长因子或受体的活性,使肿瘤细胞更易发生细胞凋亡。

随着对肿瘤的发生和发展的分子生物学机制和机体免疫系统的不断深入研究及DNA重组技术的突破,可以从分子水平对DNA分子进行分析与操纵,通过直接干扰细胞生长、转化或转移,激活免疫系统的效应细胞及其所分泌的因子对肿瘤细胞进行抑制或杀伤,已成为肿瘤治疗的必然趋势。

三、与生长因子有关的靶标

生长因子是一类主要在血浆、血小板或其他组织液中存在的多肽物质,通过高效调节细胞的长大和增殖导致细胞生长的信息分子,一般需要与细胞膜上特异性受体结合才能发挥生物效应。许多生长因子具有调节细胞生长、分化及其他一些与细胞生长无关的功能等多种功能。生长因子大多数是以自分泌或旁分泌的方式发挥作用,仅有少数是以内分泌的方式发挥作用。一种生长因子则可对多个靶细胞发挥作用。不同的生长因子可与一种生长因子的受体结合,如FGF、肝细胞生长因子(hepatocyte growth factor,HGF)和PDGF等都可和FGF受体结合;一个细胞上也有多种生长因子受体存在。生长因子与机体的肿瘤、免疫和生长发育等都是密切相关的,因此研究生长因子具有重要的生理学与病理学意义。

1. 表皮生长因子及其受体

表皮生长因子(epidermal growth factor,EGF/ErbB),通过与在细胞表面存在的表皮生长因子受体(EGFR)结合而发挥作用。与表皮生长因子受体的高亲和力结合,激发受体内在的酪氨酸激酶的活性,从而启动了信号传导级联而导致多种生物化学变化,细胞内钙水平上升,增加糖酵解与蛋白质合成,增加某些基因(包括表皮生长因子受体)的表达,最终导致DNA合成和细胞增殖。

EGFR是在细胞膜表面存在的酪氨酸激酶受体中HER/ErbB家族的一部分,对跨膜信号通路的转导进行控制,影响着细胞的增殖、凋亡和血管生成等重要的细胞功能。跨膜受体EGFR编码酪氨酸激酶,其结构上的共同特征是:胞外配体结合区域,由两个重复的富含半胱氨酸的区域组成的单一跨膜疏水结构区域,以及含有酪氨酸蛋白激酶和自身磷酸化位点的胞内调节区域。以无活性的单体存在的EGFR,当其细胞外结构区域与信号分子结合后,在细胞膜上两个单体分子形成同源或异源的二聚体,而其细胞内结构区域的尾部则相互接触,使其蛋白激酶功能激活,导致酪氨酸残基磷酸化,继而立即成为细胞内信号蛋白的结合位点形成信号复合物而被激活。此信号复合物先被内吞进入细胞内成为受体小体,然后转运到细胞核,作用于与细胞生长有关的基因(如细胞周期基因、癌基因、抑癌基因等),直接参与和影响核内的反应及基因的转录,产生细胞生长效应,影响肿瘤细胞的增殖和凋亡等过程。

EGFR的异常表达在肿瘤的细胞增殖、凋亡、血管生成、黏附、侵袭和转移等过程中均具有一定的调控作用,而且EGFR信号传导失调在肿瘤的发生和发展中占有相当大的比例,作为一个重要的药物靶点,为肿瘤的诊断治疗提供了一条新途径。

2. 血管内皮生长因子及其受体

随着血管分子机制的深入研究,发现对肿瘤血管生成有促进作用的生长因子有多种,如血管内皮生长因子（VEGF）、成纤维生长因子（FGF）和转化生长因子-α（Transforming growth factor-α，TGF-α）等。在所有血管生长因子中，研究最多的又最重要的是 VEGF 家族，主要由肿瘤细胞和巨噬细胞分泌的。VEGF 家族包括 VEGF-A、B、C、D和胎盘生长因子（PIGF）这 5 种类型，在正常和肿瘤的血管生成中都起着至关重要的作用。它们能与内皮细胞表面的酪氨酸激酶受体结合并使其激活，通过一系列信号通路诱导内皮细胞发生增生、迁移和细胞间质蛋白水解等，从而参与血管和淋巴管的生成。

3. 成纤维细胞生长因子及其受体

视网膜、脑、肾、胎盘和垂体等组织的细胞均能合成并分泌 FGF。它可分为酸性成纤维细胞生长因子（aFGF）和碱性成纤维细胞生长因子（bFGF）两种形式。FGFs 通过 FGF受体（FGFR）可促进成纤维细胞的增殖，体内可促进新生血管的生成，诱导胚胎的发育，参与损伤组织修复和干细胞增殖分化等，在创伤修复、心血管系统疾病和肿瘤等方面均具有重要作用。

生长因子直接或间接地参与了细胞生长的生理及病理过程，在肿瘤、组织再生、创伤愈合、炎症反应和心血管疾病等的发生过程中发挥着重要的作用。许多的生长因子及其受体，还有信号转导蛋白、细胞周期蛋白及转录因子等，都是原癌基因编码的产物，它们可促进机体不同发育阶段的细胞生长和增殖；但是当原癌基因发生突变或激活时，会生成或过量表达癌症基因的产物，导致细胞的生长和增殖失控，引起肿瘤的发生。因此生长因子及其受体可作为靶点，是肿瘤治疗的一种新策略。

四、与肿瘤的浸润与转移有关靶标

肿瘤细胞的侵袭和转移是癌症致死患者的主要因素，具有局部浸润和远处转移的能力是恶性肿瘤的特性之一。临床上有效根除恶性肿瘤的希望就是在分子、细胞及整体等不同水平上，研究恶性肿瘤形成的分子机制、侵袭和转移的机制及其分子阻断途径等，并由此为探索新的肿瘤防治策略提供重要的理论依据。

肿瘤的侵袭和转移是一个复杂的、多步骤和多因素的相互作用的动态变化过程，涉及肿瘤细胞、宿主细胞和细胞外基质等。肿瘤的侵袭是指恶性肿瘤的细胞离开原发部位，突破由基底膜和细胞外基质构成的屏障，对相邻的正常组织进行侵犯，使其发生变性或坏死。肿瘤侵袭是肿瘤转移的前奏。肿瘤侵袭的发生前提是黏附，发生的"开路先锋"是分泌降解酶，发生的动力是具有运动功能。肿瘤侵袭和转移涉及黏附、降解、转移 3 个步骤：肿瘤细胞黏附到细胞外基质的成分上；由肿瘤细胞释放或诱导释放的蛋白水解酶对细胞外基质进行降解；降解区域内在趋化因子的引导下肿瘤细胞发生转移。正是这 3 个步骤的紧密配合及不断重复导致肿瘤细胞发生持续侵袭直至转移到远处。基底膜的完整性发生破坏被认为是恶性肿瘤的侵袭开始的标志，而细胞外基质的降解则是恶性肿瘤细胞发生侵袭、转移的重要条件。

细胞外基质是存在于细胞之间的致密的蛋白质网络。细胞外基质中存在的基底膜、间质和基质，其主要成分包括纤维连接蛋白、各型胶原蛋白、层黏蛋白和蛋白多糖等。其中胶原蛋白是细胞外基质的主要结构支架，为组织提供结构的支持。纤维连接蛋白的主要功能是连接细胞和胞外基质。细胞外基质在恶性肿瘤的侵袭和转移过程中，可被肿瘤细胞激活,并被释放出的各种蛋白降解酶所降解,导致基底膜产生局部缺损,从而为肿瘤细胞发生转移形成了通道。

1. 基质金属蛋白酶

蛋白降解酶根据催化的底物和 pH 值的不同,可分为基质金属蛋白酶(matrix metallo-proteinases,MMP)、丝氨酸蛋白酶、天冬氨酸蛋白酶和半胱氨酸蛋白酶。在正常情况下,组织蛋白酶与其抑制剂、尿激酶型纤溶酶原活化剂与其抑制剂以及基质金属蛋白酶与其抑制剂都是相对平衡的,而细胞外基质发生降解或者解聚与这些酶及其抑制剂之间的平衡及相互的影响有关。蛋白降解酶与其抑制剂之间的平衡以及蛋白降解酶的局部浓度直接影响肿瘤细胞是否发生侵袭。

基质金属蛋白酶家族(MMP)是使细胞外基质(extracellular matrix,ECM)发生降解的重要的一类酶。MMP 主要由肿瘤周边的间质细胞和肿瘤细胞产生。目前已经发现的MMP 按其结构及降解产物的特异性可分为明胶酶、胶原酶、间质溶素、膜型金属蛋白酶和弹性蛋白酶 5 类。而金属蛋白酶组织抑制因子(TIMP)则是基质金属蛋白酶的天然抑制剂。TIMP 是由肿瘤细胞及间质细胞产生的,目前报道的有 TIMP-1、TIMP-2、TIMP-3 和TIMP-4 4 种,它们通过与 MMP 结合而形成复合物,从而抑制 MMP 的活性,使 ECM 的降解减少,从而抑制肿瘤的生长、浸润和转移。保持 ECM 正常降解的重要因素是 TIMP 与MMP 之间的平衡,而导致肿瘤浸润、转移的重要因素与肿瘤组织中的 TIMP 与 MMP 之间的失衡有关。肿瘤细胞发生转移时,在先后进出毛细血管的过程中,肿瘤细胞必须依赖MMP,尤其是 MMP-2,穿过内皮细胞的基底膜。基底膜主要是由Ⅳ型胶原、糖蛋白及蛋白多糖等组成的网状结构,其中Ⅳ胶原是其主要的支架。肿瘤细胞分泌的 MMP 不仅可降解细胞外基质,还能促进肿瘤的生长、浸润与转移。以蛋白降解酶抑制剂为靶标开发抗肿瘤药物,为探索防治恶性肿瘤的侵袭、转移提供了新的战略。人工合成的蛋白酶抑制剂的研究,为控制恶性肿瘤的浸润、生长、复发及转移带来了希望。如小分子重组蛋白酶抑制剂 Cystatin A、B,AC LVK-CHO,可选择性地抑制 Cathepsin B Ⅱ型的 CA-074,而能抑制乳腺癌及卵巢癌细胞的转移。

2. CD44

CD44 属于未分类的黏附分子,是一个转移抑制基因,所编码蛋白是一个细胞表面跨膜糖蛋白,分布极为广泛,其正常的功能是作为受体识别胶原蛋白 Ⅰ、Ⅳ 和透明质酸(HA)等,主要参与细胞-细胞、细胞-基质之间的特异粘连过程。CD44V5、CD44V6 的表达与肿瘤的进展程度、转移与预后密切相关。目前普遍认为,CD44V6 变异体可能影响肿瘤细胞的迁移和运动能力,即其通过促进癌细胞与血管内皮细胞和细胞外基质的黏附,而促进肿瘤细胞向基质侵袭。不过也有人认为,CD44V6 可能影响癌的转移,其主要是通过改变癌细胞的骨架构象和分布,从而影响癌细胞的运动能力的。手术切除的肿瘤标本中如果显示 CD44V6 蛋白阳性,则常会伴有术后肿瘤再发或远处转移。CD44V6 可作为一种有效的癌预后的标志物,用于指导治疗方案的制订。CD44 基因及其选择性剪切在肿瘤的预测、早期诊断、病情进展、转移潜能和预后估计等方面均具有很大的潜在价值。

3.肿瘤血管生成

肿瘤的血管生成在肿瘤转移中具有重要的作用。肿瘤血管的生成过程为:血管内皮细胞的增殖→血管基底膜的破坏→血管内皮细胞的游走→构成血管样结构。这一过程涉及肿瘤细胞与正常血管内皮细胞之间的相互作用,还涉及肿瘤细胞与细胞外基质之间的相互作用。在相关细胞的参与及大量白细胞因子的调节下,新生血管得以形成。肿瘤局部环境中促血管形成分子和抗血管形成分子间的平衡影响肿瘤内新生血管的生成。促血管生成分子属于酪氨酸激酶受体,可促进内皮细胞的增殖和迁移,其主要包括血管内皮生长因子(VEGF)、表皮生长因子(EGF)、血小板衍生生长因子(PDGF)和成纤维细胞生长因子(FGFs)等。其中 VEGF 是血管生成中最重要的调控因子之一,如何抑制肿瘤血管的生成也是肿瘤的靶向治疗的一个重要的靶标。

肿瘤恶性化的标志是侵袭和转移。以肿瘤的侵袭和转移过程重要影响因素为治疗靶标,利用分子阻遏物、血管生成抑制剂或蛋白降解酶抑制剂等防止原位肿瘤细胞发生侵袭和转移,可能是针对恶性肿瘤进行治疗的一个重要的策略,也是降低肿瘤患者死亡率最有效和经济的手段。

第二节　分子靶向抗肿瘤药物

一、肿瘤的分子靶向治疗的相关概念

临床上肿瘤治疗的方式主要有化疗、放疗、手术治疗等,对各种不同癌症的治疗发挥着重要的作用,其中化疗是常用的一种方式。目前肿瘤的化疗主要是采用细胞毒类药物,如蒽环类(阿霉素和表阿霉素)、铂类(顺铂和卡铂)、泰索帝、草酸铂、太素、开普拓、健泽等。细胞毒类药物进行化疗时主要是针对生长快速的组织细胞产生作用的,因此不仅杀死肿瘤细胞,还会杀死某些生长繁殖较快的正常细胞。如:要代谢很多药物的肝脏细胞,被称为体液化工厂,化疗后会造成严重的肝功能损害;自我更新活跃的血液细胞,因成为化疗药物作用的对象,所以化疗后经常出现白细胞降低、贫血、血小板下降等副作用;更新也较快的黏液细胞和毛囊细胞,受化疗药物的攻击后可出现恶心、呕吐、脱发等不良反应;生殖细胞,如卵子、精子这些细胞也会受到化疗药物的攻击。也就是说细胞毒抗肿瘤药物在体内攻击肿瘤细胞的同时,不可避免地会对体内生长旺盛的正常细胞造成不同程度的损害。可见细胞毒抗癌药物不能分辨肿瘤细胞和正常细胞,药物作用缺乏选择性,导致产生严重的毒副作用,疗效也有限,常常出现耐药性,导致肿瘤化疗不理想,同时给患者带来很多的痛苦。随着化疗的进行,患者机体免疫力被摧毁,肿瘤细胞势必会"抬头",所以细胞毒抗肿瘤药物进行的化疗存在盲目性,不利于肿瘤的长期治疗。

随着肿瘤分子生物学的发展,以及对肿瘤发病机制在细胞水平认识的不断深入,肿瘤的治疗由盲目性的细胞毒药物治疗时代进入了靶向治疗时代。靶向治疗可将药物有针对性地瞄准疾病的靶部位而不伤及其他正常部位。根据靶部位的不同,肿瘤靶向治疗一般分为 3 个层次:器官靶向,即药物进入体内后可选择性地分布到某个器官而发挥药学;细胞靶向,即药物进入体内后可选择性地与某种类别的肿瘤细胞进行特异性的结合,从而引

起细胞凋亡;分子靶向,即药物进入体内后只针对肿瘤细胞里面的某一个蛋白分子(如一个核苷酸的片段或是一个基因产物)进行治疗。其中具有"导弹治疗"之称的细胞靶向治疗,主要是利用肿瘤细胞与正常细胞的生物学特性不同进行治疗的,对肿瘤细胞具有高度选择性,能够稳、准、狠地杀灭肿瘤细胞。如 BA46 在正常细胞和肿瘤细胞的表达存在明显的差异,即在乳腺以外的正常组织内几乎不表达或少量表达,而在所有的乳腺癌体细胞上几乎都有表达,而且是表达在细胞膜上,有利于进行细胞靶向治疗。以 BA46 抗原肽免疫转基因鼠,可在转基因鼠身上又诱导出特异的细胞免疫,可见 BA46 抗原肽是治疗乳腺癌非常理想的肿瘤抗原。基于此开发了 rAAV-BA46/HER2DC/CTL,其能很好的靶向乳腺癌细胞进行靶向治疗。其中作为载体的腺相关病毒(AAV),具有无致病性、能与特异位点整合等优点,成为人类基因治疗研究中最理想的病毒载体之一。以 BA46 为靶向抗原,构建重组的 rAAV-BA46 表达载体,制备高纯度的 rAAV-BA46 病毒,是基因转导 DC来治疗乳腺癌的有效方法。其他类似的细胞靶向治疗还有:治疗多种肿瘤的 A-LAK、TIL,治疗前列腺癌的 rAAV -PSMA -DC/CTL 等。

肿瘤的分子靶向治疗(molecular targeted therapy),又被称为"生物导弹",是指在细胞分子水平上,针对肿瘤细胞内部的一个蛋白分子、核苷酸片段或基因产物等已经明确的致癌位点,设计相应的治疗药物,进入体内的药物会特异性地与致癌位点结合并发生作用,使肿瘤细胞发生特异性的死亡,而不会对肿瘤周围的正常组织细胞造成影响。肿瘤的分子靶向治疗对应的药物成为分子靶向药物。分子靶向治疗是针对肿瘤细胞与正常细胞之间的差异,这种差异主要存在于细胞信号传导通路、细胞因子及受体、原癌基因和抑癌基因、自杀基因和肿瘤血管形成等方面。分子靶向治疗就是基于肿瘤细胞与正常细胞之间的差异,从分子水平逆转肿瘤的恶性发展,抑制肿瘤细胞的生长,甚至使肿瘤完全消退,可解决肿瘤治疗中肿瘤体积不减小的问题,而且只攻击肿瘤细胞,把治疗作用或药物效应尽量限定在特定的肿瘤靶细胞内,对正常细胞的影响非常小,显著降低药物的毒副作用。对导致细胞癌变的细胞生长与生化反应的调节作用的深入研究,对分子靶向抗肿瘤药物的研发提供了重要的基础理论,并创造了机会。分子靶向药物针对肿瘤细胞与正常细胞之间的差异而发挥药效的,而这种差异存在个体差异,导致在临床应用中治疗效果出现差异,即同一种药物治疗对有些患者是有效的,而对另一些患者则是无效的,甚至是有害的。因此分子靶向抗肿瘤药物在临床应用时首先需要确定适应证患者。通过采用基因标志物或分子图谱确定患者自身持有的基因或蛋白突变情况,预测某位患者是否会对某一种治疗产生反应,是否适合某一种分子靶向药物,从而实现个体化治疗。如,在美国临床应用的 Irressa,发现对有某种基因突变的肺癌患者进行治疗是有效的,而没对有此基因相应突变的患者则是无效的。使用 Irressa 进行治疗,首先需要严格选择病例,才能获得较好的治疗效果。同样作用于 EGFR 的药物,不是对于任何患者应用都是有效的,而是只对存在EGFR 异常的患者(大概只有 10%)应用才是有效的。

肿瘤分子靶向治疗及相应的分子靶向药物的发展,离不开对肿瘤的深入研究及生物技术的重大进展。这些进展主要包括肿瘤的细胞生物学与分子生物学、DNA 重组技术、体外大容量培养细胞技术、广泛应用杂交瘤技术、计算机控制的生产工艺和纯化等,还有蛋白质组学技术、基因组学技术、生物芯片技术和生物信息学技术等一系列现代生物技术。此外,组合化学高通量筛选和计算机虚拟筛选都促进了分子靶向治疗新药的研究。至今美国 FDA 已批准用于临床的肿瘤分子靶向药物制剂已有十余种,并已获得了极好的经济效益与社会效益。

二、分子靶向抗肿瘤药物作用靶标

分子肿瘤学及其机制的深入研究和阐明,大大促进了抗肿瘤分子靶向药物的发展。抗癌药物的筛选逐渐将由针对疾病的筛选转向针对分子肿瘤学发生和发展机制的筛选。寻找可供治疗干预的分子靶点,其实质就是确定正常细胞与肿瘤细胞之间生化与分子的差异。随着基因组学和蛋白组学研究的发展,不断有新的分子靶点被发现,为肿瘤分子靶向药物的研究提供了理论依据。这种针对分子肿瘤学机制及其分子靶点而筛选的新型抗癌药物,选择性高,而副作用低。这些靶点主要包括生长因子及受体、癌基因及抑癌基因、DNA 拓扑异构酶和微管蛋白、Ras 及法尼基蛋白转移酶端粒及端粒酶、蛋白激酶(PKC 和TPK)及其信号转导通路、癌化学预防药、细胞凋亡诱导剂、信号转导阻滞剂、癌细胞分化诱导剂及放化疗保护剂等。因此,当今抗癌药物的研究,不仅要发展新的有特点的细胞毒性药物,还应重视发展分子靶向药物。

(一) 蛋白激酶

随着分子生物学及其技术的发展,对癌基因和抑癌基因的功能的研究更加透彻,明确这些基因的蛋白产物均参与肿瘤细胞信号转导过程。已发现 40 多种的癌基因和抑癌基因,编码的生长因子及其受体等蛋白产物都是 GTP(鸟嘌呤二核苷酸磷酸)结合蛋白和蛋白质激酶等。蛋白激酶是催化蛋白质磷酸化的一组结构各不相同的酶,在基因表达的调节中起着关键的作用。肿瘤细胞比正常细胞显示出更高的蛋白磷酸化水平,这些磷酸化蛋白质在蛋白激酶的控制下,作为下游效应分子,通过放大信号传导通路,导致某些关键基因的异常转录及细胞的异常生长与增殖。因此,蛋白激酶被看做是非常重要的抗癌药物研究的靶点。以此为靶点研究的蛋白激酶抑制剂,是一类抑制蛋白激酶活性的化合物。蛋白激酶抑制剂根据抑制蛋白激酶的种类分为丝氨酸/苏氨酸蛋白激酶抑制剂和酪氨酸蛋白激酶抑制剂,前者因作用的部位不同分为 3 类,第一类作用于催化区,第二类作用于调节区,第三类同时作用于调节区和催化区。

(二) 细胞程序性死亡蛋白和基因

在多种肿瘤细胞中程序性细胞死亡蛋白-配体 1(programmed death-ligand1,PD-L1)均有表达上调,它与 T 细胞上的程序性细胞死亡蛋白-1(PD-1)相结合,对 T 细胞的增殖和活化进行抑制而使其处于失活状态,诱导免疫逃逸。PD-1 与 PD-L1 之间的相互作用能介导负性免疫调控,是肿瘤免疫逃逸的关键。PD-1 和 PD-L1 均可成为重要的抗肿瘤药物研究的靶点。而 PD-L1 抑制剂和 PD-1 抑制剂都是针对 PD-L1 和 PD-1 介导的信号通路开发的单抗药物,这两种抑制剂均可阻断 PD-1 和 PD-L1 的结合,使 T 细胞的生长和增殖上调,增强 T 细胞对肿瘤细胞的识别,使其攻击和杀伤功能激活,通过调动人体自身的免疫能力杀死肿瘤细胞,进行肿瘤的免疫治疗。目前已经上市的尼伏单抗(nivolumab)和潘利珠单抗(pembrolizumab)都属于 PD-1 抑制剂的。此外已有多种针对

PD-L1 和 PD-1 靶点的药物陆续上市或进入临床试验。

此外,已发现一些在肿瘤细胞中能阻止细胞程序性死亡的基因,如 p53 基因、Bcl-2,这些基因与其他基因介导细胞程序性死亡,因此这些基因也成为重要的抗肿瘤药物研究的靶点。

(三)基质金属蛋白酶

肿瘤发生侵袭和转移时,最初肿瘤细胞黏附到细胞外基质及基底膜上,通过细胞外蛋白水解酶的作用对其降解,促使肿瘤细胞从原发部位能穿越细胞外基质形成的基底膜屏障,扩散到周围组织,进入循环系统,然后随循环系统分布到一些亲和性大的器官,进入毛细血管进行着床并生长,形成转移病灶。在这扩散转移的过程中,起关键作用的是基质金属蛋白酶(MMP),其几乎能降解细胞外基质中的各种蛋白成分,破坏肿瘤细胞外的组织学屏障,促使肿瘤细胞的侵袭和转移。MMP 家族目前包括 26 个成员,分别编号为 MMP 1~26。MMP 根据作用底物和片断同源性可分为 6 类,分别是胶原酶、明胶酶、基质溶解素、基质降解素、furin 活化的 MMP 和其他分泌型 MMP。细胞外基质和基底膜的骨架的主要成分是 IV 型胶原,能降解 IV 型胶原的两个 IV 型胶原酶(MMP-2 和 MMP-9)在转移过程中发挥最大的作用,因此,基质金属蛋白酶现已成为抗肿瘤侵袭和转移药物研发的重要靶标。

(四)细胞凋亡诱导剂

细胞凋亡与肿瘤的发生、发展、治疗和预后是存在密切关系的。细胞凋亡是受基因调控的一种主动的、程序性的生理过程,它涉及一系列基因的激活、表达及调控等的作用。细胞凋亡在正常情况下并不是一种病理现象,而是为了更好地适应生存环境而主动争取的一种死亡过程。当肿瘤发生和发展过程中,常常发生细胞凋亡的异常。例如,细胞在受到一些药物等一些因素的刺激下,p53、Bcl-2、p21 和 C-myc 等细胞凋亡调控基因的表达会发生明显改变,同时引起一系列异常的生化变化,如细胞内 Ca^{2+} 水平的升高、pH 值下降和某些蛋白酶的活性明显增高等,最终导致细胞凋亡。药物诱导细胞凋亡的能力和抗肿瘤作用存在密切相关性,这已被多种抗肿瘤药物所证实。研究表明,肿瘤细胞内 Ca^{2+} 水平升高在多种抗癌药物诱导细胞凋亡过程中显示出重要的作用,因此提高细胞内 Ca^{2+} 的浓度,使肿瘤细胞对凋亡诱导剂的敏感性增加,是一种有效的治疗方法。如用于治疗非雄性激素依赖性前列腺癌的前药 Thapsigarin,将其与肽连接,而连接部位只能特异性的被一种蛋白酶即前列腺特异抗原所切断,释放出药物分子,而该药能持续升高细胞内 Ca^{2+} 浓度,诱导前列腺癌细胞的凋亡。此外肿瘤细胞凋亡的调控基因异常表达常常会导致抗癌药物耐药性的增加。如肿瘤细胞内 Bcl-2 的过度表达使许多细胞毒抗癌药物的耐药性增加,p53 缺失的小鼠对 DNA 损伤性药物也表现出高度的耐药性。

TRAIL(TNF-related apoptosis-inducing ligand)是肿瘤坏死因子家族中的成员之一,能激活肿瘤细胞使其发生即刻程序性细胞死亡。这种特殊的自杀信号转导只在肿瘤细胞内存在而在正常细胞内是不存在的,因此只有肿瘤细胞对自杀信号 TRAIL 蛋白敏感。也就是说,TRAIL 被认为进行肿瘤治疗时只杀死肿瘤细胞,而不会影响正常细胞,实现肿瘤治疗的高效和低毒。如果以 TRAIL 蛋白为靶点,有可能寻找到新的抗肿瘤靶向药物,为肿瘤靶向治疗开辟一条新的途径。尽管 TRAIL 靶向杀死肿瘤细胞的机制尚不太清楚,但已经有很多将其用于肿瘤靶向治疗的应用研究。例如:黑色素瘤细胞对 TNF 家族成员中的 CD40L、TNF-α 以及 FasL(CD95)诱导的细胞凋亡产生耐受性,而 TRAIL 则能使多个黑色素瘤细胞系产生诱导凋亡;TRAIL 能诱导骨髓瘤细胞发生明显凋亡,而对造血干细胞则无影响。不过也有报道,虽然 TRAIL 对正常的大鼠、小鼠和猴的肝细胞无毒性,但对正常人的肝细胞却产生诱导凋亡作用,这有待进一步的证实。为此,美国的 Immumex 公司和 Genentech 公司均推迟了 TRAIL 临床试验的进程。

根据细胞凋亡的分子调控机制,运用基因治疗技术或一些抗肿瘤药物,选择性地诱导肿瘤细胞凋亡,并克服耐药性,对肿瘤的治疗是一项切实可行的研究方向。细胞凋亡调控因子是进行的抗肿瘤药物的研究的一个新靶点。

(五) 细胞信号转导阻滞剂

肿瘤发生和发展的过程中,在多数情况下,肿瘤细胞的信号转导机制与正常细胞相比,出现异常,表现过度活跃,或者肿瘤细胞中某些分子(如在癌基因转化的细胞中磷酸肌醇和 DG 等第二信号分子)与正常细胞相比,出现异常,过度表达,其数量明显增加。基于肿瘤细胞信号转导过程中的异常,可以尽量阻断过度激活的细胞信号转导途径,或抑制过度表达的信号分子,使肿瘤细胞的生长速度减慢,逐渐恢复正常状态。在许多肿瘤中,常见不同的酪氨酸激酶受体出现过度表达,以致过度激活的特点,如胶质瘤中 PDGFR 家族受体的过度表达,血液细胞肿瘤中 IGFR 家族受体的过度表达,上皮细胞肿瘤中 EGFR 家族受体的过度表达等。这些受体或生长因子的过度表达导致受体的过度激活,进而激活其下游信号途径,导致细胞出现转化、增殖和抵抗细胞凋亡的现象,这些都与肿瘤的发生和发展密切相关。因此,阻断酪氨酸激酶受体的细胞信号转导途径能抑制肿瘤细胞的生长。此外细胞信号转导信号分子 PKC,存在多种异构体,在肿瘤细胞和正常细胞中的表达不同,根据此不同可选择性地调控肿瘤细胞中的 PKC 亚型而调控信号转导过程,减慢肿瘤细胞生长速度。

以肿瘤细胞信号转导过程中出现的异常为靶标的信号转导抑制剂近些年来成为分子靶向抗肿瘤药物研究的热点之一。信号转导阻滞剂能够选择性地阻断肿瘤细胞的信号转导通路,包括自分泌或旁分泌的,并破坏其自控性的细胞生长调节机制,或者使肿瘤由生长繁殖受到抑制而处于休眠状态。信号转导阻滞剂通过选择性地调控肿瘤细胞信号转导系统的不同组分而实现对细胞生长促进因子或细胞生长抑制因子的调控,使其阻断或增强,使肿瘤细胞的生长减慢或停止,也可以对肿瘤细胞的促进分化的调控,恢复其正常的生长调节机制,改变其恶性表型。与经典的细胞毒抗癌药物相比,此类药物进肿瘤治疗可以提高或改善肿瘤的治疗效果,提高肿瘤细胞对化疗药物的敏感性,消除或降低耐药性,而且不影响周围正常细胞的结构和功能,降低毒副作用,尤其对于晚期肿瘤或者转移肿瘤可能会发挥独到的疗效,有望成为新一代的抗癌药物,具有较好的潜在的研发前景。此外,针对肿瘤细胞转导机制的基因突变生成的产物,可应用反义寡聚核苷酸技术等进行调控,高度选择性地进行抑制,使由于基因的改变造成的信号转导的异常恢复正常。细胞信号转导抑制剂几乎与基因治疗两者最终作用的是同一底物,二者联合应用必将协同提高肿瘤治疗的效果。肿瘤细胞信号转导将成为抗癌药物研究的一个重要方向。

(六)血管生成抑制剂

在肿瘤的发生和发展中,新生血管的生成具有重要的作用。新生血管的形成机制的阐明,为抗肿瘤药物的研发提供了新的靶点。已经明确至少约有十几种血管生成促进剂和抑制剂,如 FGF、血管内皮生长因子(VEGF)、血管生成剂(angiogenin)和抗血管生成因子等。这些因子在许多人和鼠的正常组织中有表达,而且在其肿瘤细胞中也有表达。在正常细胞中调控血管生成的正、负信号的处于相对平衡,而在肿瘤细胞中这种平衡出现失调,导致新生血管的形成。许多实验表明,血管生成抑制剂在抗肿瘤药物研究方面具有很大的应用价值,如连续应用血管生成抑制剂 Angistatin 可以使残存的微小瘤块缩小的同时伴随着细胞的凋亡,但 S 期的细胞并未减少,当治疗停止时,S 期静止的肿瘤细胞又会在几日内继续增殖。Endostatin 也有相似的抑制血管生成和抗肿瘤的特性。

干扰素(INF)α-2a、Marimastat、TNP-470、Thalidomide 和抗 VEGF 抗体等许多血管生成抑制剂已经进入临床试验。其中 INFα-2a 为第一种用于临床治疗晚期儿童血管瘤,而第二代更为有效的 Endostatin、Angiostatin 和可溶性 VEGF 受体(sFLT)等均已经进入临床试验。在非临床试验中这些血管生成抑制剂均需要长期服用,才能抑制血管生成以致肿瘤的减退,但其临床疗效还有待证实。总之血管生成抑制剂仍是抗肿瘤药物研究领域中的重要的研究方向之一。

(七)化疗与放疗保护剂

已经证实,p53 基因的高表达或突变是大多数实体瘤发生的原因之一,而且 p53 基因与肿瘤的化疗和放疗所引起的副作用是密切相关的,因为产生 p53 基因高表达的组织不仅仅是肿瘤组织,还有肠上皮、造血器官、淋巴组织、睾丸等正常组织。临床上许多诱导 p53 基因依赖性的肿瘤细胞凋亡而发挥抗肿瘤作用的抗肿瘤药物如依托泊苷、阿霉素、阿糖胞苷、紫杉醇等以及放疗所采用的 UV 射线、ε 射线等也会对这些 p53 基因高表达的正常组织造成损伤,这些正常组织成为抗肿瘤药物产生副作用的敏感器官,导致造血功能降低和胃肠道反应等。因此采用诱导依赖 p53 的细胞凋亡的诱导剂(如上述所列的抗肿瘤药)进行肿瘤治疗时,更重要的是需要考虑如何降低或避免对 p53 基因高表达的正常组织的损害及副作用。临床上采用的大多数抗肿瘤药物以及放疗虽然是无效的,但是由于副作用太大,难以维持应用和达到最佳疗效。因此,对于临床上一些与 p53 突变有关的肿瘤的治疗,需要借助靶向递药系统实现这些抗肿瘤药物的肿瘤组织的靶向分布,避免或减少在 p53 基因高表达的正常组织的分布,应该是一条新的途径。

(八)药物基因组学

药物基因组学是由基因表达分析(GE)、基因表达的序列测定(SAGE)、SNP 文库、蛋白质组学、生物信息学和统计遗传学等组合而成的一门崭新的学科,应用于发现和开发药物及其临床研究过程。其中 SNP 文库、结构基因组学和高通量蛋白质组学的研究和应用是药物基因组学研究的关键内容。药物基因组学用于新药研究已经受到全球的关注,可能成为一种有希望的治疗肿瘤的新策略。基因药物进行肿瘤治疗时,必须测定患者的基因型,根据肿瘤的基因型(如 HER-2)选择对肿瘤敏感性高的化疗药进行肿瘤治疗。美国批准上市的单克隆抗体 Trastuzumab,必须先测定患者的 HER-2 基因,只有对 HER-2 基因过度表达的患者才发挥抑制 HER-2 基因编码的蛋白质的作用而治疗晚期乳腺癌。

(九)端粒酶

端粒酶(Telomerase),一种基本的核蛋白逆转录酶,由催化蛋白和 RNA 模板组成,在细胞中负责端粒[即短的、重复的 DNA(5k ~ 15k)序列的多倍复制体]的延长,可促进染色体末端的合成,即将端粒加至真核细胞染色体的末端,将 DNA 复制损失的端粒修复延长,避免端粒因细胞分裂而损耗,使得细胞分裂的次数增加。端粒在不同物种细胞中对于保持染色体的稳定性和细胞活性具有重要的作用,端粒酶能延长细胞复制能力受限的缩短的端粒,在保持端粒稳定、基因组完整、细胞长期的活性和潜在的继续增殖能力等方面具有重要的作用。端粒酶可促进染色体末端的合成,赋予细胞复制的永生性。在正常人体组织中,端粒酶的活性受到相当严密的调控而被抑制,只有在必须不断分裂的细胞如干细胞、造血细胞和生殖细胞等之中,才可以监测到端粒酶的活性,不过这些组织中端粒酶的表达都处于低水平。在许多肿瘤组织中端粒酶的活性被激活,可能参与恶性转化。原代培养的细胞在 G_1 期是不表达端粒酶的,多次分裂后死亡。对于转换后的细胞继续分裂 20 多代后进入危机,其中只有一小部分细胞能渡过此危机,表达端粒酶,能稳定染色体末端的长度,维持细胞进行无限分裂,即发展成不老的细胞。因此,端粒酶可能是引起细胞恶性发展的关键环节。

端粒酶的抑制可以使表达此酶的恶性细胞恢复必死性。端粒酶与其他酶有其不同之处,其结构中含有 RNA 分子和 RNA 依赖性 DNA 多聚酶,而后者类似于反转录酶,此特点常被用来设计靶向药物。端粒酶的全酶还包括调节亚单位,是抑制剂发展的潜在靶点。在临床试验中,端粒酶抑制剂的发展面临着很大的挑战。在临床试验中发现肿瘤细胞与处在危机中的细胞的染色体末端长度没有显著性的差别,另外有些表达端粒酶的正常细胞的染色体末端比肿瘤细胞的还要长,使抑制剂充分缩短恶性细胞的染色体末端同时也在缩短正常干细胞的染色体末端,这产生的毒性有可能类似于传统的细胞毒药物。因此建议端粒酶抑制剂最好是作为辅助用药,或在癌前阶段被使用。目前,许多端粒酶抑制剂正在进行非临床研究。

(十)法尼基蛋白转移酶

Ras 在肿瘤的发生和发展过程中具有重要的作用。Ras 蛋白是参与细胞信号转导、调节细胞的增殖和分化的一种关键性分子。Ras 基因发生突变后,Ras 蛋白持续处于活化状态,细胞信号转导发生紊乱,细胞持续增生导致肿瘤的发生。通过法尼基蛋白转移酶的作用在 Ras 蛋白羧基端的半胱氨酸残基上加上一个类异戊二烯基即法尼基基团,异戊二烯化和羟甲基化使 Ras 蛋白具有疏水的特征,有利于与膜的结合,并影响 Ras 蛋白的功能,直接影响细胞的信号传递和肿瘤的发生。抑制法尼基蛋白转移酶则可阻断对 Ras 蛋白的修饰,使 Ras 蛋白不能结合于细胞膜和转化细胞,使细胞停止分裂,故有抗肿瘤作用。因此,以细胞信号转导通路中的 Ras 蛋白为靶分子的一类分子靶向抗肿瘤药物法尼基蛋白转移酶抑制剂(farnesyltransferase inhibitors,FTI)很可能成为一类很有前途的抗肿瘤药物。

作为一类很有希望的抗肿瘤药物 FTI,对于肿瘤细胞和动物移植性肿瘤具有抗肿瘤作用,其作用是使肿瘤停止生长而不是杀灭肿瘤细胞,因此其不具有细胞毒抗癌药的多种毒性,可以作为较好的辅助用药用于抗癌治疗。如 Ras 癌基因的异常能增强肿瘤细胞对放射线的电离杀伤作用的抗性,FTI 作为血管放射增敏剂,可使细存活率明显降低,发生凋亡的细胞比率明显升高。此外 Ras 突变可通过血管内皮生长因子信号传导通路促进血管的生成,而 FTIs 作为血管生成抑制剂有效地进行肿瘤治疗。还有 FTIs 与其他抗肿瘤药物如表皮生长抑制剂协同应用增强抗肿瘤效果。不过肿瘤对 FTI 存在抗药性。因此,克服目前存在的问题,寻找更有效的和特异性更强的 FTI 抑制剂,其将会成为一类很有前景的抗癌新型药物。

(十一)氨肽酶-N

肿瘤细胞的侵袭和转移与细胞黏附、自动迁移和各种水解蛋白酶对细胞外基质的降解等过程是密切相关的,这些过程为肿瘤的侵袭和转移创造了条件,克服了细胞间基底膜屏障,打开了通道。其中各种水解蛋白酶中起关键作用的是氨肽酶-N(aminopcptidase,AP-N)。恶性肿瘤细胞的 AP-N 一般都均匀分布在单层生长细胞膜的表面,当细胞形成克隆时,AP-N 分子能够自动迁移到细胞与细胞的接触部位,水解基底膜成分进行组织的消化穿透。因此,抑制该酶的活性可以有效地阻止肿瘤的侵袭与转移。

以氨肽酶为靶点的抑制剂已成为分子靶向抗肿瘤药物的重要研究方向之一。如 1987 年在日本上市 Bestain,具有重要的免疫调节活性的抗肿瘤药物,是从链菌酶的发酵液中分离出的化合物,其能抑制肿瘤细胞表面的 AP-N,阻断该酶对免疫活性因子 IL-2、IL-6 与 IL-8 等的降解灭活,激活免疫细胞与巨噬细胞,活化粒细胞与 NK 细胞,呈现出显著的抗癌抗转移作用。而且从链霉菌的发酵液中发现的多种 Bestain 结构类似物,对 AP-N 的抑制活性远远高于 Bestain,是一类很有开发应用前景的抗癌药物。

(十二)表皮生长因子受体(EGFR)

EGFR 是 170k 的单跨膜糖蛋白,含有对 EGF 专一的胞外结合部位和结合 ATP 的胞外部位,其活化是和对酪氨酸专一的蛋白激酶(TK)的活性密切相关的。事实上,EGFR 作为 TK 的底物发生自身磷酸化被活化是 EGFR 表现生物活性所必须的。在许多人类肿瘤的细胞表面均有 EGFR 的高表达。在肿瘤的发生和发展中,在肿瘤细胞中 EGFR 表达出现异常,与肿瘤类型和种类有关。浸润性或分化差的肿瘤中 EGFR 表达高,而表面性或适度分化的肿瘤中 EGFR 表达低。表达 EGFR 数目最高的细胞株可能来源于头颈部肿瘤,其次是肺癌、胃癌、乳腺癌及多形性成胶质细胞癌。在乳腺癌的细胞中,EGFR 水平与雌激素受体水平有关。许多人类肿瘤的细胞表面的 EGFR 高表达常伴以肿瘤的高度侵袭性、转移性和对常规化疗的抗药性。基于 EGFR 与肿瘤的密切关系,促使以 EGFR 作为靶点寻找抗肿瘤药物。如 20 世纪 80 年代末用 EGFR 的单克隆抗体来阻断 EGF 与其受体结合而抑制或消灭肿瘤细胞。又如表皮生长因子受体-酪氨酸激酶(TK)抑制剂的研究取得了很大的进展,备受关注。目前将 EGFR-TK 抑制剂大致分为两类,一类是小分子化合物,另一类是特异性单抗。在小分子 EGFR-TK 抑制剂方面,第一个开发成功的小分子化合物 STI571(Gilvec)(Norvatis 公司开发的),已经美国 FDA 批准上市,临床研究中它对 CML 的治疗几乎是取得 100% CR,有可能根治 CML。Gilvec 对胃肠道基质肉瘤(G-I strormal tumor)也有效,该肿瘤至今缺乏有效治疗进行药物。预测 Gilvec 很可能对多种癌症,特别是难治性病例都具有治疗价值。又如英国 Zenica 公司开发的新药 Irresa 也是一种小分子 EGFR-TK 抑制剂,对 HER-2/neu 过度表达的晚期乳腺癌是有效的,对多种癌症都有治疗价值。

(十三)过氧化物增殖体激活受体及其激动剂

过氧化物增殖体激活受体(peroxisome poliferator-activated receptor,PPAR)是一类配体激活的核转录因子超家族成员。PPAR 有 3 种亚型,其中研究最为广泛,与肿瘤关系最为密切的核受体亚型是 PPAR-γ。PPAR-γ 在多种人体肿瘤细胞中呈高表达,如乳腺癌、脂肪瘤、膀胱癌、非小细胞肺癌、胰腺癌、结肠癌、胃癌以及前列腺癌等。PPAR-γ 的功能涉及脂肪细胞的生成、糖代谢和炎症等。激活 PPAR-γ 可以对细胞生长和分化进行调控,使细胞周期受阻,和/或诱导上述细胞的分化,抑制脂肪细胞和肿瘤细胞的生长。因此 PPAR-γ 激活剂是进行肿瘤的治疗的一种新靶标。近十几年来,以 PPAR 作为靶点的药物研究已经成为进展非常迅速的开发的热点领域。如匹格列酮能激活 PPAR-γ 很有可能作为化疗药物用于脂肪瘤的治疗。目前,曲格列酮已经进入临床试验,用于治疗乳腺癌和前列腺癌。目前,国际上几家大型制药公司在积极地寻找新的 PPAR-γ 激动剂,用于治疗实体肿瘤。

三、分子靶向抗肿瘤药物研究的现状

(一)分子靶向抗肿瘤药物的临床应用

在肿瘤生长的不同时期、肿瘤生长微环境、复杂的细胞信号通路及肿瘤细胞的侵袭与转移等肿瘤的发生和发展进程中,存在很多肿瘤治疗的靶点。分子靶向治疗是基于肿瘤细胞生长的分子调控机制,选择有针对性的阻断剂对这些过程涉及的信号转导通路中过度或异常表达的某些标志性分子即靶点进行有效地干预,达到抑制肿瘤的发生、发展、侵袭和转移的效果,这已经成为一种治疗肿瘤的新途径。由于该治疗手段是专门针对在肿瘤发生和发展中起关键作用的靶分子及其调控信号传导通路的,因此抗癌治疗增强了特异性和选择性,避免了一般化疗药物的无选择性毒副作用和耐药性的缺点。

对于临床应用的肿瘤分子靶向治疗药物,按照它们的作用靶点和作用机制主要分为 5 类,见表 4-1。

表 4-1　分子靶向抗肿瘤药物的特异性靶点和药物

靶点	作用机制	药物
EGFR	信号转导	抗 EGFR 和 EGF 样物的抗体、EGFR 酪氨酸激酶抑制物(TK1)
RAS/RAF		法尼基转移酶抑制、反义寡核苷酸
VEGF	新生血管生成	抗 VEGF 抗体、VEGF 酪氨酸激酶抑制剂
MMP	转移、播散	黏附分子小分子抑制物、合成 Glycoamine 类似物
P53	肿瘤抑制	MDM2 拮抗剂
COX-2	细胞凋亡	COX-2 抑制剂

已经上市的分子靶向治疗药物如表 4-2 所示,贝伐单抗能抑制血管内皮生长因子的作用,是第一种专属性靶向作用于血管生成的抗癌药物。有些分子靶向药物在应用时首先确定适应证患者,即应用前必须进行试验诊断,如曲妥珠单抗适合对 HER-2 过度表达的转移性乳腺癌患者,Imatinib 适合 Bcr/Abl 呈阳性的慢性骨髓白血病患者,西妥昔单抗适合对 EGFR 过度表达的转移性结肠直肠癌患者。

表 4-2   上市分子靶向抗肿瘤药物

名称	适应证	靶标
西妥昔单抗、Gefitinib、Iressa	EGFR 阳性,依替立康耐药的转移性结肠直肠癌	抗 EGFR 嵌合体单克隆抗体
格列卫、Imatinib、Glcevec	胃肠道间质型肿瘤、慢性骨髓性白血病	Bcr-Abl 与 c-Kit 酪氨酸激酶小分子抑制剂
贝伐单抗、Bevacizutnab、Avastin	转移性直肠结肠癌(一线用药,免疫调节剂)	抗血管内皮生长因子人类单克隆抗体
曲妥珠单抗、赫赛汀	HER-2 过度表达的转移性乳腺癌	抗原癌基因人类表皮生长因子受体 2 的抗体
Borlezomib、Velcadc	复发的多发性骨髓癌	小分子蛋白酶抑制剂
Rituximab、Rituxan	难治性低分化和小囊泡 B 细胞非霍奇金淋巴瘤	抗 CD20 抗原嵌合体单克隆抗体

肿瘤的靶向治疗已经取得了较大的进展,使过去很多不能治疗的疾病能得到有效控制,其疗效值得肯定。如抗 HER-2 的抗体-赫赛汀,使约四分之一的顽固乳腺癌患者延长了生命并得到了挽救。又如胃肠间质肉瘤(GIST)支配性基因 c-Kir 相应的靶向药物伊马替尼,使放化疗高度抗拒的肿瘤获得了至少 50% 的缓解率和临床受益率。但是这些分子靶向抗肿瘤药物在临床研究中,存在许多还不能阐明的问题。如单克隆抗体 Cetuximab 和小分子化合物 Gefitinib 与 Tarceva,同样是 EGFR 阻断剂,但在与化疗药物联合使用时却表现出完全不一样的结果。Cetuximab 与化疗药联用对结肠癌和头颈部肿瘤表现出协同治疗作用,甚至能够逆转化疗的耐药性;而 Gefitinib 与 Tarceva 与 GC(吉西他滨+卡铂)和 TCb 等当前最好的化疗药物联用对晚期非小细胞肺癌却完全不能增加疗效。但是小分子化合物的多靶点药物 ZD6474,与多西紫杉醇联合二线治疗晚期 NSCLC 却具有协同作用。这些问题还需进一步的分子生物学等方面的研究。

(二)靶向药物的耐药性

虽然分子靶向抗肿瘤药物能特异性地针对肿瘤细胞发挥抗肿瘤作用并降低毒性,但是这些新药的耐药性仍然是临床亟待解决的关键问题之一。临床上常见的慢性骨髓性白血病对伊马替尼(Imatinib)产生耐药性,主要是因为 Bcr-Abl 激酶表达增加和突变及药物的外排。临床遇到的常见耐药机制是 Bcr-Abl 激酶突变,影响了酶的活性或其与伊马替尼的结合。而 Bcr-Abl 激酶水平的增高影响基因的放大作用及表达的增加。伊马替尼只有在低于有效药物浓度水平时才能促进基因的放大作用,而在有效药物浓度水平则无此作用。此外 MDR1(多耐药基因1)的过度表达引起了药物的外排,导致细胞内伊马替尼浓度降低。目前研发的第二代 Src/Abl 二元激酶抑制剂对于大部分对伊马替尼耐药的患者仍然有效,有望克服由细胞毒化疗或放疗产生的耐药性。

四、分子靶向抗肿瘤药物新分子靶点的识别

由于调节基因的突变及后生效应(epigenetic effect),导致正常细胞的基因表达与细胞功能失调,当基因发生累积多项变化时可能形成肿瘤。患者肿瘤细胞的基因变化谱对肿瘤细胞的侵袭性和转移性起着决定性影响。靶位的准确识别要基于每一例肿瘤患者自己独特的分子病理机制,尽管有些肿瘤形态看起来相似。

采用基因学和转录及蛋白组学等相关技术对患者肿瘤细胞分子水平的表现如 DNA 水平的改变及甲基化、RNA 的转录及系列基因分析、蛋白水平和杂合缺失等进行评价。通过 DNA 芯片所提供的分子信息进行肿瘤的诊断、靶位的识别和治疗的选择。通过蛋白微阵的分析深入研究细胞内和肿瘤内的信号。激光显微切片技术与反蛋白微阵法相结合,用于肿瘤蛋白特征的识别及体内多条酶驱动信号通路的研究。用激光捕获显微切割技术(laser capture microdissection)研究肿瘤细胞信号通路,快速识别可以进行药物干预的通路,或评价治疗对通路紊乱程度的影响。这些技术有助于深入理解肿瘤发生的分子机制,并协助发现肿瘤早期诊断的生物标志物及新的治疗靶点。

第三节　靶向肿瘤微环境的机制和策略

肿瘤仍然是威胁人类健康的重要因素之一。肿瘤的治疗仍然是当前全球研究的热点之一。传统的化疗药物在体内的分布和作用都是是非特异性的,对肿瘤细胞和正常细胞都有影响,这不可避免地产生较大的全身毒副作用。肿瘤治疗的最终目标是增加患者的存活时间,提高他们的生活质量,同时降低化疗的全身毒性。早期的抗肿瘤治疗研究的重点是肿瘤细胞,主要关注的是肿瘤细胞的基因突变、细胞增殖和细胞凋亡等方面。随着研究的深入,发现肿瘤微环境对肿瘤的发生和发展有着非常重要的作用。肿瘤微环境主要由肿瘤细胞、多种基质细胞和非细胞组分组成的,是由肿瘤细胞、内皮细胞、细胞外基质、免疫细胞和成纤维细胞等相互作用而形成的特殊环境,促进肿瘤的发生、发展、侵袭和转移,为肿瘤细胞的快速增殖提供场所。肿瘤微环境的核心是肿瘤细胞,周围的基质细胞和非细胞组分则构成了肿瘤细胞生长的环境,即"肿瘤微环境",其对肿瘤细胞的生长、侵袭和转移发挥着重要的作用。研究者将肿瘤微环境比作"土壤",将肿瘤细胞比作"种子",肿瘤细胞的生长离不开和微环境,就像种子的生长离不开周围的土壤一样。这比喻形象地揭示了肿瘤微环境对肿瘤细胞生长的重要性。肿瘤细胞可以重塑肿瘤微环境,反之重塑的肿瘤微环境可以进一步影响肿瘤细胞的行为和状态。

以肿瘤微环境为靶点,由于肿瘤微环境的基质细胞和非细胞组分的组成稳定,相对于肿瘤细胞不易产生耐药性,因此,靶向肿瘤微环境的肿瘤治疗越来越受关注,纳米技术为其发展提供了重要的技术平台,同时为肿瘤治疗提供了新的研究策略和思路。通过深入

研究肿瘤微环境的基本特征和肿瘤微环境与肿瘤细胞的相互作用,为抗肿瘤给药系统或药物的研发提供了重要的理论基础和依据。基于肿瘤微环境具有血供不足、营养缺乏和间质压力高等特点,以及肿瘤微环境与正常组织在血管畸形、充氧、灌注、pH 值、代谢状态等方面的差异而制定不同的研究策略。利用肿瘤微环境作为刺激因子或靶点,设计合适的纳米递送系统靶向肿瘤微环境,用于肿瘤靶向释药或治疗,可能显著提高药物的治疗效果,是目前重要研究领域之一。

一、pH 值

对于肿瘤微环境,肿瘤细胞外的 pH 值平均为 6.8,而正常生理组织的 pH 值为 7.4左右,即肿瘤部位的 pH 值比正常组织的低。这是由于肿瘤的生长和转移非常迅速,肿瘤血管无法提供充足的氧气和养分来供应肿瘤细胞的生长,导致肿瘤内部缺氧迫使肿瘤细胞进行无氧糖酵解反应产生乳酸,而细胞膜表面质子泵活性的增加促进酸性分泌物如乳酸释放到细胞外,又由于肿瘤内部血流速度的较慢使肿瘤组织很难恢复到正常状态而只能维持酸性。肿瘤细胞内外也存在的 pH 值差,因为细胞中的细胞质和亚细胞器如溶酶体、线粒体、内质网和细胞核等都有各自独特的 pH 值。肿瘤部位的 pH 值比正常组织的低,这正是药物靶向肿瘤分布的潜在靶点。基于肿瘤与正常组织的 pH 值梯度的不同,可实现弱电解质类药物向肿瘤细胞的靶向递送。对于弱酸性药物,在肿瘤较低 pH 值即弱酸性条件下,主要以非电离形式存在,因此很容易透过细胞膜进入细胞内,其在肿瘤细胞内的浓度是显著高于正常组织细胞内的。利用肿瘤部位和正常组织细胞的跨膜 pH 值梯度以及肿瘤细胞内外的跨膜 pH 值梯度,将 pH 值敏感性物质连接到纳米载体上,将大分子药物或抗癌药物有效的传递到肿瘤微环境或相关细胞实现靶向释药或提高细胞摄取。

纳米递药体系基于肿瘤微环境的 pH 值较正常组织低,一方面可以实现 pH 值敏感性释药,这主要是通过载体上的基团发生质子化或去质子化作用,使载体分子的荷电性或疏水性发生改变,影响药物的包载,从而促进纳米载体的释药;另一方面可以实现用于长循环等修饰的 PEG 等长链分子的 pH 值敏感性断开,提高纳米粒的细胞摄取能力,不影响药物的包载。常用的肿瘤细胞外 pH 值敏感基团和载体作用如表4-3 所示。

表4-3　常用的肿瘤细胞外 pH 值响应的材料、基团及其功能

材料	基团	功能
聚组氨酸	亚胺键(pH 值<5～7)	pH 值响应释药
聚磺酰胺	$R_1\diagdown N\diagup^{N\diagdown R_3}_H\diagdown R_2$	或者靶点暴露靶分子
聚 β-氨基酯(PAE)	或者马来酸二甲酯键	或者穿膜肽促进纳米载体被细胞摄取
聚(2-N,N-二乙胺)乙基甲基丙烯酸酯(PDEA)	$R_1\diagdown NH\cdots$ O O COOH	或者电荷翻转促进纳米粒载体被细胞摄取

（一）pH 值敏感释药

实现 pH 值敏感性释药的纳米递送体系的载体中，主要是含有氨基、羧酸基、氮杂环和磺胺基等 pH 值敏感功能基团的材料，当载体到达特定的低 pH 值肿瘤组织时，可通过质子化或去质子化作用而改变载体分子的结构特征如疏水性或荷电性，使载体分子间作用力的改变，影响药物的包载，实现 pH 值敏感释药。

pH 值敏感咪唑基团，是含 N 的杂环化合物，最常用于细胞外 pH 值响应释药。咪唑环中不饱和的 N 原子随 pH 值改变而发生质子化或去质子化，使载体分子之间的作用力发生改变，导致载体的性质或载体与生物膜的相互作用也发生改变。此外还有 pH 值敏感的丙烯酸衍生物，如 N-异丙基丙烯酰胺（NIPAM）。

（二）增强细胞摄取

传统的微粒制剂为了延长体内的循环时间常采用 PEG 衍生物，如 DSPE-PEG、PEG-CHOL、PE-PEG 等进行制备，但是传统的长循环材料具有体内不易降解的特点。尽管这些材料能够延长制剂在体内的循环时间，但是一方面可能会在制剂到达靶部位时由于 PEG 链的连接屏蔽了微粒表面的荷电性质，另一方面又在微粒的表面形成空间位阻，使载体进入细胞的效率降低及内含体逃逸困难。pH 值-cleavable（可断裂）的 pH 值敏感材料主要以含有对 H+ 敏感的化学键为主，即在 H+ 存在的条件下，使一个或某些化学键发生断裂，PEG 脱离，提高载体的细胞内吞和融合的效率等。近几年常用的作为对 H+ 敏感而发生断裂的化学键主要有希夫式碱、磺胺基团、壳聚糖衍生物、蛋白多肽类、和乙烯基醚键等。

希夫式碱键（hydrazone，Hz），在酸性条件下不稳定可水解生成醛或酮，进而引起载体的结构和性质的转变。希夫式碱键通常是利用脂质衍生物上的羰基与-NH2 发生亲核加成反应，脱水后形成的碳氮双键。如将合成的材料 PEG 2000-Hz-磷脂酰胆碱乙醇胺（PEG 2000-Hz-PE）修饰到脂质体的表面，在血浆中可以延长循环时间，到达肿瘤组织因 pH 值降低导致碳氮断裂脱掉 PEG 长链，脂质体的表面 TATp 暴露，有利于与细胞的相互作用，提高入胞效率。

磺胺基团中的氧带有很高的电负性，吸引 S 的电子发生电子缺失使 N-H 键的电子靠近 N 侧，导致 N-H 键在酸性溶液中很容易发生断裂。且替换 N 的 R 基团不同磺胺基团的 pKa 值也不同，可在 3-11 范围内变动。将特定的磺胺基团引入水溶性聚合物中就得到期望的 pH 值敏感特性。如合成材料，硬脂酸-聚乙二醇-聚磺胺二甲氧嘧啶丙烯酸甲酯（stearoyl-PEG-poly-sulfadimethoxine methacrylate，stearoyl-PEG-polySDM），作为载体材料在 pH 值 7.4 的水中可自组装形成（13.2±3.1）nm 的胶束，磺胺基团（-SO2NH-，pKa = 6.1）去质子化荷负电，被细胞摄取的量有限，当在 pH 值 6.5 的环境中发生质子化引发 stearoyl-PEG-polySDM 的亲水性/疏水性转变，使载体形态重排，由于胶束结构的改变与细胞相互作用增强，导致胶束进入胞质内的量增加。

壳聚糖分子内存在大量的-OH 和-NH2。由于存在较强的分子内氢键，水溶性较差。在弱酸性条件下，分子内的氢键因-NH2 发生质子化遭到破坏，溶解度增大，荷电性质发生改变，并且-NH2 和-OH 易于对壳聚糖进行化学结构修饰，为采用壳聚糖及其衍生物构建 pH 值敏感载体提供了重要的理论支持。如用通过化学合成的材料琥珀酰化壳聚糖-

六亚甲基二异氰酸酯(SC-O-PCL)制备胶束,其在 pH 值 7.4 时去质子化的 COO^- 比质子化的 $-NH_3^+$ 占优势,带负电,在酸性条件下,$-NH_3^+$ 占优势带正电,胶束荷更容易进入细胞,提高细胞转染率。

二、酶

在肿瘤的发生和发展过程中,肿瘤组织中出现相关基因的过表达,会诱导肿瘤细胞内外微环境中某些酶的表达和活性与正常组织比发生巨大的改变。酶具有高度的选择性,因此酶响应纳米递药系统显示出明显的特异性和靶向性等优势。常用的介导药物释放的酶有基质金属蛋白酶(MMP)、α-淀粉酶、赖氨酰基氧化酶、酯酶、前列腺异性抗原、组织蛋白酶 B 和 β-葡萄糖醛酸苷酶等,这些酶多存在于肿瘤细胞外的微环境中。其中研究广泛的是基质金属蛋白酶。设计对肿瘤微环境的酶响应的药物递送系统以实现肿瘤的治疗和成像是目前研究的热点之一。利用肿瘤部位多种酶过度表达的特点,可以设计智能纳米药物载体针对这些酶进行响应,可控改变载体的性质和组成,实现药物的有效控制释放、纳米药物载体的高效细胞摄取和纳米药物载体在肿瘤部位高渗透性,最终实现肿瘤的靶向和高效治疗,并降低毒性。肿瘤组织中常见的表达异常的酶类型及其裂解底物、相应的载体功能,如表4-4 所示。

表4-4　肿瘤组织中常见的酶响应的部位、种类、裂解底物和载体功能

响应部位	酶的种类	裂解底物	载体功能
肿瘤细胞外微环境	基质金属蛋白酶 (MMP-2、MMP-9)	多肽 如 GPLGIAGQ、GPLGV、PVGLIG	肿瘤细胞外酶响应释药,或者通过暴露靶分子或穿膜肽,或者脱去 PEG 外壳,提高肿瘤细胞对纳米载体的摄取;肿瘤部位纳米载体由大粒径降解为小粒径,有利于肿瘤深部渗透
肿瘤细胞外微环境或炎症部位	分泌型磷脂酶 A2	水解磷脂的 sn-2 位酯键	酶响应性释药;磷脂酶传感器;药物靶向输送
前列腺癌细胞外微环境	前列腺特异性抗原	多肽 如 MuHSSKLQL、AcOrnASKLQSL、AcHypSSChgQSSP	在肿瘤细胞外前体药物快速释放;诊断前列腺癌
肿瘤细胞外基质 (ECM)	赖氨酰基氧化酶	抗体	改变 ECM 结构,破坏肿瘤的生长和侵袭的环境
肿瘤细胞外微环境或坏死肿瘤区域	α-淀粉酶	催化 β-环糊精,糖酸等多糖形成小分子葡萄糖	酶促作用促进药物释放
坏死性肿瘤区域	葡萄糖醛酸酶甘酶	葡萄糖醛酸	酶促作用促进药物释放
肿瘤相关成纤维细胞(CAF)	成纤维细胞活化蛋白(FAP)	水解 N 端被封闭的 Pro-X 键	靶向 CAF 并杀灭,破坏肿瘤细胞赖以生存的微环境

（一）蛋白酶

在许多酶响应型纳米载体中，目前研究最多的是基质金属蛋白酶（MMP）。MMP 酶系包含 20 多种酶，26 种亚型，不同亚型在不同组织中的表达程度是不同的，是一个蛋白水解酶的大家族。同一种 MMP 能降解多种细胞外的基质成分，而某一种细胞外的基质成分又能被多种 MMP 降解，但不同酶的降解效率可能不同。MMP 分为跨膜和胞外分泌两种类型。MT1-MMP 属于跨膜蛋白，MMP-2 和 MMP-9 属于胞外分泌型，它们在脑癌、宫颈癌、乳腺癌、卵巢癌、胃癌、结肠癌、肺癌和皮肤癌等多种肿瘤的基质中都有过度表达。MMP 通过降解细胞外基质中的各种蛋白质如胶原蛋白 IV 和层黏连蛋白等，破坏基底膜屏障，使肿瘤细胞侵袭和转移到周围的组织中。此外 MMP 诱导释放出多种血管生长因子，促进内皮细胞的生长和增殖，并利用降解 ECM 所得的空间促进新生血管的形成，在肿瘤的细胞增殖、细胞凋亡和炎症反应等方面具有重要的作用。目前酶响应性纳米给药系统设计中，纳米粒的粒径一般为 10~200 nm，若在体内的循环时间>6 h，则可通过 EPR 效应被动富集在肿瘤部位。在肿瘤部位，通过靶向肿瘤微环境高表达的 MMP 实现药物的可控释放、增加纳米粒的穿透性和提高肿瘤细胞对纳米粒的摄取等。

1. 物理包载

将药物物理包载到纳米粒中，通过纳米粒载体对酶响应，改变载体的组成，可控释放药物，提高肿瘤细胞对纳米粒的摄取或者增加纳米粒在肿瘤组织的穿透性等。如将药物包载到 5~50 nm 孔径的纳米无定形介孔二氧化硅（MSN）（具有高密度的空隙内部结构，1 g MSN 可携载药物 200~200 mg），用可被 MMP-2 切断的生物大分子包裹，实现可控释药。又如将疏水性阳离子穿膜肽 PepFect14 以 GPLGIAGQ（MMP-2 敏感肽）为连接臂，与亲水性链段 PEG 连接，构建 MMP-2 响应的纳米胶束 PF14-MMP-PEG，在血液中 PEG 可使阳离子穿膜肽有效遮蔽，减少穿膜肽向正常组织细胞发挥穿膜作用而减少不良反应；而在肿瘤组织该胶束的 PEG 外壳被 MMP-2 脱去，暴露阳离子穿膜肽 PepFect14 并介导胶束有效进入靶细胞，实现基因 pDNA 靶向递送。纳米颗粒的直径越小越容易穿透组织进入肿瘤细胞，但是如果直径过小（<10 nm）又容易被肝清除出体外同样难以到达肿瘤部位。一般情况下，载药纳米粒的粒径在 100~200 nm，尽管通过 EPR 效应能将药物被动靶向递送到肿瘤组织，但是只有更小粒径的纳米粒才能扩散穿透到致密的肿瘤基质深处，因此减小纳米粒的粒径提高其向肿瘤内部渗透能力是肿瘤治疗的一项有效策略。如采用对 MMP-2 响应的胶原蛋白为核心，在其表面上修饰多个 PEG 化量子点，形成粒径为 100 nm 的纳米粒，通过 EPR 效应靶向至肿瘤组织，胶原蛋白内核则被 MMP-2 降解，释放出粒径为 10 nm 的量子点，其具有更强的向瘤内深部扩散渗透的能力。又如将约 10 nm 的药物纳米颗粒载入 100 nm 的明胶纳米胶束中，通过 EPR 效应聚集在肿瘤部位，MMP-2 和 MMP-9 等使明胶纳米粒降解，从而 10 nm 的药物纳米颗粒被释放出来，从而增强药物进入肿瘤内部的渗透能力。

2. 前药

抗癌药物通过酶敏感键连接到高分子上或者蛋白等载体上制备成纳米粒，在肿瘤部位纳米粒中酶敏感键被高度表达的酶切断后释放药物。如采用对 MMP-2 敏感的八肽

（Gly-Pro-Leu-Gly-Ile-Ala-Gly-Gln）连接水溶性多柔比星并结合到蛋白上，该前药到达肿瘤部位，高度表达的 MMP-2 将八肽序列切断为 2 个四肽，释放出带四肽的多柔比星进入肿瘤细胞发挥抗肿瘤作用。不过释放的带四肽的药物，可能对其疗效产生影响。又如以被 MMP-2 降解的肽链 GGALGLPC 为连接臂将 DOX 和马来酰亚胺修饰的聚赖氨酸进行连接并形成胶束，体外释放具有明显的 MMP-2 敏感性，对 SCC-7 肿瘤细胞有明显毒性，而对正常细胞 COS7 未显示出明显毒性。

此外属于溶酶体半胱氨酸蛋白酶的组织蛋白酶 B，在多种肿瘤组织和风湿性关节炎破坏的组织等一些病变组织中，在肿瘤细胞外能被检测到。因此利用可被组织蛋白酶 B 特异性降解底物制备前药或作为载体构建纳米载药系统同样能够实现在肿瘤组织中酶敏感可控释药，提高肿瘤细胞的摄取能力和增强向肿瘤内部的扩散渗透能力。

（二）磷脂酶

肿瘤细胞外的微环境中存在的分泌型磷脂酶 A 2（Secretory phospholipase A 2，sPLA 2），属于 PLA 超家族，发现存在 10 个成员，能催化磷脂 sn-2 位的水解，形成游离的溶血磷脂和脂肪酸。sPLA 2 在前列腺癌、乳腺癌、结肠癌和胰腺癌等多种肿瘤的组织中过量表达。基于肿瘤部位 sPLA 2 过度表达进行设计和构建纳米载药系统能有效地提高抗肿瘤药物的药效，同时降低毒性。

目前针对肿瘤微环境的酶响应纳米制剂研究很多，但是并没有产品上市。对肿瘤微环境中高表达的酶进行响应实现药物可控释放或者载体组成可控改变提高肿瘤细胞的摄取能力等的纳米制剂在肿瘤治疗方面已经取得一定的进展，但是也存在一些主要的问题亟待解决。如研究中发现肿瘤微环境中酶的表达随着肿瘤类型的不同、肿瘤部位的不同甚至肿瘤的时期不同而不同，这要求对每一位患者肿瘤部位酶的水平要在应用前进行准确的测定。针对不同时间和不同部位的肿瘤微环境内酶的表达水平进行纳米制剂设计，将会实现更精准的有效的进行肿瘤靶向治疗，在临床应用中实现个体化给药。

三、表面电荷性质

纳米递药系统的表面电荷对其长循环效果及细胞摄取具有一定的影响。一般情况下，荷正电的纳米递药系统对血浆蛋白的吸附能力更强，从而更容易被单核巨噬细胞系统清除，然而细胞膜通常带负电荷，荷正电的纳米递药系统更容易被细胞摄取。而荷负电的纳米递药系统对血浆蛋白吸附能力较弱，血浆中清除相对较慢，半衰期也较长，因此将大多数纳米递药系统的表面修饰成负电性，然而细胞摄取相对能力较弱。可见纳米递药系统表面固定荷电性对其血液长循环和细胞摄取的影响是矛盾的。基于这些特征，表面性质智能化调节的纳米递药系统被设计。利用 pH 值或酶的触发，使纳米递药系统表面的基团和电荷发生变化，从而既有良好的血浆半衰期，又有较好的肿瘤细胞摄取能力。如在聚赖氨酸上以脱氧胆酸和二甲基马来酸共修饰后为载体材料制备纳米递药系统，进入血液中时纳米载体中亲水性的聚二甲基马来酰胺呈负电性，使纳米递药系统具有较长的血浆半衰期，进入肿瘤组织中在较低的 pH 值条件下，纳米载体中酰胺发生质子化而呈正电性，肿瘤细胞摄取能力显著提升，提高了近 39 倍。

四、温度

正常组织的血流量大、流速快、散热也较快。而在肿瘤组织中,由于肿瘤细胞增殖较快、密度高以及新生血管异常与易形成血栓等原因,造成散热困难,使肿瘤微环境温度高于正常组织。一般而言,相对正常组织,肿瘤组织和炎症组织经常都会发生温度较高的现象。若通过热水浴、超声波和磁感应等方法,外部给肿瘤部位加热,使肿瘤组织与正常组织产生较大的温差如 $5 \sim 10$ ℃并持续一定时间,这段时间内肿瘤细胞血流量增大,血管渗透性增强,肿瘤部位药量增大,若采用热敏性纳米递药系统进行热敏性释药,会进一步加大肿瘤部位药量,而且肿瘤组织与正常组织相比对这种高热导致的损伤更为敏感,实现热疗与化疗的协同治疗,导致更多肿瘤细胞的凋亡,但不损伤正常组织,这就是温度敏感纳米递药系统进行肿瘤热疗的基础。

目前常用的温敏纳米递药系统主要是采用温敏材料,能对肿瘤组织和正常组织存在的温度微小差异而产生理化性质的改变,发生相转变而控制释放药物。

热敏性聚合物,是指具有低临界溶解温度(Lower critical solution temperature,LCST)和最高临界溶解温度(Upper critical solution temperature,UCST)的聚合物。当温度高于其LCST 时热敏性聚合物会发生溶胶-凝胶的相转变,而当温度高于 UCST,聚合物溶解度下降。具有 LCST 高于室温和 UCST 高于体温的聚合物可以通过与药物在室温下制备成纳米递药系统的混悬液,注射进入体内后,体内温度导致聚合物发生溶胶-凝胶的相转变,变成凝胶状态,使包载的药物形成固态药物储库,可在靶向组织持续性释放药物,使其长时间维持在治疗浓度。具有 UCST 高于体温的热敏性聚合物,通过和药物制备成纳米递药系统,进入体内后分布的肿瘤部位,可通过升高肿瘤部位的温度,使热敏性聚合物材料溶解度下降,或者发生溶胀或骨架崩散,在治疗部位快速释放药物。目前合成的温敏聚合物主要有三嵌段共聚物普朗尼克(PEO-PPO-PEO)、聚酯纤维与聚乙二醇嵌段共聚物(PLGA-PEG-PLGA,PEG-PLA-PEG)、聚 N-乙烯基己内酰胺(PVCL)和聚 N-异丙基丙烯酰胺(PNIPAAm)等。天然的热敏性聚合物及其衍生物有 Chitosan-GP、Poly(VPGVG)等。此外还有一些热敏性脂质材料。如顺铂热敏性脂质体(HTLC),在 42 ℃时 5 min 内迅速释放药物达 90%。采用宫颈癌 ME-180 细胞小鼠皮下接种建立的荷瘤模型,静脉注射给药,HTLC 加热组 1 h 后在肿瘤部位药物释放量与 HTLC 不加热组相比提高了一倍,且 HTLC 加热组肿瘤抑制率与其他对照组相比,均有显著性提高($P<0.05$),表明载顺铂温敏脂质体能有效提高治疗效果。

五、抑制血管生成

肿瘤的血管是肿瘤赖以生长的基础,是肿瘤组织的主要营养和氧气的来源。肿瘤发生和发展过程中,不断生成大量新生血管。而肿瘤新生血管的生成则是肿瘤发展和转移的重要条件,是所有恶性实体瘤的共性。在没有新生血管生成时,肿瘤将会高度依赖于它们的微环境提供氧气和营养,有限的氧气和营养物质经过简单扩散进入肿瘤的内部及其中心,肿瘤生长受到限制,一般不会超过 2 mm^3。当肿瘤长到 2 mm^3 时,细胞则处于缺氧状态,此时将引发新生血管的生成。新生血管的形成主要依赖于血管的生成促进因子和生成抑制因子间的相互平衡,当前者相对后者较高时,肿瘤新生血管开始形成。而阻止肿瘤新生血管的生成,阻止血液的供应,则会由于缺乏氧气及营养物质的供应导致实体瘤血管内皮细胞的破坏,可能会间接诱导肿瘤细胞发生凋亡,抑制肿瘤的生长,这是纳米递药系统主动靶向血管内皮细胞的设计基础。因此抑制肿瘤血管内皮细胞生成已成为肿瘤治疗的靶点。通过纳米递药系统杀死生成的血管内皮细胞,抑制生成新生血管,从而间接将依赖血管生长的肿瘤细胞杀死。靶向肿瘤血管内皮细胞纳米递药系统,静脉注射后随血管转运到肿瘤部位血管及其内皮细胞,可能会直接结合受体,无须载药纳米粒外渗进入肿瘤部位。任何肿瘤都表达有血管内皮细胞,而且由于血管内皮细胞比肿瘤细胞的基因更稳定,可以消除产生抵抗的潜在危险性,因此靶向肿瘤血管内皮细胞的方法较多且应用广泛,相应地针对肿瘤血管内皮细胞的靶点的研究越来越多,已发展成肿瘤靶向治疗的一个重要研究方向。

肿瘤新生血管的生成经过血管内皮细胞的增殖、细胞外基质的降解、细胞间基质的活化、血管内皮细胞迁移到肿瘤组织内和形成新生血管的管腔等一系列复杂的过程,涉及一些细胞和分子机制,这些机制会受到许多信号通路及其调控因子的影响。在这些信号通路和调控因子中,存在一些抑制肿瘤血管生成的治疗靶点,如靶向碱性成纤维细胞生长因子(bFGF)、血管内皮因子如血管内皮生长因子(VEGF)及转化生长因子-α(TGF-α)等可抑制这些肿瘤血管生成因子参与调控的信号转导通路,靶向抑制肿瘤细胞外基质金属蛋白酶 MMP 的活性,靶向血管抑素和内皮抑素等抑制内皮细胞的增生等,此外还有整合素和血管细胞黏附分子。其中 VEGF、MMP、及 bFGF 等促进血管生成的调控因子在临床上应用较多。

(一)靶向生长因子

血管内皮生长因子及其受体在调节肿瘤血管生成方面具有重要的作用。肿瘤内部的缺氧及癌基因均可导致肿瘤血管内皮细胞中的 VEGF 水平上调,以致 VEGFR 的水平上调。VEGF 在细胞外基质膜水解、血管内皮细胞的增殖与迁移和血管构建的过程中具有较强的调控作用,且具有高特异性。VEGFR-1 和 VEGFR-2 是在血管内皮细胞膜上存在两种对 VEGF 具有高亲和力的酪氨酸激酶受体。针对 VEGF 靶点,可靶向 VEGFR-2,降低其与 VEGF 的结合并诱导内吞,也可靶向 VEGF,抑制其与 VEGFR-2 的结合。针对 VEGF 靶点的药物有酪氨酸激酶抑制剂如舒马替尼、索拉非尼、帕唑替尼及阿西替尼等,还有人源化单克隆抗体如贝伐单抗等。在临床上已经证明这些分组靶向药物是有效的,已使许多肿瘤患者受益。还有一些以 VEGFR 和 PDGFR(血小板源性生长因子受体)为双靶点的抑制剂如特拉替尼、西地拉尼、伐他替尼等,已经进入临床试验阶段。

碱性成纤维细胞生长因子(bFGF)存在于血管内皮细胞中,能和不同的内皮细胞表面的受体相结合而激活其血管原性,能避开 VEGF 信号通路,显著促进血管的生成。因此靶向于 bFGF 的药物成为抗肿瘤微环境治疗的新策略之一。以 bFGF 为靶点的药物主要有抗 bFGF 抗体、FGFR 拮抗剂以及 bFGF/FGFR 信号通路抑制剂等。小分子 FGFR 酪氨酸激酶抑制剂可阻断 FGFR1 的表达,对内分泌治疗失败的乳腺癌逆转治疗效果。通过多肽联合抗体同时抑制 VEGFR 和 bFGF 从而能显著抑制 FGFR 和 VEGFR 下游信号通路中的 Erk1/2 和 Akt 发生磷酸化,显著抑制肿瘤的生长。贝伐单抗能与人血管内皮生长因子

（VEGF）结合并阻断其生物活性，临床肿瘤治疗失败，而通过干扰 bFGF/FGFR 信号通路抑制肿瘤血管的生成。

（二）靶向细胞黏附

整合素（integrins）是由 α 和 β 亚基以非共价键结合而形成的跨膜糖蛋白受体，是细胞黏附分子家族的重要成员之一。整合素在多种类型肿瘤的细胞表面和新生血管内皮细胞中均有高表达，对肿瘤的血管生成具有重要作用，其中整合素 αVβ3 的作用是非常重要的。大多数整合素与 ECM 多种成分即配体如层黏连蛋白、纤维黏连蛋白、血小板反应蛋白-1 等，能形成复合体积聚在细胞膜表面，信号通过 β 亚基的胞浆部分传输给细胞骨架蛋白，主要介导细胞与细胞、细胞与细胞外基质（extracellular matrix，ECM）之间的相互黏附及双向信号转导，影响细胞的黏附、增殖、凋亡、转移和基因转导等生物学行为。整合素 αVβ3 属于内皮细胞受体，在多种类型的肿瘤部位的新生血管的内皮细胞中高度表达，能识别配体分子中的精-甘-天冬序列（arg-gly-as，RGD）而介导黏附作用，能与多细胞活动过程中的多种配体如纤维粘连蛋白、玻璃粘连蛋白、血小板反应蛋白-1 层粘连蛋白和 von Willebrand 因子等结合，参与肿瘤的血管生成、侵袭转移、伤口愈合、炎症和凝血等生理和病理过程，成为许多抗肿瘤血管生成药物的作用靶点。αVβ3 作为靶点研发的药物抑制肿瘤血管生成的治疗效果还有待进一步的研究。通过研究 αVβ3 在不同微环境下参与的基因调控与表达的作用机制，以及与其他促血管生成因子的关系，为临床抑制肿瘤血管生成提供重要的理论基础。

细胞间黏附分子-1（intercellularadhesion molecule-1，ICAM-1）是一种存在于细胞表面的跨膜糖蛋白，通过介导细胞与细胞间或者细胞与细胞外基质之间的黏附，参与炎症的发生发展、信号转导和肿瘤转移等重要的过程。临床上，ICAM-1 已经作为多种炎症或者肿瘤发展和预后的重要生物标记物之一。以 ICAM-1 为靶点进行药物研发或者纳米靶向递药系统的研发是进行肿瘤或者炎症治疗的新策略。血管细胞黏附分子-1（vascular cell adhesion molecule-1，VCAM-1）是一种免疫球蛋白，在许多肿瘤如白血病、乳腺癌、肾癌、肺癌、黑色素瘤和胃癌等的血管内皮细胞表面过度表达，可诱导血管内皮细胞之间的黏附，促进血管生成。

（三）靶向细胞外基质降解

基质金属蛋白酶（matrixmetalloproteinases，MMP）可降解细胞外基质，促进肿瘤细胞和内皮细胞发生迁移和侵袭，促进新生毛细血管的生成，是一类存在锌离子依赖性的与血管生成密切相关的蛋白内切酶。在恶性肿瘤如胃癌、结肠癌、肺癌、神经胶质瘤、宫颈癌和黑色素瘤等的内皮细胞表面存在膜型基质金属蛋白酶 1（MT1-MMP）的表达。通过抑制 MMP 可抑制血管生成，抑制肿瘤的生长和转移。因此针对 MMP 的抑制剂（MMPI）是一类有效的肿瘤治疗的药物。如代表药物 Batimastat（BB-94）能在低浓度时有效地抑制明胶酶、间质胶原酶和基质溶解素的活性，对不同的肿瘤模型均显示了良好的抑瘤和抑制肿瘤转移的效应。

六、缺氧

细胞的生长和增殖依赖于氧气和能量的充分供应。而细胞能量，在含氧量正常的组织中,约90%来源于线粒体的有氧氧化,仅有10%则来源于葡萄糖无氧酵解。因为后者产生能量的效率相对于前者是较低的,仅为有氧氧化的5%。然而,肿瘤细胞与正常细胞相比,新陈代谢较快、生长较迅速。肿瘤细胞在失控性的生长和无限增殖的过程中需要消耗大量的氧气和营养,而其内部是不能及时、有效地产生新生血管网,或者新生血管网在结构与功能上出现异常,此外在这种情况下肿瘤组织的血管通透性较高,以致液体外渗进入组织间隙使血流黏滞阻力增加。由于这些因素的存在,使肿瘤内部产生血流减少,氧的供应远远不能满足氧的需求,导致肿瘤细胞处于慢性或急性的缺氧状态。此外,恶性肿瘤的自身进程以及抗肿瘤治疗所造成的贫血使肿瘤的缺氧状态进一步加重。在肿瘤组织内,这种缺氧的微环境在绝大多数的实体瘤内都存在。肿瘤缺氧微环境的产生会对肿瘤细胞的基因表型产生影响,使新生血管生成因子如VEGF激活并促进生成肿瘤新生血管,上调葡萄糖转运蛋白(glucose transporter,GLUT)和多种糖酵解酶,加速肿瘤细胞的能量代谢,明显促进肿瘤细胞发生无氧酵解。缺氧微环境还会加剧肿瘤细胞的基因趋于不稳定,并使一些肿瘤生存因子激活,因而使肿瘤对化疗和放疗产生耐受性,降低放疗和化疗的效果,促进肿瘤的转移。可见,肿瘤缺氧微环境对肿瘤的发生、发展、预后、转移及治疗效果等产生重要的影响。针对肿瘤缺氧微环境寻找肿瘤新的治疗方法和策略已经成为热点。

(一)缺氧增加肿瘤的放化疗耐药性

肿瘤缺氧微环境会导致肿瘤对放化疗的耐药性明显增加。其原因主要有4个方面。一方面是肿瘤缺氧微环境不但能使肿瘤的细胞周期发生改变,使多数肿瘤细胞停滞于G_1期,导致肿瘤细胞对化疗药物不敏感,还能对肿瘤细胞的凋亡产生抑制作用,而诱导细胞凋亡则是化疗药物发挥药效的一个重要机制。另一方面是肿瘤缺氧微环境能使肿瘤多药耐药基因(multidrug resistence-1,MDR-1)产生表达。还有一方面是缺氧微环境能使肿瘤细胞内拓扑异构酶Ⅱ的表达减少,造成经此酶代谢而发挥药效的化疗药物药效下降而产生耐药性。最后一方面是由于不能及时、有效地在肿瘤组织内产生新生血管网,或者新生血管网发生结构和功能的异常,导致肿瘤细胞很难有较多的机会接触化疗药物而产生耐药性。

(二)针对缺氧微环境的分子靶向治疗

在大多数实体肿瘤发生和发展过程中,瘤内都存在缺氧微环境,还有缺氧诱导因子、HIF及其相关下游基因。以这些生物学特征作为靶点,可采取将前药通过缺氧微环境转化为细胞毒药物、将肿瘤的缺氧诱导通路阻断、使HIF的上、下游基因的表达发生改变等方法对肿瘤进行分子靶向治疗。

在肿瘤缺氧反应中存在的缺氧诱导因子(hypoxia-inducible factor,HIF),对肿瘤的细胞增殖、新生血管生成、浸润和转移等相关基因进行调节。其中在实体瘤细胞中表达非常广泛的HIF-1α,能够对肿瘤微环境的缺氧状态产生应答反应。肿瘤细胞通过激活HIF信号通路并利用缺氧诱导因子产生的反应,使肿瘤的恶性程度增加,改变肿瘤的生物学行为。许多种类基因受HIF调节和控制,而且这些基因对肿瘤的发生、生长、转移和对放化疗的耐受性等具有决定性的影响。因此,通过下调HIF的基因表达、抑制其调节功能或者促进其降解等,使肿瘤生长所必需的缺氧诱导反应被阻断,从而达到抑制肿瘤生长的效果。目前 HIF 抑制剂的研究已成为抗肿瘤微环境治疗的靶点之一。

HIF-1α 抑制剂的作用机制有 5 种:抑制 HIF-1α 的转录,可影响 HIF-1α 蛋白合成水平,此类抑制剂如 aminofluorene 等;抑制 HIF-1α 的合成,如最早的 HIF-1α 抑制剂拓扑替康,临床上已经将其作为治疗卵巢癌和小细胞肺癌的二线抗肿瘤药物,还有 PI3K、HER2 neu 和 EGFR 等抑制剂;增强 HIF-1α 降解,如热休克蛋白(HSP90)抑制剂和组蛋白脱乙酰基酶(HDAC),前者是通过 PVHL 依赖的蛋白酶体降解途径使得 HIF-1α 降解,后者是通过乙酰化作用影响 HIF-1α 的转录活性;抑制 HIF-1α 结合到 DNA 上,即主要是妨碍 HIF-1α 结合到低氧反应元件区域,使下游靶基因不能激活;抑制 HIF-1α 反式激活,即通过增强 FIH 与 HIF-1α 的结合而抑制 p300 与 HIF-1α 的结合,如代表性药物硼替佐米,为美国 FDA 批准用于多发性骨髓瘤与外套细胞淋巴瘤的治疗。

采用基因或反义基因技术如 RNA 干扰技术减少或阻断 HIF-1α 的表达,减缓或阻止肿瘤的恶性发展。也可采用前药如需缺氧环境活化的前药蒽醌 AQ4NS、N23862、cobalt(Ⅲ)复合物等,通过缺氧微环境转化为细胞毒药物进行肿瘤治疗。为了进一步提高针对单独缺氧进行治疗的效果,尝试采用其他分子靶向治疗策略如酪氨酸激酶抑制剂与其联用,可通过多机制如抑制肿瘤细胞的增殖和迁移及血管内皮细胞的运动和血管生成,并诱导肿瘤细胞发生凋亡和坏死等,使肿瘤体积显著缩小。又如肝癌对化疗极其不敏感,这与肿瘤缺氧微环境有直接的关系。为此肝癌化疗结合 HIF 进行探索提高肿瘤治疗效果的新途径。多柔比星,尽管是目前最有效的化疗药物之一,但仅对 4% ~ 10.5% 的肝癌患者有效。反义 HIF 基因与多柔比星联用进行治疗,能抑制新生血管的生成以及细胞增殖,促进肿瘤细胞发生凋亡,能使多柔比星治疗肝癌的效果明显提高,很大程度上克服了肿瘤细胞对化疗的耐药性。

七、肿瘤间质压

正常组织的间质压(interstitial fluidpressure,IFP)一般为 -3 ~ -1 mmHg,而肿瘤内部的间质压则高达 10 ~ 20 mmHg,这与肿瘤的新生血管较高的渗漏性以及淋巴回流缺陷有关。药物和纳米载体从血管向肿瘤内部的扩散和渗透由于肿瘤的高间质压很难进入肿瘤组织的内部,从而影响其抗肿瘤效果。因此降低肿瘤的间质压有望提高药物和纳米递药系统向肿瘤内部的渗透能力及其疗效。目前研发的降低肿瘤间质压的药物有多种,如 VEGF 受体抑制剂、PDGF 受体抑制剂和胶原蛋白酶等均可降低肿瘤的间质压。通常将降低肿瘤间质压的药物纳米粒与细胞毒抗癌药物纳米粒联用使肿瘤的间质压降低,克服抗癌药物纳米粒向肿瘤组织内部渗透的障碍,使抗癌药物向肿瘤的分布量显著提高,从而疗效显著提高。如 PDGF 受体抑制剂(如伊马替尼)脂质体,与细胞毒药物(如阿霉素)脂质体联用,前者可以使肿瘤的间质压降低(如约 40%),便于后者向肿瘤内部的递送,显著增加瘤内分布量,二者联用抗肿瘤效果明显提升,肿瘤重量与单用细胞毒药物(如阿霉素)脂质体相比又显著降低(如至少 30%)。

肿瘤细胞外基质中,存在一些与肿瘤的间质压的物质有关的物质,如透明质酸和多种型号的胶原等。如果降低这些物质的含量,可显著降低肿瘤间质压。如能使 Ⅰ 型胶原的含量减少的氯沙坦,将其与紫杉醇脂质体联用,则多次给予前者后发现后者在瘤内的分布明显增加,肿瘤的重量与单用后者相比,进一步下降了约20%,使后者的抗肿瘤的效果明显提高。又如能透明质酸含量降低的甲基-羟基香豆素,将其与阿霉素脂质体联合应用,则可显著提高后者在瘤内的分布,并使荷瘤小鼠的生存期显著延长。

　　肿瘤的间质压也会受到肿瘤的新生血管的影响。肿瘤的生长需要大量新生血管提供养气、营养和能量。这些肿瘤新生血管杂乱无章以及高渗漏性导致肿瘤的间质压升高,降低载药纳米粒向肿瘤组织内部渗透的能力。因此,抑制肿瘤新生血管的生成使肿瘤血管恢复正常有望降低肿瘤的间质压,提高载药纳米粒向瘤内的递送效果。肿瘤血管的异常和促血管生成的因子与抗血管生成的因子之间不平衡有关,通过调节抗血管生成的因子或抑制血管生成的药物抑制新生血管的生成,则可使肿瘤的血管趋于正常。如氯喹,一个经典的自噬抑制剂,能通过调整血管内皮Notch1信号通路促使瘤间质微血管的结构和功能趋于正常,这样不但能提高肿瘤的灌注性以及肿瘤对化疗的敏感性,还能阻止肿瘤细胞发生扩散与转移。又如通过阻断血管内皮生长因子受体-2,可使瘤间质微血管壁上的孔径减小,降低渗漏性,可使肿瘤的间质压降低,这样有利于小粒径纳米粒向瘤内深部的穿透性以及抗肿瘤效果的增强,但是对于较大粒子(>100 nm)的穿透,效果不明显。

八、免疫抑制

　　机体的免疫系统一直被认为在肿瘤的发展过程中能够杀灭肿瘤,保护自身健康。但是随着不断深入的研究,发现免疫细胞被肿瘤浸润后,产生免疫抑制,不但不能发挥抗肿瘤作用,反而对肿瘤的增殖、浸润、侵袭与转移会起促进作用,加速肿瘤的发展进程。肿瘤微环境的免疫抑制与免疫细胞的免疫逃逸和免疫监视功能的丧失有直接的关系。免疫细胞的免疫逃逸主要是因为在肿瘤微环境中调控免疫反应的效应性T细胞和调节性T细胞之间平衡产生失调。肿瘤微环境中会产生大量的调节性T细胞渗透并聚集其中,而且不同的调节性T细胞亚群及其产生的抑制分子如转化生长因子β1(TGF-β1)、白细胞介素(IL)4和IL-10等严密地控制效应性T细胞,阻止其激活与趋化及发挥作用,并被隔离在肿瘤组织之外,使效应性T细胞和调节性T细胞之间平衡产生失调,形成肿瘤免疫的逃逸。免疫监视功能的丧失主要是因为在这个类似于慢性炎症的独特的肿瘤微环境中存在着大量的能产生免疫抑制的细胞因子与生长因子,如VEGF、TGF-β、巨噬细胞集落刺激因子、粒细胞巨噬细胞集落刺激因子等,以及抑制性免疫调节细胞Treg等,它们的免疫负调节作用,极大地抑制了肿瘤微环境中被浸润的树突状细胞、巨噬细胞、淋巴细胞和肥大细胞等免疫细胞的分化与成熟,以致这些因子或细胞的免疫监视功能失去,对细胞凋亡的敏感性则增加。免疫抑制在肿瘤发生侵袭与转移过程中具有关键性的作用,尤其影响到肿瘤的复发与治愈。肿瘤产生免疫抑制与肿瘤细胞及其间质细胞形成的抑制微环境是密不可分的,因此靶向肿瘤微环境抑制免疫逃逸并激活免疫反应,克服免疫抑制,充分发挥免疫细胞的作用,是肿瘤靶向治疗的一条重要的新思路。

　　临床上克服免疫抑制的肿瘤免疫疗法已经成为阻止肿瘤产生复发和转移的重要手段。肿瘤免疫疗法,主要有肿瘤疫苗、免疫活性细胞继承性的输注、直接细胞因子输注、免疫抑制因子以及免疫抑制受体的抗体输注等方法,通过将免疫细胞或免疫细胞因子给肿瘤患者进行补充,或者将肿瘤微环境中存在的免疫抑制因子和免疫抑制受体等进行阻断,使患者对肿瘤细胞的识别能力提高,依靠自身的免疫反应杀灭肿瘤。目前使用的肿瘤免疫疗法,多数在体外具有较好的抗肿瘤效应,但是在体内的抗肿瘤效果还不理想。其中肿瘤免疫耐受发生的最关键原因是肿瘤微环境中肿瘤细胞自分泌或其刺激周围间质细胞旁分泌的大量免疫抑制因子。因此使肿瘤免疫逃逸发生逆转的方法是改变肿瘤细胞所处的微环境,使其发生增殖、侵袭和转移的能力下降,或者向细胞分化及成熟的方向发展。能否克服肿瘤抗原低效呈递和免疫效应细胞难以充分发挥应有的作用等问题是肿瘤免疫疗法成功的关键所在。随着肿瘤分子生物学和肿瘤免疫学的不断发展,探索新的靶点,为肿瘤免疫治疗提供新的策略。研究发现,传统 Gr-1(+)树突细胞亚群和吲哚胺双加氧酶(indoleamine 2,3-dioxygenase,IDO)均可使肿瘤产生免疫抑制。分别以此为靶点进行治疗有望克服肿瘤免疫抑制,为肿瘤免疫治疗提供一些新的思路。如通过抑制传统 Gr-1(+)树突状细胞亚群的分化或者抗 CTLA-4 治疗可以逆转肿瘤细胞对 CD8+T 细胞的免疫抑制,增强机体的抗肿瘤免疫反应,以及抗肿瘤效果。因为传统 Gr-1(+)树突细胞亚群(由肿瘤细胞诱导邻近的传统树突状细胞前体分化而成的),能与细胞毒 T 淋巴细胞相关的抗原 4(cytotoxic T-lymphocyte-associatedantigen,CTLA-4)结合,使其增殖受到抑制产生免疫逃逸。又如以 IDO 为靶点的抗肿瘤治疗可以阻止肿瘤细胞发生侵袭和转移,增强机体的抗肿瘤免疫反应及抗肿瘤效果。因为人体肿瘤微环境中存在的 IDO,能对效应 T 细胞和自然杀伤细胞的增殖及其杀伤能力进行抑制,造成免疫细胞因子的状态由免疫激活转变为免疫抑制,产生肿瘤的免疫逃逸。此外以组织纤维化微环境为靶点进行肿瘤治疗可以逆转免疫抑制,激活机体的抗肿瘤免疫反应,阻止肿瘤的侵袭与转移,为抗肿瘤免疫治疗提供了新的策略。因为组织纤维化的微环境中,在细胞外基质中存在较多的调节性 T 细胞亚群和大量的免疫抑制因子(如 TGF-β1 和 IL-4 等),产生免疫抑制,导致肿瘤的侵袭和转移。对于肿瘤免疫疗法,通过多靶点联合持久激活机体的自身抗肿瘤免疫反应,才能获得真正的成功。

九、肿瘤干细胞

肿瘤细胞包含不同的分化阶段,其中某些肿瘤细胞可以长时间处于休眠状态不进行分化,却具有很强的成瘤潜力,即分化和增殖能力,这与其他器官组织中存在的干细胞类似,因此称为肿瘤干细胞(cancer stem cells,CSC)。肿瘤细胞内一般仅有 0.01% ~ 1% 的 CSC,其成瘤能力强,即使很少量的 CSC 存活,也能不断再生长形成肿瘤,其具有很强的运动和迁徙能力,使肿瘤细胞容易发生转移,另外其能长时间处于休眠状态,具有多种耐药分子,对放化疗等抗肿瘤治疗的外界理化因素不敏感,产生较大的耐受性,能在传统经典的肿瘤治疗中存活下来,此外抗肿瘤治疗会促进肿瘤干细胞的富集及其增殖或转移,从而使抗肿瘤治疗失败。研究表明,肿瘤干细胞产生与肿瘤低氧微环境是密切相关的。肿瘤内局部缺氧时,伴随着血管紊乱和坏死细胞的出现,这不但抑制细胞的分化和增加细胞对放化疗的耐受性,还通过低氧诱导因子诱导形成新生血管和肿瘤干细胞表型,以及肿瘤微环境中存在的多种细胞因子进行共同刺激,导致干细胞样肿瘤细胞数目急剧增多,增强肿瘤细胞自我更新和向远端转移的能力,以致肿瘤复发。

CSC 在肿瘤的生长、耐药、复发和转移等方面,具有不可忽视的作用。因此肿瘤治疗的关键是有效地杀灭肿瘤干细胞,同时阻止肿瘤细胞发生表型转变和去分化形成肿瘤干细胞。

杀死 CSC 有可能是彻底根除肿瘤的最佳途径。实验表明,在体外模拟肿瘤微环境中肿瘤细胞可以产生较多的 CSC,但是当 CSC 低于一定数目进行体内移植时,常因免疫反应而失败,由此提示 CSC 的生长依赖于肿瘤微环境,在肿瘤微环境形成之前在正常微环境中其生长会受到极大的限制。因此,靶向肿瘤微环境有可能直接阻止 CSC 的产生,进而防止肿瘤的复发。

根据 CSC 的特征及其参与的信号通路,以及与肿瘤微环境的密切关系,可采用一些靶向策略特异性清除或杀伤肿瘤干细胞。

1. 靶向 CSC

相比肿瘤细胞,肿瘤干细胞表面存在多种高表达的标记物,而标记物随肿瘤类型不同而不同。如对于胰腺癌和乳腺癌,CD44 分子高表达,对于肝癌及骨肉瘤,CD90 高表达,对于脑胶质瘤、乳腺癌、转移性结肠癌及前列腺癌,CD133 分子高表达。将抗肿瘤药物借助这些标记物靶向递送到肿瘤干细胞将有助于提高干细胞对药物的靶向摄取效率,增强抗肿瘤效果,并减少肿瘤的复发和转移,改善预后效果。如在碳纳米管表面修饰靶向脑肿瘤干细胞的 anti-CD133 抗体(anti-CD133-SWNT)构建的纳米递药系统,CD133+ 的脑肿瘤干细胞能对其选择性摄取,与 CD133- 的肿瘤细胞相比胞内浓度明显升高,结合光热治疗后,脑肿瘤几乎治愈,治疗效果显著优于普通未修饰的碳纳米管。又如透明质酸(HA)能与 CD44 特异性结合,多种 HA 修饰的脂质体、固体脂质纳米粒等纳米递药系统均能有效地靶向肿瘤干细胞,提高细胞摄取率,显著提高抗肿瘤效果。

在肿瘤干细胞中还存在 ABC 转运体高表达。ABC 转运体随肿瘤类型不同而不同。如人黑色素瘤干细胞中高表达 ABCB1 和 ABCB5 转运体,乳腺癌干细胞中高表达 ABCG2 转运体,胰腺癌干细胞中高表达 ABCB1 和 ABCG2 转运体。肿瘤干细胞中 ABC 转运体的高表达是其产生耐药的重要因素之一。通过采用小分子抑制剂、基因疗法或者纳米技术等,抑制 ABC 转运体的功能,调控其表达下降,从而达到抑制药物外排和克服肿瘤干细胞耐药性的目的。

2. 靶向抑制 CSC 中信号通路

在 CSC 中出现一些异常的胚胎信号通路,如 Hh 信号通路(Hedgehog signaling,Hh 信号)、Notch 信号通路和 Wnt/p-catenin 信号通路等。这些通路在胰腺癌、乳腺癌及并发性骨髓瘤的 CSC 中均被发现存在异常调控,在 CSC 及胚胎发展中调控 CSC 的分裂及组织分化。靶向抑制 CSC 中异常的这些信号通路,可影响 CSC 的生长周期,抑制其致瘤能力。

3. 靶向肿瘤微环境

肿瘤微环境由不同功能的细胞及细胞外间质(ECM)组成。ECM 可支撑并保护肿瘤,具有复杂的组成,如多糖、胶原蛋白、细胞因子和生长因子等。ECM 与不同功能的细胞发生相互作用,影响一些如免疫细胞和成纤维细胞等细胞分裂分化的调控。CSC 存在于一个特殊与其关系密切的肿瘤微环境中。这个特殊的肿瘤微环境可调控 CSC 的自我更新及分化,使其维持在休眠状态而不受化疗的影响。肿瘤微环境为 CSC 治疗提供了一条新的治疗途径。ECM 成分及相关细胞都有可能成为杀死肿瘤干细胞的重要因素或靶标。

目前,对 CSC 具有特异选择性毒性的药物比较少,文献报道的有盐霉素、姜黄素和萝卜硫素等。这些药物大多存在水溶性差,毒性较大,体内药动学性质不理想如消除快和生物利用度低等缺点。如水难溶性盐霉素具有很强的神经和肌肉毒性,因此限制了其临床应用。姜黄素多种肿瘤的 CSC 都有抗增殖作用,然而其水溶性差,生物利用度低、代谢清除快。纳米给药系统可克服这些抗肿瘤药物的诸多缺点即"不成药性",如水溶性差、稳定性差和非特异性细胞毒等,可延长体内循环时间,并实现药物的靶向输送。

(郭新红,乔永辉)

第五章　微载体系统

第一节　脂质体

脂质体(liposome)系指将药物包封于类脂质双分子层形成的薄膜中间所制成的超微型球状药物载体制剂,属于微粒给药系统。脂质体根据其结构所包含脂质双分子层的层数可分为单室脂质体和多室脂质体。含有单一双分子层的称为单室脂质体,其中粒径在$0.02 \sim 0.08$ μm又称为小单室脂质体(single unilamellar vesicles,SUV),粒径在$0.1 \sim 1.0$ μm又称为大单室脂质体(large unilamellar vesicles,LUV),后者经过膜过滤可得小单室脂质体。含有多分子层的称为多室脂质体(multilamellar vesicles,MLV),粒径在$1.0 \sim 5.0$ μm。脂质体和靶细胞之间是通过内吞、融合、接触释放、吸附、脂质交换等方式起作用的。作为药物载体,脂质体可用于肿瘤、心血管疾病、感染性疾病和皮肤疾病等的治疗,其常见的给药方式包括静脉注射,肺部给药、口服给药、皮下注射、肌肉注射、眼内给药、皮肤给药等途径。除可包封药物外,脂质体还可用作基因导入疗法的载体;可包封血红蛋白成为血液替代品;包裹磁共振造影剂成为靶向性造影剂;食品、化妆品等行业。脂质体结构如图5-1所示。

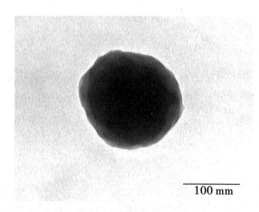

100 mm

图5-1　多室脂质体

一、脂质体的构成及性质

(一)　脂质体的构成

脂质体是人工制各的类脂质的球状微囊,由 1 个或多个类脂双分子膜包裹着水相介质组成。脂质体的组成成分主要是磷酸类脂物质,胆固醇及其兼亲性分子的混合物。这些物质组成脂质体结构。使其能够携载各种亲水的、疏水的和两性的物质,它们被包入脂质体内部水相,或插入类脂双分子层或吸附、偶联在脂质体的表面。双分子层中加入适量胆固醇可大大增加脂质体的稳定性,使磷脂的氧化降低。大量实验证明,当膜中胆固醇与磷脂的摩尔比为 1∶1 时,脂质体的稳定性最好。

膜的流动性是指脂质体的一个重要物理性质,在相变温度时膜的流动性增加,被包裹在脂质体内部的药物释放速率最大,因此膜的流动性直接影响脂质体的稳定性。胆固醇可以调节膜的流动性,可称为"流动性缓冲剂"。胆固醇对磷脂的相变具有双向调节作用。在相变温度以上时,它能抑制磷脂分子中脂肪酰链的旋转异构化运动,降低膜的流动性;在相变温度以下时,膜脂处于晶态排列,它又可诱发脂肪酰链的歪扭构象的产生,阻止晶态的出现。

(二)脂质体的性质

1.脂质体的相变温度

脂质体由磷脂双分子膜组成,该膜的物理性质与温度有很大关系。当温度较低时,膜中磷脂分子的酰基侧链变为无序排列,膜有"膜晶相"转为"液晶相",厚度减少,流动性增加,此时药物的释放速率大大增加,该温度即为相变温度。脂质体的相变温度取决于磷脂的结构,酰基侧链越长,脂质体相变温度越高。胆固醇为膜流动性的调节剂。两种不同磷脂组成脂质体,若它们有各自的相变温度,其脂质体膜可以存在胶晶相和液晶相,即相分离。膜的相分离使膜产生区块结构,增加药物的透过性。

2.脂质体的荷电性

磷脂头基在溶液状态下会发生解离而表现荷电性,从而使脂质体整体具有一定 zeta 电位。在 pH 中性溶液中,脂质体的主要膜材 PC(磷脂酰胆碱)类磷脂荷电为零,所以脂质体 zeta 电位绝对值很低。脂质体的药物包封率、稳定性、靶向性等都与其荷电性有关。

3.脂质体的粒径

包封率和稳定性对脂质体粒径大小和分布均匀程度均有影响,脂质体的粒径直接影响脂质体在机体组织的行为和处置。其测定的方法主要包括显微镜法、电子显微镜法、Coulter 计数法、激光散射发、离心沉降法和微孔滤膜-吸光度法等。脂质体粒径大小的主要影响因素是制备方法。

4.脂质体的稳定性

(1)化学稳定性:在 pH 值 6.5 时脂质体最稳定,水解速率常数最小。水解产物可以使脂质体混悬液的 pH 值下降,加速脂质体的进一步水解。因此脂质体的混悬液中加入缓冲溶液,使 pH 值稳定在脂质体最稳定的 pH 值范围。磷脂分子中都含有不饱和的酰基链,是其过氧化降解的薄弱环节。金属离子、光纤及其他形式的辐射、某些有机分子、较高的 pH 值等均可加速类脂的自动氧化。

(2)脂质体的物理稳定性:脂质体粒径的大小影响其在体内的稳定性。大的脂质体缺乏血管通透性,不能通过肝血管的细胞间隙,易被网状内皮系统吞噬,故在体内的半衰期较短。小于 150 nm 的脂质体可以减少肝、脾的摄取。单室脂质体(20~50 nm)能增加靶部位的聚集和延长其在血液中的半衰期。含有卵磷脂的脂质体的粒径在贮存期间发生改变,一般可在膜中加入带电荷的成分。当膜中的成分因发生化学降解反应,或者双分子层因温度变化发生相分离,应合理选择双分子层的组成加以克服。有时脂质体在体内与血浆成分结合发生相分离,使其稳定性受到破坏。药物脂质体的稳定性与所包裹药物性质密切相关。脂溶性好或水溶性特别好的两类药物为脂质体包裹的最佳药物。脂溶性或水溶性都不好的药物,既不易包于脂质体内,且稳定性也差。周围环境因素如温度、pH值、外力、胆盐等表面活性剂、冷冻融熔等均影响脂质体的稳定性。如脂质体在发生相变时,通透性增加。用相变温度较低的类脂制备脂质体,当机体全身或局部温度升高就可引起脂质体内容物渗漏。

二、脂质体的分类

(一)热敏脂质体

热敏脂质体(thermosensitiveliposomes)又称温度敏感脂质体,是指在高于生理温度的条件下有效地释放药物到靶部位的脂质体。构建脂质体的磷脂都有特定的相变温度(transition temperature,Tc),在低于 Tc 时,脂质体保持稳定;达到 Tc 时,磷脂分子由原来排列紧密的全反式构象变为结构疏松的歪扭构象,膜的流动性和通透性增加,包封的药物释放速度增大。选择 Tc 高的磷脂即可构建热敏脂质体,使其对于肿瘤等疾病的治疗效果显著增强。迄今为止,热敏脂质体已被尝试用于大分子物质、抗生素及抗肿瘤药物的载体,其中作为抗肿瘤药物载体的研究较为深入。

热敏脂质体实现了药物在病变部位的靶向释放,但仍存在问题:①注入体内后,易被网状内皮系统(RES)摄取;②在病变部位的聚集是被动靶向分布,特异性有限;③加热时间过长可造成正常结缔组织损伤;④脂质体的稳定性和包封率仍有待提高。为了克服这些缺点,近年来又出现了许多新型热敏脂质体。如 Maruyama K 将神经节苷脂(GMI)嵌在阿霉素热敏脂质体表面,制备了阿霉素长循环热敏脂质体,明显增加了药物的血循环时间,而且药物的体内分布也发生了较大变化。

(二)pH 值敏脂质体

pH 值敏脂质体(pH-sensitive liposomes)是指在低 pH 值时脂肪酯羧基质子化而引起六角相形成,导致膜融合而达到细胞内靶向和控制药物释放的功能性脂质体,是用含有pH 值敏感基团的脂质制备的,可在一定程度上避免溶酶体降解并增加包封物摄取量和稳定性,有效地将包封物转运到胞浆。基于肿瘤间质液的 pH 值比正常组织低,应用 pH 值敏脂质体载药能获得较非 pH 值敏脂质体更好的转移效果。此外,pH 值敏脂质体在基因治疗中也得到了应用。Dzau VJ 等利用病毒细胞融合脂质体的特点,将日本血细胞凝集病毒(HVJ)与脱氧寡核苷酸或质粒 DNA 脂质体复合,能诱导 DNA 直接进入细胞浆。为增加其靶向性,已有 pH 值敏免疫脂质体的报道。实验表明,细胞摄取脂质体包封的抗-myb 寡核苷酸比摄取游离型寡核苷酸量高 3 到 5 倍。pH 值敏免疫脂质体能提高寡核苷酸在人骨髓和淋巴白细胞内的转运。为解决被 RES 摄取而从血流中快速清除的弊端,Slepushkin VA 等应用 PEG-PE 插入脂质双层中而显著延长其在血流中时间,同时不改变脂质体对 pH 值的反应能力。王弘等制备了反义寡核苷酸 pH 值 敏前体脂质体。pH 值敏脂质体的开发为大分子药物人工基因片段的胞内投递提供了手段。随着脂质体生产工艺研究的深入和不断完善,pH 值敏脂质体将成为临床治疗中的一种重要手段。

(三)阳离子脂质体

阳离子脂质体(cationnic liposomes,CL)又称阳性脂质体、正电荷脂质体。是一种本身带有正电荷的脂质囊泡。它可作为荷负电物质的传递载体,特别适用于蛋白质、多肽和寡核苷酸类物质、脱氧核糖核酸(DNA)、核糖核酸(RNA)等。所以在基因治疗方面有独特应用。制备 CL 的阳性成分多为合成的双链季铵盐型表面活性剂,具有体外稳定性好,体内可被生物降解的特点,但有一定的细胞毒性。在癌症的基因治疗中,CL 介导的基因转染的研究最为广泛。Kao GY 等将抗胸腺髓质(CD4)单克隆抗体和去唾液酸胎球蛋白(AF)通过 PEG 的衍生物(PDP-PEG)分别交联到二硬脂酰磷脂酰乙醇胺(DSPE)分子上也制得了靶向脂质体。含抗 CD4 的脂质体将报告基因靶向导入人结肠腺癌细胞系(HCL-15)和 T 淋巴瘤细胞系(H9),含 AF 的脂质体靶向人肝癌细胞系(HepG2)。Parker SE 等进行了用 CL(DMRIE/DOPE)介导人白细胞介素导入肿瘤细胞(鼠 B16 细胞,人肿瘤细胞系和活组织原代培养物)的研究,取得了一定的效果。此外,CL 在囊性纤维化、肺炎、肾炎等的基因治疗中也具有可行性。国内有很多观察 CL 在基因治疗中转染效率的实验,均证明 CL 提高了转染效率,而且存在细胞差异性。

体内外试验均已证实,CL 可用于介导许多组织细胞的基因转移,即可转染体外培养细胞,也可转染体内组织细胞,是一种有发展潜力的基因运载系统。但如何更有效地利用基因导向治疗恶性肿瘤和其他疾病,还要通过合成更好的阳离子脂质,寻找适宜的附加成分,改进制备方法等途径实现。

(四)免疫脂质体

为提高脂质体在体内的靶向作用,20 世纪 80 年代初发展了用单克隆抗体修饰脂质体制成免疫脂质体(immunoliposomes)作为药物释放载体的新技术。由于单抗具有高纯度、高特异性的特点,在与药物偶联后可选择性地作用于靶细胞,不仅提高了局部药物浓度,减少对正常细胞的毒性,可大量给药,而且它在血中的半衰期长,作用持久。免疫脂质体可用于各种疾病治疗,但研究最多的还是用于肿瘤导向治疗。

免疫脂质体的靶向治疗技术是通过将载药脂质体与单克隆抗体或基因抗体共价结合成免疫脂质体,借助抗体与靶细胞表面抗原或受体结合的作用,经接触释放、吸附、吞噬、吞饮及融合等方式,释放出包封的药物,来特异性的杀伤靶细胞,而达到治疗的目的的技术。

免疫脂质体又可分为:第一代免疫脂质体(IML)是指连有单克隆抗体的脂质体。通过单克隆抗体与靶细胞的特异结合,将脂质体包载的药物导向靶组织,赋予脂质体主动靶向性;第二代免疫脂质体 此技术包括 PEG 含有的长循环脂质体,使抗体或配体结合到脂质体表面;第三代免疫脂质体 为了增加长效脂质体的靶向性,将抗体或其它配体连接于长效脂质体表面上的聚合物(如 PEG)链的末端上,从而避免了 PEG 链对靶向部位识别的干扰,得到一种新型脂质体。

(五) 长循环脂质体

长循环脂质体(long circulating liposomes)又称长效脂质体。目前研究的较多的是立体空间稳定型脂质体,是一种表面含有天然或合成聚合物修饰的类脂衍生物的新型脂质体。它在血液中驻留时间延长,从而延长药物作用时间,具有长效作用。

现阶段的长循环脂质体有两类:含神经节苷脂的仿红细胞脂质体和聚乙二醇衍生物修饰的 PEGs 脂质体。含神经节苷脂增强膜刚性,降低血液成分破坏,减少 MPS 的摄取,脂质体在血液中的滞留量与被 MPS 摄取量的比值高于传统脂质体几十倍,但含神经节苷脂难以大量获得,具有一定的免疫毒性。1990 年 Blume 等研制出 PEGs 脂质体,该脂质体表面富含聚乙二醇–二硬脂酰基磷脂酰乙醇胺衍生物(PEG–DSPE)。PEG–DSPE 是两亲性线型聚合物,它们在脂质体表面交错覆盖成致密的构象云,形成较厚的立体位阻层,阻碍了 MPS 的作用(因此又称为立体稳定脂质体)。而且 PEG–DSPE 有很长的极性基团,增强脂质体的溶剂化作用,有效阻止其表面的调理作用,降低 MPS 对脂质体的亲和力。正是 PEGs 脂质体使盐酸多柔比星脂质体上市成为可能。

长循环脂质体由于含有亲水基团而能阻止血液中许多不同组分特别是调理素与其结合,从而降低与单核吞噬细胞系统 MPS 的亲和力,可在循环系统中稳定存在并使半衰期延长,增加肿瘤组织对它的摄取。还由于肿瘤部位及感染、炎症部位病变引起毛细血管的通透性增加,含有药物的长循环脂质体能增加药物在这些部位的聚集量;又由于脂质体药物的缓释直接作用于病变部位,增强了治疗效果。此种增加药物的治疗指数的机制称为"被动靶向"。长循环脂质体的被动靶向作用已在许多动物模型上进行了研究。如小鼠结肠癌、乳腺癌、淋巴癌及人类癌症模型等,并验证了其体内靶向作用。如有人用实验表明,阿霉素的长循环脂质体比游离阿霉素静注后在肿瘤组织中的药物浓度增加 4–16 倍。又如,由人体免疫缺乏病毒(HIV)引起的卡巴氏瘤(KS),其癌变部位的血管通透性显著增加,长循环脂质体可将高于正常皮肤 5~11 倍的阿霉素输送到 KS 部位,其总体有效率高于 80%,而且可降低阿霉素的心毒性等毒副作用。

PEG 化脂质体延长血循环时间的机制目前还不完全清楚,初步认为有以下两种因素:一是立体位阻假说:PEG–PE 是一线性聚合物,其在脂质体表面呈部分延展的构象。有人指出,PEG–5000 能产生约 234 nm 厚度的立体位阻层,也有人估计 PEG–1900,能产生 6 nm 厚度的立体位阻层。这一立体位阻层犹如一把"刷子",将靠近的大分子或脂蛋白复合物推离脂质体,从而减弱血中各种成分的作用,特别是血浆蛋白的调理作用及随后的 RES 摄取作用,同时脂蛋白的交换、磷脂酶的水解等均受到有效抑制。二是提高膜表面亲水性:PEG–PE 有很长的极性基团,能提高脂质体表面的亲水性,从而提高了 MPS 对其吸收破坏作用的能量,有效组织了脂质体表面与血白蛋白的调理作用,并降低了脂质体的 MPS 的亲和作用。一般认为,立体位阻和提高膜表面的亲水性两个因素同时存在,共同作用,使 PEG 化脂质体成为一种长效脂质体。

（六）磁性脂质体

磁性脂质体是脂质体中掺入铁磁性物质制成,在体外磁场的作用下,把抗肿瘤药物选择性的输送和定位于靶细胞,从而降低药量,减少毒性,提高疗效。在交变磁场作用下,达到靶区的磁场粒子能迅速升温至有效治疗温度,导致肿瘤细胞坏死,而无磁性脂质体的正常组织则不受损伤,日本的 KUBO 等报道应用磁性多柔比星脂质体磁靶向治疗仓鼠骨内瘤,结果显示,应用磁性多柔比星脂质体导向治疗与单纯静脉滴注多柔比星溶液相比,具有明显的抗肿瘤活性,同时应用磁导向治疗可减少多柔比星引起的机体质量减轻现象。磁性脂质体可直接观察到磁性微粒,如图5-2所示。

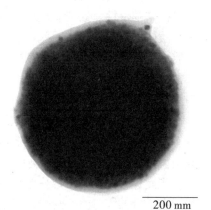

200 mm

图 5-2　磁性脂质体

（七）膜融合脂质体

膜融合脂质体是一种低毒高效的新型基因导入载体,可与特定病毒如人免疫缺陷病毒、流感病毒,仙台病毒等融合,继而将这些病毒特异性的导入到靶细胞内。目前膜融合脂质体主要应用于介导蛋白质类药物,介导基因药物及作为疫苗载体。胡英等制备阳离子膜融合脂质体包裹 DNA 体外转染及稳定性研究表明,阳离子膜融合脂质体介导的DNA 转染效率42.3%,明显高于阳离子脂质体介导的 DNA 转染效率23.9%,且具有很好的稳定性。

（八）柔性脂质体

在普通脂质体中加入某些表面活性剂如胆酸钠、脱氧胆碱钠等即为柔性脂质体,是一种新型的皮肤给药转释系统,可转运各种极性药物透过皮肤,具有柔韧性好,渗透性强的特点。

（九）新型脂质体释放载体

随着研究不断深入,又出现了新型载体脂质体。一种是先制备含药明胶微球或环糊精包合物,外面包上脂质双层,构成有固态核心的脂质体。由于明胶微球遇水成为胶体溶液,黏度变大,延缓药物的释放或扩散过程,稳定性好并能达到长循环的目的。其中稳定性常数大,溶解度小的环糊精是理想的包合物材料。一种是长循环免疫脂质体,将其表面连接抗体制成,使脂质体在不接触调理素的情况下,抗体仍能与抗原发生作用,达到靶向目的。Torchinlin VP 等用含抗心肌球蛋白抗体的 PEG-脂质体进行了体内试验,进一步确证一定条件下 PEG 修饰的长循环脂质体可在其表面接上抗体达到靶部位。还有人研究了用磷脂复合材料成功制备脂质体的报道。

三、脂质体的体内分布及靶向性

一般而言,游离的药物在体内分散到各个脏器的概率基本上是相同的,脂质体药物则可以有效改变药物在体内的分布,可以将药物靶向到预期位点,以增强药物疗效,减小药物剂量。同时也能直接引导药物远离那些对毒性作用特别敏感的体内位点,从而降低药物对机体的毒性。这类脂质体尤其是在抗肿瘤及抗癌症药物中应用的特别多。在制备这类脂质体的过程中加入一些特殊的组分,利用它们与细胞具有特异性结合的特点来提高脂质体药物的靶向性,从而提高药效。如陆伟跃等人研制的叶酸—脂质体,它可以有效提高被包裹药物的靶向性,实验表明 Hela 细胞摄取叶酸—脂质体量比脂质体高 4 倍左右,药物能显著靶向富集 F 受体的肿瘤细胞。

由于脂质体的特殊结构和在体内的理化稳定性,因此可将药物包封于脂质体中,这样只有经组织中酶的分解才能将药物逐步释放;在循环时,药物亦不受血浆中酶的作用,可充当血液中的"药库";在体循环时几乎不被排泄,可延长药物在血浆和组织中的滞留时间。脂质体包裹药物可以作为储存形式,使包埋的内含物能缓释。这种维持释放的特性能用来连续治疗,通过血循环或局部位点给药延长药物水平的周期,增加持续作用时间,并减少给药频率。尤其对于那些毒性较高的药物,为了减少其使用的剂量,延长作用时间,可以使用脂质体进行包埋处理。

四、脂质体的制备及评价

(一)脂质体的制备

1. 类脂薄膜水化法

将类脂及疏水性抗原混合物溶于有机溶液(如氯仿溶液),置圆底烧瓶内经减压旋转蒸发-除去氯仿形成脂质干燥薄膜,然后加磷酸缓冲盐水(PBS)振荡使脂质充分分散,可加入玻璃小珠或短暂超声处理促进这一过程即形成多层脂质体(MLV)。

2. 冻融法

用超声处理类脂薄膜水化形成的多层脂质体悬液至澄清,可得单层脂质体(SUV),加入抗原后,置液氮速冻,然后置室温融化,最后再作一次短暂的超声处理。这种方法可获得抗原掺入量高、膜通透性低的大脂质体。

3. 冻干再水化法

将含有抗原的多层或小单层脂质体悬液置于冻干机中冷冻干燥成粉末,在使用前加水重新水化制成 DRV 脂质体。用各种方法制成的带抗原脂质体都可以经冻干处理,重新水化后,抗原大部分不损失,定位也不改变,且不损害免疫抗原性。冻干法的脂质体也适用包埋酶的固定化。

4. 乙醚注射法

磷脂溶于乙醚中,缓慢地注射到溶有抗原或抗体及标记物的水相。水相保持温度在乙醚沸点之上,乙醚蒸发过程与水相接触、磷脂被分散而融合形成大小较为均一的脂质体。

5. 反相蒸馏法

将溶有抗原或标记物的水相混悬于溶有磷脂的有机溶剂中,经超声波处理,便产生一种稳定的单分子磷脂层的液滴——翻转微粒,通过减压旋转蒸发,逐步去掉有机溶剂提高翻转微粒的浓度,直到成为一种胶体,这时一部分微粒开始变得不稳定,释出微粒中的水分,与相邻的微粒融合形成脂质体。此法得到的是单层脂质体,并可根据需要改变脂质体的大小。

6. Ca²⁺-EDTA 螯合法

先通过超声波处理将磷脂制成负电荷性的空白脂质体,然后加入 Ca^{2+},使之相互融合,再加入磷酸盐缓冲液(含抗原)充分震荡。最后加入 EDTA 螯台 Ca^{2+},除去之,即可得包含抗原的 LUV 型脂质体。

7. 反胶束法

将 60 mg 的大豆磷脂,30 mg 胆固醇溶于 10 mL 癸烷中,经超声振荡 3~5 min,即可形成白色反胶束液滴,适量蒸馏水加入带有导管的锥形容器中,控制在容器液面,将几滴含大豆磷脂、胆固醇、癸烷(10∶5∶85)混合溶液铺展水面。400 μL 经修饰硬脂酸分子的抗原溶液注入有机相中,在重力作用下,反胶束穿过油,水界面单分子膜时,修饰有抗原的磷脂膜自动包被在其外层形成免疫脂质体。

(二)评价

不同制备方法产生的脂质体有较大的差异。如反胶束法、乙醚注射法一般只能制造小单质脂质体(SUV),由于 SUV 脂质体包封容积小,只用于低分子量的抗原。类脂薄膜水化法、冻干再水化法适用于制备包封容积大的脂质体,尤其是冻干再水化法制各工艺温和,适用于具有结构活性药物。大分子的抗原及生物活性物质,包埋酶的固定化。脂质体的制备技术不但要考虑与其功能相适应的脂质体的大小及均匀性,脂类组成及所带电荷,还有脂质体的机械强度,降解速度及包封率。

在脂质体制各技术的新进展中,有一种称为立体稳定脂质体(SSL),它是用聚合物[如聚乙二醇(PEG)等]包被在脂质体微球表面使其牢固稳定,因 PEG 的惰性屏蔽作用能够逃脱机体免疫系统的防御攻击,故又称为隐蔽脂质体。SSL 可长时维持在循环中通过有关受体结合和中和病原体或缓解炎症。

由于脂质体的发现和应用给医药制剂工业注入了新的活力,因此国外众多学者对脂质体应用领域的开拓、制备方法的改进及分离富集方法进行了大量的研究工作。我国在脂质体的制备及其在医药制剂上的应用等方面展开了研究,并取得了一些成果。但总的说来,在这方面的研究尚存在着许多难题,缺乏涉及脂质体在体内的作用途径及如何影响体内分布等方面的认识。因此,在这方面还望更进一步的研究,寻求一些高效的脂质体制备方法,提高脂质体药物的稳定性、靶向性。

第二节　固体脂质纳米粒

固体脂质纳米粒(solid lipid nanoparticles,SLN)是 20 世纪 90 年代初发展起来的一种新型药物纳米载体,它是指粒径在 10~1 000 nm 的固态胶体颗粒,以固态天然或合成的类脂如卵磷脂、单硬脂酸甘油酯等为载体,将药物包裹或夹嵌于类脂核中制成固体胶粒给药系统。这种新型胶质载体使用生物相容的类脂作为载体基质,生物相容性好、可控制药物释放及具有良好的靶向性,既具备聚合物纳米粒物理稳定性高、药物泄漏慢的优势,又兼具了脂质体、乳剂的毒性低、能大规模生产的优点,是一种极有发展前景的新型给药系统的载体。

一、微米和纳米粒给药系统的发展

(一) 晶化制备微米粒

最初为了获得微米尺寸的药物颗粒,所用的方法是将之微晶化。微晶化就是利用研磨设备将药物体研磨到微米尺寸,所用研磨设备有振动磨、流体磨和胶体磨等。如果要进一步将颗粒从微米级降低到纳米级,这些传统设备就不再有效了。

(二) 胶体载体给药系统

1. 聚合物纳米粒载体(polymeric nanoparticles)

1976 年,Birrenbach 等首次提出纳米粒的概念和制备方法。1979 年,Couvreur 等首次制备了体内可生物降解的聚氰基丙烯酸烷酯纳米粒,给纳米粒在医药领域中的应用带来希望。聚合物纳米粒是由于天然大分子材料或合成的聚合物材料,用分散单体的聚合法或聚合物的分散法等方法制备而成。聚合物系统的特点是便于化学修饰,包括嵌段和梳妆聚合物的合成,具有靶向性和控释性。聚合物纳米粒的问题是制备过程中可能带来有潜在毒性的物质,如有机溶剂、残留单体、聚合反应引发剂等,和缺乏大规模的生产方式。由于聚合物纳米粒在制备过程中所用的生物降解性高分子材料在细胞吞噬降解后也常产生细胞毒性。

2. 脂肪乳(fat emulsion)和脂质体(liposomes)

19 世纪 60 年代,第一个静脉脂肪乳(Intralipid,英脱利匹特)由 Wretlind 研制作为静脉营养用于临床。对亲脂性药物来说,这是一种全新的载药系统,亲脂性药物能被载入细小的油滴中。上市药剂产品有 Diazemuls 和 Diprivan。这种载药系统的主要优点是减少了因注射引起的副作用。然而,不利的是含药乳剂物理稳定性差,原因是 ξ 电位(zeta potential,ZP)降低,导致凝聚、药物释出、破乳。

脂质体于 19 世纪 60 年代由 Babgham 首次提出,在 20 世纪 70 年代被引入用于载药体系。它是球形的胶体结构,由一层或多层磷脂组成(大多数情况下是磷脂酰胆碱),亲脂性药物可包封于脂质双层膜中,亲水性药物则溶解于水相内核中。上市药剂产品有抗生素类药,如 Ambisome(两性霉素 B 脂质体注射液);抗肿瘤药,如 DaunoXome(枸橼酸柔红霉素脂质体)和 Doxil(盐酸多柔比星脂质体)。这些产品能减少载入的高活性药物的毒副作用及增加治疗效果。阻碍脂质体发展的主要是其储藏时的稳定性差、生产重现性差、低的包封率和药物泄漏及靶向性不明确、不能被单核巨噬细胞清除。

3. 固体脂质纳米粒

固体脂质纳米粒(solid lipid nanoparticles,SLN)合并了聚合物纳米固体基材控制释放的优点,和 O/W 脂肪乳生理相容、可生物降解、并可大规模生产的优点;同时避免了二者的明显缺点——聚合物纳米粒制备时使用的有机溶剂在技术上不可能完全去除,脂肪乳中药物的爆释现象。潜在的缺点是载药量低,在储藏期间脂质多形态的转换导致药物释出,另外,分散相中含水量较高也可以导致药物释出。

二、固体脂质纳米粒的优点

固体脂质纳米粒具有以下优点:①颗粒尺寸小,平均粒径在纳米尺度,可用于注射给药;②生理可接受,在制备过程中无有机溶剂、有毒聚合物单体等有毒残留物;③对亲脂性药物有足够的载药能力,通过工艺调整,还可以包封亲水性药物;④延长药物释放达数天至数周;⑤其水分散系可长期稳定达 3 年,通过冷冻干燥或喷雾干燥还可制成固体粉末;⑥通过对其表面进行特征修饰,可控制靶向特定组织(靶向给药);⑦有足以供应市场的大规模工业化生产方式;⑧价格相对较为低廉。

三、固体脂质纳米粒的制备

(一) 制备 SLN 的载体材料

SLN 的基质材料为具有生理相容性和生物可降解性的、高熔点的天然或合成固体脂质,包括:①三酰甘油酯,如三硬脂酸甘油酯、三月桂酸甘油酯(dynasan 112)、三肉豆蔻酸甘油酯(dynasan 114)、三棕榈酸甘油酯(dynasan 116)、三油酸甘油酯等中长链脂肪酸甘油酯;②部分甘油酯,如单硬脂酸甘油酯(imwitor 900)及二十二酸单、双、三甘油酯的混合物(compritol 888);③脂肪酸类,如硬脂酸、棕榈酸、癸酸、二十二烷酸等;④类固醇类,如胆固醇;⑤蜡类,如微晶石蜡、鲸蜡醇十六酸酯(dynasan 118)、鲸蜡醇棕榈酸酯等。

(二) 制备 SLN 的乳化剂

乳化剂可影响 SLN 的表面性质,降低表面张力,促进粒子分离,减少粒子聚集而达到稳定 SLN 的作用。乳化剂的种类、浓度均可显著影响 SLN 的质量。与单一乳化剂相比,使用混合乳化剂可降低粒径,提高稳定性。制备 SLN 时常用的乳化剂包括:①非离子型表面活性剂类,如 Poloxamer 188、182、407、908,Tween 80 等;②阴离子型表面活性剂类,如胆酸盐类,包括胆酸钠、甘胆酸钠、牛磺胆酸钠、去氧牛磺胆酸钠等;③两性离子型表面活性剂类,如磷脂类,包括大豆磷脂(Lipoid S75、Lipoid S100)、蛋黄磷脂(Lipoid E80)、卵磷脂(Epikuron 170、Epikuron 200);④短链醇类,如丁醇等。

(三) SLN 的制备方法

1. 高压乳匀法

高压乳匀法(high pressure homogenization,HPH)是制备 SLN 最常用的、可靠而高效的方法。在高压(通常为 100~2 000 bar,1 bar $= 10^5$ Pa)的作用下使流体通过一个只有几微米的狭缝,在突然减压膨胀和高速冲击碰撞的双重作用下,流体的速度可以达到1 000 km/h,在其内部形成很强的湍流和涡穴,同时在极高的剪切力的作用下,使颗粒尺度达到纳米级。

高压乳匀法又可分为热匀法(hot homogenization technique,HHT)和冷匀法(cold homogenization technique,CHT)。热匀法在高于脂质熔点以上的温度下来制备 SLN。将脂质和药物在高于脂质熔点 5 ℃左右的温度下熔融,并与相同温度的表面活性剂水溶液混合,通过高速搅拌制备热的初乳,将制得的初乳在高于脂质熔点的温度下高压乳匀,一般在500 bar的压力下乳匀3次,得到的微乳在室温下冷却、固化形成SLN。冷匀法的第一步工艺与热匀法相同,即将药物和脂质熔融混合,然后迅速冷却形成固态含药脂质(可借助于干冰或液氮),冷却速度越快越有利于药物在脂质中的均匀分布。将此固态含药脂质在低温条件(增加脂质的脆性,利于研磨成粒)下研磨至微米尺度(50~100 μm),然后将含药固态脂质微粉分散于乳化剂水溶液中,得到初混悬液,在室温(或低于室温)条件下进行高压乳匀(一般在500 bar压力下循环5次)得到SLN。

热匀法和冷匀法均可用于制备脂质浓度为40%以上的SLN,而且在一般情况下得到的SLN粒径分布较窄(多分散指数<0.2)。对于热匀法而言,一般温度越高,内相脂质黏度越小,形成的SLN粒径越小,大多数通过热匀法制备的SLN粒径在500 nm以下。但高温易引起温度敏感性药物的降解,不适合于热不稳定性药物;在乳化过程中,药物易从熔融脂质中分配到水相中,不适合亲水性药物;此外,微乳结晶过程复杂,易产生多晶型和过冷态。而冷匀法可以克服上述不足,但冷匀法制得的SLN粒径较大且分布较宽。

与其他制备SLN的方法相比,高压乳匀法操作简单,易于控制,避免采用对人体有害的有机溶剂等附加剂,适合于工业大生产。Goula等以非乙氧基脂质(如鲸蜡醇十六酸酯)为基质,以辅酶Q10为模型药物,研究了HPH法制备局部给药SLN的标准化扩大生产和工艺方法,认为生产2~10 kg的SLN可以采用连续型改良Lab 60乳匀机,生产10~50 kg的SLN可采用非连续型乳匀机,而计算机控制的多个乳匀机联合工作可以生产300 kg以上的SLN,理想压力为500 bar,最佳乳化次数为2~3次。

2. 溶剂乳化挥发法

溶剂乳化挥发法(solvent emulsification—evaporation)是将脂质材料溶于与水不相混溶的有机溶剂后在水相中乳化,在减压下随有机溶剂蒸发,脂质微粒在水相介质中沉淀形成纳米粒分散体。用此法获得的SLN平均粒径为30~100 nm,主要受脂质含量和乳化剂种类的影响。此法的优点是避免了在制备过程中与热环境的接触,适用于热敏性药物。但是与热匀法相比,残留的有机溶剂可能产生毒性,而且由于脂质在有机溶剂中的溶解度有限,制得的SLN分散体浓度较低。

3. 溶剂乳化扩散法

溶剂乳化扩散法(solvent emulsification—diffusion)与溶剂乳化挥发法不同的是所使用的有机溶剂具有一定的水溶性且毒性较低,如苯甲酸乙酯、乳酸丁酯等,可通过将其溶解在水中而除去。首先,将有机溶剂用水饱和以使两者达到热力学平衡,将脂质材料溶解于其中作为油相,加入含有乳化剂的用有机溶剂饱和了的水溶液中,在一定温度下进行乳化,制成O/W型乳剂。之所以要经过2步饱和,是为了防止在制备乳剂过程中水和有机溶剂相互扩散溶解,不利于乳剂的形成。随后向其中加入过量的水(通常为1:5~1:10),随着乳滴中的有机溶剂向水中溶解扩散,溶解在有机溶剂中的脂质固化形成SLN。采用此法并选用恰当的处方,可以制得100 nm以下、多分散指数较低的SLN。但此法制得的SLN分散体浓度较低,需借助于超滤或冻干使其浓缩,这一点与微乳法类似。也有人用"溶剂注入法(solvent injection)"制备SLN,即采用丙酮、乙醇、异丙醇、甲醇等可与水混溶的有机溶剂将脂质溶解,在不断搅拌下用注射器滴注到水相中,随有机溶剂向水相中扩散使脂质沉淀形成 SLN,其原理与溶剂乳化扩散法相似,所得 SLN 的粒径主要与有机溶剂及脂质浓度、注入量及黏度有关。

4.水相溶剂扩散凝聚法

水相溶剂扩散凝聚法(solvent diffusion method in aqueous system)以溶剂乳化扩散法制备聚合物纳米粒的原理为基础,所使用的有机溶剂具有一定的水溶性,且制备过程中不需要蒸发有机溶剂,随有机溶剂向水相扩散使脂质溶解度降低而沉淀,并同时调节 pH 值改变粒子的 Zeta 电位使其发生凝聚,从而达到与有机溶剂分离的目的。

5.微乳法(microemulsion method)

微乳是由亲脂相(如脂质)、表面活性剂、辅表面活性剂和水相所组成的澄清、透明的热力学稳定的溶液。用微乳法(microemulsion method)制备 SLN 分为 2 步。第一步,制备微乳。温度控制在脂质熔点以上,将约10%的熔融脂质与15%温度相同的表面活性剂、10%以上的辅表面活性剂及水混合均匀,轻微搅拌形成外观透明、热力学稳定的 O/W 型微乳体系。第二步,冷却固化。在不断搅拌下用自动调温注射器将其加入大量的冷水(温度为2~3 ℃,体积比为1∶25~1∶50)中,乳滴沉淀形成 SLN 分散体,此分散体中固体含量较低,可借助于超滤或冻干的手段除去过量的水进行浓缩。

6.W/O/W 型复乳法

W/O/W 型复乳法(W/O/W double emulsion method)以溶剂乳化挥发法为基础,用于制备亲水性药物 SLN。亲水性药物被包裹在 W/O/W 型复乳的内水相中,同时还需在内水相中加入稳定剂以阻止在有机溶剂挥发的过程中药物分配到外水相,采用此法制得的色甘酸钠的包封率可达50%。

7.高速搅拌超声法

高速搅拌超声法(high speed stirring and/or ultra-sonication)这是最初用于制备 SLN 的分散技术,因操作简单、仪器易得而被广泛采用,但此法制得的 SLN 平均粒径较大,甚至达到微米级,且分布较宽。为降低粒径,需使用较高浓度的乳化剂,在制备过程中,乳化剂会进入脂质相,且浓度越高,进入脂质相的乳化剂越多,引起脂质颗粒结晶度下降,形成"过冷态";而且在静脉给药时,过高的乳化剂含量可能产生毒性。此法的另一个缺点是超声引起的金属污染问题。

8.薄膜超声分散法

薄膜超声分散法(thin—film and ultrasonic dispersion method)此法多用于制备脂质体。制备 SLN 时,将脂质和药物溶于适宜的有机溶剂中,减压旋转蒸发除去有机溶剂,形成一层脂质薄膜,向其中加入乳化剂水溶液,超声分散,可得小而均匀的 SLN。

四、药物在固体脂质纳米粒中的分布

药物在纳米载体中的分布能显著影响药物的释放。处方不同,药物在纳米粒子中的分布不同,纳米粒子与角质层中的类脂间的相互作用不同,药物的靶部位也就不同,进而

对药物经皮吸收产生的影响不同。Muller 等曾假设固体脂质纳米粒中药物以 3 种形式存在于载体中：固-溶型；药物富集于壳型；药物富集于核型。

通常，若药物熔点高于脂质材料熔点，冷却时药物会优先沉淀形成药物核心，表现出缓释行为和高包封率；若药物熔点低于脂质材料，脂质优先重结晶形成脂质核心，药物分布于外层，表现为突释行为和低包封率。药物亲脂性越强，分布于脂质核心的药物就越多，分子极性越大，包封率越低。药物包封能力是评价药物载体系统是否适用的重要指标。根据固体脂质纳米粒的包药机制，影响药物在脂相中载药量的因素有：药物在熔化脂相中的溶解度；药物熔融物和脂类熔融物的可溶性；固脂骨架的化学物理结构和脂类材料的多晶态及表面活性剂的性质等。

由于固体脂质纳米粒在重结晶过程中易形成有序的晶格结构，脂质分子之间排列紧密，致使药物的溶解度小，载药量少。而缺陷型纳米结构脂质载体就是通过加入不同类型的脂质分子，打破了分子间紧密的排列，不易形成高度有序的结晶结构，使之形成晶格缺陷，从而给予药物更多的空间，达到提高溶解度、增加载药量的目的。通常，少量液态油与固体脂质相混合制备的纳米结构脂质载体为此种类型。

最新的研究表明，除了以上 3 种结构类型外，在固体脂质纳米粒载体中，药物还有可能黏附在纳米粒子表面或者在纳米粒子表面形成束。药物包封于脂质中的形式及药物与脂质的相互作用会影响药物的经皮吸收。因此，在研究纳米粒经皮给药系统时，有必要对药物在载体中的存在形式做深入研究。

五、固体脂质纳米粒的理化性质及研究方法

（一）粒径及多分散指数

处方和工艺中的多种因素均会影响 SLN 的粒径及其分散性。一般地，脂质的分子链越长、黏度越高、用量越多，得到的 SLN 粒径越大；乳化剂的种类不同，SLN 的粒径也不同，且一般来说随乳化剂用量的增加粒径降低，加入一定的辅乳化剂也可使粒径减小。此外，采用高压乳匀法制备 SLN，当超过最佳条件时，乳匀压力和循环次数增加会使粒径增大，而且当温度低于脂质的相转变温度时粒径增加。

激光衍射（laser diffraction，LD）和光子相关光谱（photon corecation spectroscopy，PCS）是检测 SLN 粒径最常用的技术，常将二者联合起来使用。PCS 通过测量由于粒子移动所引起的散射光强度的波动程度来计算粒子大小，灵敏度较高，测量范围从几纳米到 3 μm 左右，但是对于较大的粒子用 PCS 测量就显得无能为力了。而 LD 的测量范围较广，一般适用于几个纳米到毫米级，主要通过测量粒子辐射时的衍射角来计算粒子大小。与 PCS 法相比，虽然 LD 测量范围较宽，但对小粒子的灵敏度不高，而近年发展起来的偏光强度差式散射法（polarization intensity differential scattering，PIDS）大大提高了 LD 测量小粒子特别是非球形粒子时的灵敏度和准确度。

与 PCS 和 LD 不同的是，电子显微镜可以直接给出粒子形状的信息。原子力显微镜（atomic force microscopy，AFM）的空间分辨率可以达到 0.1 nm，且制样简单，无需真空条件，可直接用于分析水合物、溶剂包合物，但在测量纳米粒子时要注意解决粒子移动的影响。此外，透射电子显微镜（transmission electron microscopy，TEM）、扫描隧道显微镜

（scanning tunneling microscopy，STM）等也可用于粒子形状、表面特征的测定，是较精确、直观的手段。

场流分离器（field－flow－fractionation，FFF）是近年发展较快的一项技术，包括 Sed－FFF（sedimentation FFF）、Cf－FFF（cross－flow FFF）和 Ef－FFF（electron－flow FFF），分别根据质量、大小、电荷的不同而实现分离。与 PCS 相比，FFF 对于那些具有微小粒径差别（如相差 30 nm）的粒子具有较高的分辨率，且可实现分离，但测量过程中对样品的高度稀释可能会导致样品性质的改变。

（二）Zeta 电位

Zeta 电位可以预测胶体分散体的贮存稳定性，高 Zeta 电位时粒子不易发生聚集。Zeta 电位受诸多因素的影响，如使用空间稳定剂或稀释 SLN 分散体时，Zeta 电位均下降。

Zeta 电位仪通过测定样品在电场中的泳动速度来间接计算 Zeta 电位值，同时可得到样品的多分散指数值（PI）。进行 Zeta 电位测定时，每次所需进样量较大（约 10 mL 以上）。

（三）结晶度和脂质多晶型

脂质的结晶度和多晶型与药物的结合方式及释放速率密切相关，是必须考察的参数。SLN 中脂质的不同结晶形式按过冷态（supercooled melt）、α 型、β' 型、β 型的顺序，热力学稳定性和脂质填充密度逐渐上升，药物包封率逐渐下降。减小粒径、加入乳化剂可长时间延迟脂质的结晶和多晶型转变。

差示扫描量热法（differential scanning calorimetry，DSC）和 X 射线衍射法被广泛用于研究脂质形态。DSC 是在程序控制温度下测量输给试样和参比物的功率差与温度关系的一种技术，常用实验数据是热转变温度和峰面积。DSC 常用于固体分散体、包合物、冻晶等多组分体系热转变的研究；脂质体、乳剂的热分析研究；高分子材料的玻璃化转变温度、结晶度、熔融热、分解温度的研究等。DSC 应用于 SLN 的理论基础是脂质的晶型不同，则熔点不同，熔化熵也不同，用于测定脂质结晶度和各晶型的相变特征。X 射线衍射法包括单晶 X 射线衍射法和粉末 X 射线衍射法，可以测量脂质晶格的长程（long space）和短程（short space）。采用同步辐射，可以提高常规 X 射线衍射法的灵敏度，缩短检测时间，而且可以检测到胶体系统的中间相。

此外，红外和拉曼分光光度法可用于观测脂质结构特性，也可用于 SLN 分散体性质的检查。流变计是分析 SIJN 分散体黏弹性的有力工具。

（四）多种胶体结构的共存

SLN 分散体中通常存在着其他胶体结构，如胶束、脂质体、混合胶束、过冷态、药物的纳米颗粒等。由于它们的大小与 SLN 相似，如果使用灵敏度较低的 PCS，在定性和定量方面都存在着一定的困难。

核磁共振法（nuclear magnetic resonance，NMR）和电子自旋共振法（electron spin resonance，ESR）在检测过程中不会破坏样品，可实现重复检测，具有较高的灵敏度，可同时检测各种不同的胶体结构，而且不会由于制样而引发一系列的问题（如破坏复杂胶体系统的平衡，稀释过程中由于表面活性剂分子扩散入水相而引起脂质结晶度增加或晶型转变等),是用于观察 SLN 分散体动力学现象和检测胶体系统性质的有效手段。

核磁共振法中应用较多的是 ¹H—NMR,可快速而容易地检测出过冷态,还可以观察纳米脂质载体(NLC)的性质。虽然 NMR 可以很好地检测出 SLN 分散体的结构和动力学特点,但其在 SLN 领域的应用仍然较少。ESR 需要顺磁自旋探针的辅助来观察 SLN 分散体系。ESR 谱可以给出 SLN 分散系统微黏度和微极化方面的信息,低频的 ESR 可以对小型哺乳动物进行无伤害性的活体直接检测。预计 ESR 谱及其成像技术将会进一步用于对 SLN 体内行为的研究。

六、固体脂质纳米粒包封及释药机理

(一)药物的包封能力

药物包封能力是评价药物载体系统是否适用的重要指标。根据 SLN 的包药机理,影响药物在脂相中载药量的因素有:药物在熔化脂相中的溶解度,药物熔融物和脂类熔融物的可溶性,固脂骨架的化学物理结构和脂类的多晶态。

(二)药物的释放

SLN 适合于作为延迟释药的给药系统,可以通过改变脂类骨架结构、表面活性剂浓度和生产工艺参数(如温度)来修正释药曲线,药物的体外释放可达 7 周,释药曲线可被调整为延迟释放而完全无突释现象,也可以有部分突释,随后是延迟释药,在这些情况下突释药物可作为首剂量给予。影响释药曲线形状的主要因素是生产工艺参数(表面活性剂浓度、温度)和脂骨架的性质。当采用热乳化技术生产 SLN 时,药物从油相分配到水相,水相中的药物量随药物在水中溶解度的增加而增加,即随着增加水相温度和提高表面活性剂浓度,分配到水相中的药量增加。水相中的温度和表面活性剂浓度越高,药物在水相中的饱和溶解度越大,当将 O/W 型纳米乳冷却时,随着水相温度的降低,药物在水相中的溶解度不断降低,也就是说药物将重新分配入脂相。当达到脂的重结晶温度时,固体脂核开始形成,在此温度下部分药物被包入脂相。进一步降低分散相的温度,药物在水相中的溶解度会进一步降低而重新分配到脂相中,已结晶的母核不允许药物进入,因此,药物浓集在 SLN 外壳或存在于 SLN 颗粒表面上。存在外壳和颗粒表面上的药物以突释的形式释放,被包在核心的药物则缓慢释放。此外,SLN 的骨架为固体脂质,释药除受药物在脂质释放介质间的分配系数影响外,还受载体降解的控制。研究发现,随着类脂材料碳链的变长,降解变慢,表面活性剂的存在也能抑制 SLN 的降解。

七、固体脂质纳米粒的应用

(一)注射给药

注射给药途径有助于药物靶向特定部位。注射给药的要求较为严格。据报道,静脉内给药后,固体脂质纳米粒装载的紫杉醇导致了更高的和延长的紫杉醇的血浆水平。紫杉醇加载非聚乙二醇和聚乙二醇化固体脂质纳米粒在肝和脾的巨噬细胞显示出较低的吸收,但脑的摄取增加。

（二）口服给药

口服是最方便且最易被患者所接受的给药方式。SLN可以液体形式口服,或干燥成粉末后加工成其他剂型,如片剂、丸剂、胶囊、软胶囊和粉剂等。据报道,固体脂质纳米粒口服给药,可以保护药物免遭酶降解,从而延缓了药物的体内代谢。固体脂质纳米粒包载妥布霉素,利福平,异烟肼和吡嗪酰胺等口服制剂体内研究已有报道。此外,口服固体脂质纳米粒包含蛋白像降钙素和胰岛素已经显示出可喜的成果。

（三）肺部给药

SLN可用喷雾干燥法制成粉末,用于肺部干粉吸入给药。药物从肺部释放的主要优点是可控制释药曲线。

（四）经皮给药

SLN作为经皮给药的主要优点在于可避免化学性质不稳定药物的降解。同时,由于SLN可在皮肤表面形成一层膜,水分挥发导致SLN分散体发生形变,药物被挤出,从而提高药物经皮吸收量。SLN作为外用皮质类固醇类药物载体可明显增加皮肤对药物的吸收。

（五）局部给药

对于SLN,其最大潜力及短期就可面向市场的给药方式就是局部给药产品,包括药物制剂和化妆品。SLN的小颗粒尺寸拥有在皮肤上形成薄膜的黏附性能,其颗粒的固体状态还能够保护被包封的活性物质免受化学分解,同时还可调控药物的释放。最近的研究表明,SLN固体颗粒本身就具有对紫外线吸收作用。当SLN包封化学和物理防晒剂时,配方会显示出防晒效果的协同效益。同时可避免防晒分子渗透入皮肤所产生的刺激现象,从而显现出SLN在化妆品领域颇具吸引力的应用前景。

（六）用作疫苗

SLN的固体状态脂质组成降解较慢,会提供疫苗较长时间地暴露于免疫系统中。对SLN载体进一步空间稳定修饰后,发现降解更慢,从而使SLN载体疫苗显示出相对于传统辅剂更高的免疫应答率。SLN可生物降解,对身体有良好的耐受性。

第三节　聚合物纳米粒

一、聚合物纳米粒的形态结构

聚合物纳米粒子的尺寸范围一般是$1\sim100\ nm$,当粒子尺寸减小到纳米级的某一尺寸(其值近似或小于某一物性的临界尺寸)时,常引起物理化学性质的突变。聚合物纳米粒子结构上的特殊性(较小的尺寸、高比表面积产生的量子效应和表面效应),必然会产生一些宏观物质所不具有的特殊性质。与同组分的常规材料的性能完全不同的是,同种材料的不同性能有不同的临界尺寸,对于同一性能,不同材料相应的临界尺寸也有差异,所以纳米级材料表现出强烈的尺寸依赖性。

聚合物纳米粒的形状及其表面形貌多种多样,包括球状、线状、管状、棒状、层状等各种形态的结构。其中,纳米聚合物微粒已通过乳液聚合物获得。其表面上可观察到原子台阶。聚合物纳米粒子尺寸小,比表面积大,位于表面上的原子占相当大的比例。因此,一方面粒子表现为具有壳层结构,其表面积机构不同于内部完整的结构(包括键态、电子态、配位数等);另一方面粒子的体相结构也受到尺寸制约,而不同于常规材料的结构,且其结构还与制备方法有关。

二、聚合物纳米粒的性质

(一)高比表面积

一般而言,随着聚合物纳米微粒尺寸的减小,微粒的表面原子与原子总数之比将会大幅度增加,纳米粒子的比表面积将会迅速增大。这使得粒子的表面能及表面结合能也随之增大,从而引起纳米微粒性质的改变,即表面效应。微粒的比表面积与粒径的关系由下式表示:$S_w = K/(\rho D)$,其中 S_w 为比表面积,m^2/g;K 为形状因子,当颗粒为球形时,$K=6$;ρ 为颗粒的理论密度;D 为平均粒径。因此随着粒径 D 变小,比表面积为 90 m^2/g,粒径为 5 nm 时,比表面积为 180 m^2/g。当粒径下降到 2 nm 时,比表面积猛增到 450 m^2/g。

随着纳米粒子粒径的减小,表面原子所占比例急剧增加,纳米粒子表面原子处于非对称力场的作用下,处于高能状态,为保持平衡,纳米粒子总是处于施加弹性应力的状态,而具有比常规材料表面过剩许多的能量,即较高的表面能和表面结合能。

由于表面原子数增多,原子配位不足及高的表面能,使这些表面原子具有高的活性,极不稳定,很容易与其他原子结合。这种高能量的表面原子,不但引起纳米粒子表面输运和结构的变化,同时也引起表面电子自旋构象和电子能谱的变化,使纳米粒子具有高化学活性、表面吸附性等一系列优异的特性。

(二)量子尺寸效应

当聚合物纳米粒子尺寸下降到接近或小于某一值(激子玻尔半径)时,会产生费米能级附近的电子能级由准连续变为分立能级的现象,这种现象称为量子尺寸效应。此时,纳米微粒存在不连续的被占据的高能级分子轨道,同时也存在未被占据的最低的分子轨道,并且高低轨道能级间的间距随着纳米微粒的粒径变小而增大,即能隙变宽。在纳米粒子中处于离散的量子化能级中的电子波动性使得纳米粒子在催化、电磁、光学、热学、声学和超导等微观特性上与其宏观特性有显著不同。

各种元素都具有自己特定的光谱线,如氢原子和钠原子分立的光谱线。人们用原子模型与量子力学对原子光谱进行了合理的解释。当大量原子构成固体时,单个原子的能级就可以构成能带。由于电子数目多,能带中能级的间距很小,因此形成连续的能带。从能带理论出发已成功地解释了大块金属、半导体、绝缘体之间的联系与区别。材料或物质的物理性质在很多方面都是由材料的电子结构决定的,当材料尺寸小到一定程度时,电子结构由材料的能带变成分立的能级,当能级的变化程度大于热能、光能、电磁能的变化时,就会导致纳米微粒的磁、光、声、热、电及超导特性与常规材料有着显著的不同,即量子尺寸效应。

针对这种现象,日本科学家久保研究了导体与能级间距与颗粒直径的关系式如下。

$$\delta = 1/3gE_1/N$$

式中,δ 为能级间距;E_1 为费米能级;N 为总电子数。

宏观物体包含无限多个原子,即所含电子数 $N \to$ 无穷,于是 $\delta \to 0$,说明宏观物体的能级间距几乎为零,其电子能谱是连续能带;当粒子尺寸减小,N 较小,δ 有一定值时,即电子能级间有了一定间距,能级间距发生分裂,由宏观物体的连续电子能谱裂变成不连续能谱。当 δ 值较小时,纳米微粒可能是半导体;当 δ 值较大时,纳米微粒可能是绝缘体。

聚合物纳米粒子的光学性能受量子尺寸效应的影响尤为显著,量子尺寸效应带来的能级改变、能级变宽,使微粒的发射能量增加,光学吸收向短波方向移动,直观上表现为样品颜色的改变。这是由于能隙变宽导致纳米粒子的吸收带与常规材料相比普遍"蓝移",但对表面修饰后的纳米粒子还要考虑介电局域效应的影响(通常导致吸收带"红移")。实际的频移由两种作用的相对大小决定。量子尺寸效应带来的能级改变不仅导致了纳米微粒的光谱性质的变化,同时也较半导体纳米微粒产生较强的光学三阶非线性响应。

导电聚合物的在制成超微粒子时就可以变成半导体或绝缘体,磁矩的大小与颗粒中电子是奇数还是偶数有关,比热容亦会发生反常变化,光线谱会产生向短波长方向的移动。催化活性与原子数目有奇妙的联系,多一个原子活性很高,少一个原子活性很低,这就是量子尺寸效应的客观表现,因此,在低温条件下,超微粒原有的宏观规律已不再成立,必须考虑量子效应。

(三)小尺寸效应

当纳米粒子的尺寸与光波波长、传导电子的德布罗意波长及超导态的相干长度或透射深度等物理尺寸相当或更小时,晶体周期性的边界条件将被破坏,非晶态纳米粒子的颗粒表面层附近原子密度减小,磁性、内压、光吸收、热阻、化学活性、催化性及熔点等都较普通粒子发生了很大的变化。如光吸收显著增加并产生吸收峰的等离子共振频移,由磁有序态向磁无序态、超导相向正常相转变等。

(四)表面效应

粒子直径减少到纳米级,不仅引起表面原子数的迅速增加,而且纳米粒子的表面积、表面能都会迅速增加。这主要是因为处于表面的原子数较多,表面原子的晶场环境和结合能与内部原子不同所引起的。表面原子周围缺少相邻的原子,有许多悬空键,具有不饱和性质,易与其他原子相结合而稳定下来,故具有很大的化学活性,晶体微粒化伴随这种活性表面原子的增多,其表面能大大增加。这就使纳米粒子在化学反应、塑性变形和磁性等方面表现出与一般材料不同的特性。

(五)宏观量子隧道效应

微观粒子具有贯穿势垒的能力称为隧道效应。当体系的尺度进入到纳米级时,体系电荷是"量子化"的,即充电和放电过程是不连续的,这就导致了对一个小纳米粒子的充放电过程,电子不能集体传输,而是一个个单个电子的传输。

(六)聚合物纳米粒子特性

聚合物纳米粒尺寸进入纳米量级后,其结构和原子间相互作用发生了变化。一方面尺寸的减小会导致材料周围性边界条件的破坏,以及对材料的电子能级或能带结构的尺寸依赖性;另一方面粒子表面原子比例的增大,导致表面能和活性的增大,从而产生了小尺寸效应、表面或界面效应、量子尺寸效应、宏观量子隧道效应等,在化学、光学、磁学等性质方面表现出特异性。

(1)化学性质方面:特别在催化反应方面,聚合物纳米粒尤其具有重要意义。聚合物纳米粒不仅可具有常规材料所没有的催化性能,且可以有特征反应,在提高催化反应效率、优化反应路径、提高反应速率和定角度等方面,提供了新的途径。这是由于聚合物纳米粒比表面积大,活性位置增加,且其电子结构随尺寸的变化会导致其催化选择性发生变化。

(2)光学性质方面:受量子尺寸效应和表面效应的影响,其变化尤为显著。对于光吸收性能,一方面由于能隙变宽而导致聚合物纳米粒的吸收带与常规材料相比普通“蓝移”,但对表面修饰后的纳米粒还要考虑介电局域效应的影响(通常导致吸收带的“红移”),实际的频移由两种作用的相对大小决定;另一方面,由于聚合物纳米粒子具有大的比表面积,不饱和键和悬挂键增多,存在一个较宽的键振动模的分布,导致吸收的频带较宽。对于光发射性能,纳米粒子出现常规材料不出现的新的发光现象,且发光谱受其束缚的电荷载体的影响很大。

杨慧通过自由基引发的微乳液聚合方法,合成了一类具有核–壳结构的聚合物纳米粒子。

优化后的聚合物纳米粒子粒径较小(小于 50 nm),共价嵌入方式使得该结构具有良好的结构稳定性及光稳定性,不易发生染料渗漏,寿命动态范围有所提升(~ 44 μs)。此种方法制备的光活性聚合物纳米粒子成功应用于细胞成像,显示了探针用于活体细胞及组织氧气含量的定量分布检测的潜能。

(3)吸附性质方面:由于表面效应和体积效应的影响,聚合物纳米粒子表面积激增,粒子上的官能团密度和选择性吸附能力变大,达到吸附平衡的时间大大缩短,粒子的胶体稳定性显著提高。这些特性为它们在生物医药领域中的应用创造了有利条件。目前,高分子纳米材料的应用已涉及环境保护、免疫分析、药物控制释放载体和骨组织工程等许多方面。

免疫分析现在已作为一种常规的分析方法在对蛋白质、激素、微生物、抗原、抗体乃至整个细胞的定量分析发挥着巨大的作用。免疫分析根据其标志物的不同可以分为荧光免疫分析、放射性免疫分析、酶联分析、胶体金免疫分析和铁蛋白免疫分析等。在特定的载体上以共价结合的方式固定对应于分析对象的免疫亲和分子标志物,并将含有分析对象的溶液与载体温育,然后通过显微技术检测自由载体量,就可以精确地对分析对象进行定量分析。在免疫分析中载体材料的选择十分关键。纳米聚合物粒子尤其是某些具有亲水性表面的粒子,对非特异性蛋白的吸附量很小,因此已被广泛地作为新型的标记物载体来使用。

(七)聚合物纳米粒子表面性质

随着聚合物纳米粒子尺寸的减小、比表面积增大、表面原子数增多,与内部原子有所不同的是表面原子所处的晶体场环境及结合能存在许多悬生键,并具有不饱和性质,因而极易与其他原子相结合而趋于稳定,具有高的表面活性,容易在溶液中聚集而沉淀。针对这种情况,人们使用物理、化学方法改变聚合物纳米微粒表面的结构和状态,从而赋予微粒新的功能并使其物性(如粒度、流动性、电气特性等)得到改善,实际对纳米微粒表面的控制,我们称之为聚合物纳米粒的表面修饰。其主要目的如下:①改善或改变聚合物纳米粒子的分散性;②提高聚合物纳米粒子的表面活性;③使微粒表面产生新的物理、化学、机械性能及新的功能;④改善聚合物纳米粒子与其他物质之间的相容性。

对聚合物纳米粒子的表面修饰还可以获得稳定、单分散和具有良好分散性的纳米粒子。

表面修饰剂的种类很多,根据不同的用途要求,既可选用固态组分,也可选用液态或气态组分;既可选用离子型或非离子型,也可选用极性或非极性化合物。有时针对某些特殊物质或特殊用途必须合成新的表面修饰剂,新合成的表面修饰剂既可以是有机物,也可以是无机物;既可是高分子化合物,也可是小分子化合物,视其用途而异。但不论是何种化合物,其分子结构必须具有易对聚合物纳米微粒的表面产生作用的特征集团,这种特征集团可以通过表面活性剂的分子结构设计而获得。表面修饰的选用原则是其必须能降低粒子的表面能态、消除粒子的表面电荷、湿桥及粒子的表面引力。

通过在纳米粒子表面引入羧基、羟基、磺酸基、氨基等集团,就可以利用静电作用或氢键作用使纳米粒子与蛋白质、核酸等生物大分子产生相互作用,导致共沉降而达到分离生物大分子的目的。当条件改变时,又可以使生物大分子从纳米粒子上解吸附,使生物大分子得到回收。聚合物纳米粒子经过表面修饰还能够用于发酵液、匀浆液的预处理,微生物、动植物细胞的表面通常带有负电荷,当聚合物纳米粒子表面带有正电荷时,就可以作为絮凝剂吸附细胞或细胞碎片,把它们从体系中清除出去。

盛燕,李珊珊采用复乳溶剂扩散-挥发法制备牛血清白蛋白的聚乳酸纳米粒,分别用自制的水溶性壳聚糖和聚乙烯醇进行表面修饰,此研究制备的两种表面修饰纳米粒粒径均为100~200 nm,符合长循环对纳米粒粒径的基本要求。利用荧光标记纳米粒的检测方法检测血样中的荧光,纳米粒的血液清除动力学曲线呈双相变化,即开始阶段的快速清除和随后的缓慢清除。

三、聚合物纳米粒子的制备方法

(一)乳液聚合法

单体在水介质中由乳化剂分散成乳液状态的聚合称为乳液聚合,聚合体系的基本组成是单体、水、引发剂、乳化剂。乳液聚合法是制备聚合物的主要方法之一。同其他聚合技术相比,乳液法具有许多优点:黏度低、易散热、以水为介质、生产安全、环境污染小、成本低廉。这些宝贵的特点赋予乳液聚合方法以强大的生命力。采用不同的乳液聚合方法,如超声波、微波加热、辐射聚合及半连续的乳液聚合等方法可以合成纳米级集合物。但是其制备的纳米粒子粒径较大,达五十至数百纳米,并且粒径分布不均匀。

(二)微乳液聚合

微乳液是由油、水、乳化剂和助化剂组成的各向同性、热力学稳定的透明或半透明胶体分散体系,如图 2-7 所示。其分散相尺寸为纳米级。一般分为两种,一种是正相微乳液即水包油;另一种为反相微乳液即油包水。微乳液聚合很容易获得较小的聚合物纳米粒子,但需要大量的表面活性剂,表面活性剂残留在产品中很难除净,聚合物性能因此而受到很大影响,使其应用受到限制,特别是表面活性剂的存在对纳米粒子在生物体系中的应用十分不利。

(三)自组装法

自组装法是指聚合物分子在氢键、静电吸引、范德华力和疏水缔合等作用下,自发的构成具有特殊结构和功能的聚合物纳米胶束。纳米结构的自组装体系的组成有两个重要条件:①是有足够的非共价键或氢键存在;②是自组装体系能量低。

两亲嵌段共聚物或接枝共聚物在水介质中自组装形成具有核壳结构的纳米粒子,粒子内核由共聚物中憎水链段聚集而成,外壳则由亲水链段形成,亲水链段通常具有生物相容性并对粒子在水中起立体稳定作用,在亲水链末端还可引入活性基团,以连接其他功能性组分。自组装法目前研究比较热门,体系较多,可制备 20~200 nm 的纳米粒子。但如果想要制备大小在 20 nm 以下的纳米粒子还是很困难的。

(四)有机合成法-合成树枝状聚合物

改进的乳液聚合法、无皂乳液聚合法、微乳液聚合法可方便制得聚合物乳液纳米粒子,但难以制得大小均一的聚合物乳液纳米粒子。通过有机合成的方法可以得到单分散纳米级尺寸的大分子,树枝状大分子的合成就是其中的典型代表。

树枝状大分子亦称树形大分子或树形聚合物。树形大分子结构规整、精致、高度对称;分子体积、形状及功能基种类、数目都可精确控制;分子量分布可达单分散性;表面功能基团密度很高;球状分子外紧内松,内部空腔可调节。树形聚合物分子可在分散相中分散成 1~10 nm 大小且单分散的纳米粒子。虽然该方法能制备大小在 5~10 nm 左右的纳米粒子,但有机合成树枝状大分子步骤复杂,通常在反应到 4~5 代就很难继续控制。

(五)分散共聚法(大分子单体法)

分散共聚法(大分子单体法)类似于无皂乳液聚合,与无皂乳液聚合不同的是在反应中使用了反应性大分子单体。通过大分子单体参与共聚反应,在反应中为形成的颗粒提供稳定保护作用的同时提高颗粒在特定领域中的使用性能。

分散共聚物在反应过程中不加乳化剂,克服了传统乳液聚合中由于乳化剂存在对最终产品造成不良影响的弊端,与无皂乳液聚合体系相比,可制备直径范围更宽的聚合物颗粒。

(六)聚合物后分散形成的纳米粒子

聚合物制成纳米粒子采用后分散法,目前文献报道的具体方法很多,归纳起来主要有以下 3 种。

1.溶剂蒸发法

聚合物溶于二氯甲烷、氯仿等有机溶剂中,再加到含有乳化剂的水体系中进行乳化,形成 O/W 型乳液,然后通过加温、减压或连续搅拌等方式把有机溶剂蒸发除去,最后形成聚合物纳米粒子的水分散体系。

2. 自发乳化/溶剂扩散法

用亲水性有机溶剂(如丙酮、甲醇等)和疏水性有机溶剂(如二氯甲烷、氯仿等)形成的混合溶剂溶解聚合物作为油相,分散在水中,亲水性有机溶剂会自动从油相扩散到水相,两相之间的界面会产生湍流,从而形成纳米粒子。随着亲水溶剂用量的增加,粒子减小。

3. 超临界流体法

前两种方法均用到对人体有害的有机溶剂,为了减少或避免使用有机溶剂,人们采用超临界流体溶解聚合物。然而大多数聚合物在超临界流体中的溶解度很小或根本就不溶解,使这一方法的应用受到很大的限制。

(七)其他

制备聚合物纳米粒子的方法很多,如机械粉碎法、相反转技术、模板法等。一些新的技术在不断出现。如张文敏等在丙酮存在下用微波辐射,进行了苯乙烯和甲基丙烯酸的无皂乳液聚合,得到稳定的高浓度、窄分布的 PSt 和 PMMA 纳米粒子胶乳。

四、聚合物纳米粒在生物医学领域中的应用

纳米技术在生物医学领域中的应用是目前纳米科学研究领域中重要的研究方向之一。纳米化有可能使过去已有的一些难溶有机化合物用作药物,这将使得目前用于医药的合成化学物质数量至少翻一番。目前,纳米生物医学领域的研究主要集中在 3 个方向:生物医用纳米材料、生物医用纳米器件和纳米生物技术在临床诊疗中的应用。而生物医用纳米材料对生物医学的影响具有深远的意义,纳米生物医学的进展如何在很大程度上取决于纳米材料科学的发展。用于生物医学的纳米材料主要有:纳米金属、非金属无机纳米材料、聚合物纳米材料。聚合物纳米材料又可分为聚合物纳米结构材料和聚合物纳米微粒两类,前者主要用于替代人体器官或组织的体内植入材料,后者常以胶体分散体系的形式存在,在生物医学领域中有广泛的用途,如病毒计数、酶的固定化、细胞激活、细胞分离、诊断检测中的示踪与标记以及药物或基因载体等。

(一)聚合物纳米粒子在药物传递系统中的应用

传统的给药方式如口服用药,需频繁地给药,导致药物在血液中的浓度经常高于或低于最低有效浓度。低于最低有效浓度就不能产生有效的治疗效果,增加药物剂量可能对正常组织和器官产生伤害,严重时甚至会引起新的疾病或后遗症。引起中毒症状的血药浓度称为"中毒极限浓度"。理想的药物释放行为是在给药后,体内的血药浓度能够长期稳定在有效药物浓度范围内,理想药物释放体系应满足如下要求:①实现对药物的控制释放,使所需药物部位的血药浓度维持在有效的范围内;②直接将药物输送到病灶部位,实现靶向释放;③在达到有效治疗的前提下,尽量减少药物的用量;④服用方便,易于被患者接受;⑤在通常环境下具有一定的物理化学稳定性。

纳米粒子具有超微小体积,能穿过组织间隙并被细胞吸收,可通过人体最小的毛细血管,还可通过血脑屏障。这些特有的性质,使其在药物输送方面具有许多优越性:①可缓

慢释放药物,延长药物作用时间;②可实现靶向和定位给药,提高药物疗效,减少副作用;③减少给药剂量,减轻或避免毒副反应;④可提高药物的稳定性,有利于储存;⑤特殊的纳米粒子还可实现基因治疗的目的;⑥可以建立一些新的给药途径,包括体内局部给药、黏膜吸收给药和多肽药物的口服给药等。

这都是其他输送体系无法比拟的。所以,纳米药物传递系统必将成为今后药物释放体系研究的热点。

(二)基因治疗

传统的非病毒载体,如裸DNA、脂质体、磷酸钙及电转移等,虽然安全但转染效率极低,难以获得有意义的基因表达。而纳米技术与生物技术的结合,给基因工程技术的发展与应用带来了新的契机。制备含有基因的生物功能化纳米颗粒是一种很有发展前途的基因载体。纳米载体在介导基因转移方面至少具有以下几个优势:①由于是非生物材料,因此无免疫原性,不会引起机体的免疫反应;②无遗传毒性与细胞毒性,不会导致细胞的转化和死亡;③由于其特殊的结构及表面电荷,具有很高的基因转染效率;④纳米载体可介导外源基因在宿主细胞染色体DNA中的整合,从而获得转基因的长期、稳定表达;⑤纳米载体可保护转导基因不受机体血浆,或组织细胞中各种补体及各种酶的破坏,有利于目的基因在转导进入靶细胞后,能更好、更稳定地发挥其作用,⑥纳米本身具有抵抗或杀死某种病毒,包括对HIV病毒的杀灭作用,因此,它既可作为载体,同时又可作为一种药物而被应用。目前所研究的纳米颗粒非病毒基因载体主要集中在高聚物为材料制备的纳米颗粒,如壳聚糖、明胶、多聚赖氨酸(Poly-L-lysine)、聚乙烯亚胺(PEI)、树形聚酰胺—胺(Polymaidomaine dendrimer)、聚氰基丙烯酸烷基醋、聚乳酸(pLA)、乳酸—乙醇酸共聚物(PLGA)等。

(三)介入诊断和治疗

纳米高分子粒子还可用于某些疑难病的介入性诊断和治疗。由于纳米粒子比红细胞(6~9 μm)小得多,可以在血液中自由运动,因此可以注入各种对机体无害的纳米粒子到人体的各部位,检查病变和进行治疗。美国Mihcigna大学Lvey教授创造性地把纳米控释系统与导管介入技术相结合,用于心血管内局部用药,防治血管成形术后的再狭窄。

五、展望

聚合物纳米粒子在生物医学领域有着广阔的应用前景。生物医学对聚合物纳米粒子有一些基本的要求,如单分散性好、稳定性高、表面无污染及有生物相容性等,然而目前要同时满足这些要求还有一定的难度。随着纳米生物医学和生物工程技术的发展,生物医用聚合物纳米粒子今后将呈现以下几种发展趋势:功能化、智能化、空心化和小型化。随着纳米生物医学和高分子科学的快速发展,相信不久的将来聚合物纳米粒子会给人类带来更多的惊喜。

（史进进）

第四节　胶　束

一、表面活性剂胶束的结构与性质

当许多两亲性物质水溶液的浓度增加时,会与理论结果产生明显的偏差,这种偏差通常要比强电解质在水溶液中浓度增加时所引起的偏差大很多。当以某种物理性质,如表面张力、电导和光散射性质等对浓度作曲线时,很容易通过曲线斜率的变化看出这一非理想偏差的产生。其根本原因是由于两亲性物质自身缔合形成胶束所导致的。曲线中斜率发生变化时,表明此溶液中的胶束形成,此时溶液的性质如渗透压、密度、界面张力和摩尔电导等都存在突变现象。

1913 年 McBain 第一次提出了分子在溶液中达到某一临界浓度时会聚集到一起形成聚集体这一观点,但是胶束化的概念却经过很长时间才被普遍接受。溶液中的自由分子单体与胶束处于动力学平衡状态,即胶束在不断地破散及重组,这就是胶束溶液区别于其他类型胶体溶液的地方所在。

胶束形成的主要原因是在胶束形成时体系处于最低自由能状态。在低浓度时,通过体系表面或界面两亲性物质聚集,将疏水性基团从水性环境中移开而降低了整个体系的自由能。随着浓度的升高,低浓度时所降低的体系自由能不能满足高浓度时降低体系自由能的需求,于是自由分子单体形成胶束。疏水性基团形成了胶体的核,因而不能接触水。体系自由能的变化同时依赖于体系熵和焓的改变,即 $\Delta G = \Delta H - T\Delta S$。对于常温下的胶束体系,熵在决定自由能的变化中起着较为重要的作用($T\Delta S$ 占 ΔG 值得 $90\% \sim 95\%$)。

(一)胶束的结构

胶束的结构基本包括两个部分:内核和外层。胶束是由多个双亲分子表面活性剂缔合而成,所以在水溶液中必然亲水基朝向水相,而亲油基朝向内部,并有水化层附在胶束的外层。如果是离子型胶束,则还带有亲水基电荷,其平衡离子或束缚在胶束上,或扩散至水相中。在水溶液中胶束的内核由彼此结合的亲油基构成,形成了胶束的水溶液中的非极性微区。胶束内核与水溶液之间水化的表面活性剂极性基构成了外层。离子型表面活性剂胶束的外层包括固定层和扩散层。即由表面活性离子的带电基团、电性结合的反离子及水化水组成的固定层,和由反离子在溶剂中扩散分布形成的扩散层。实际上,在胶束内核与极性基构成的外层之间还存在一个由处于水环境中的 CH_2 基团构成的栅栏层。

(二)胶束的种类

1. 离子型表面活性剂胶束

Hartley 首先发现当表面活性剂浓度比临界胶束浓度稍大且无其他添加剂时胶束为球状。表面活性剂的烃链呈混乱状态指向球心,亲水基则排列在球的表面,并吸引了溶液中带有相反电荷的离子在其周围。光散射法对胶束的研究证实当浓度大于 CMC 的一定范围,胶束呈球状且缔合度不变。

Debye 根据光散射实验发现在浓溶液中胶束呈棒状。表面活性剂的亲水集团构成棒状胶束的表面，而亲油基团构成胶束的内部。这种类型的胶束减少了表面活性剂的大量烃链与水的接触面积，使其具有更高的热力学稳定性。当浓度更大时，棒状胶束聚集成束，而周围是溶剂。McBain 发现浓度继续增大时胶束合并为层状胶束。水溶液中若存在无机盐时，即使表面活性剂的浓度不大胶束也总是呈棒状。

若在表面活性剂的浓溶液中加入适量的非极性液体，则会形成烃链指向非极性液体，亲水基指向胶束内部的胶束，称之为反胶束。

2. 非离子型表面活性剂胶束

非离子型表面活性剂胶束的亲水基多为聚氧乙烯基，与离子型表面活性剂不同的是它不解离成离子，因此形成的胶束形状与离子型表面活性剂不同。常温下，聚氧乙烯基的聚合度较大时胶束呈网状；升温时聚氧乙烯基与水分子之间的氢键被破坏，发生失水则胶束变为球状。

浓度高的非离子型表面活性剂水溶液极为黏稠。根据对聚氧乙烯壬基苯基醚 $CH_3(CH_2)_7CH_2C_6H_4O(C_2H_4O)_{17}H$ 浓溶液黏弹性的测定，推测胶束是因互相接近而形成了网状结构。水只存在于胶束间的薄层空间内。

Becher 通过测定聚氧乙烯十二烷基 $CH_3(CH_2)_{10}CH_2(OCH_2CH_2O)_nH(n=8,12,23)$ 水溶液的黏度和光散射来研究胶束的形状，认为分子的聚集数不同时胶束的形状也会不同。聚集数大于 150 时表面活性剂分子纵向排列成圆棒状胶束。

(1)高分子型表面活性剂胶束：一些高分子型表面活性剂如聚醚 $HO(C_2H_4O)_l(C_3H_6O)_m(C_2H_4O)_nH$，它的分子很长，在溶液中卷曲形成聚氧乙烯基为外层，聚氧丙烯基为内核的胶束。这样，一个或多个分子都可以形成胶束。

(2)混合胶束：若在胶束溶液中加入碳原子数在 6 以上的高级醇，则醇分子会嵌入胶束的表面活性剂分子之间。形成的胶束表面总电荷不变，只是由于醇分子的嵌入使胶束的表面积扩大。因此胶束的电荷密度减小，同种离子间的斥力也减小，CMC 会增大。另外，由两种离子型表面活性剂所形成的混合胶束同样如此。

（三）胶束的形状与尺寸

胶束形状多为球状，也有棒状、层状、束状胶束、扁圆状和盘状等。

胶束的尺寸范围相当窄，每个胶束含有 50~200 个单体，得出其重要依据是光散射的研究。例如十二烷基硫酸钠的胶束量在 12 000~40 000 之间，胶束量的大小随离子强度的增加而增大。胶束的大小与胶束的聚集数有关。测定胶束聚集数方法有：光散射法、电泳法、扩散-黏度法、超速离心法、核磁共振法等。通过光散射法测定胶束的胶束量，再除以表面活性剂单体的分子量，即得到胶束的集散数。表 5-1 中列举了一些表面活性剂在水介质中不同温度下的胶束聚集数。

表 5-1　胶束的聚集数

表面活性剂	介质	温度/℃	胶束聚集数	表面活性剂	介质	温度/℃	胶束聚集数
$C_{12}H_{25}SO_3Na$	H_2O	40	51	$C_{11}H_{23}COOK$	H_2O	室温	50
$C_{12}H_{25}SO_4Na$	H_2O	25	89	$C_{12}H_{25}O(C_2H_4O)$	H_2O	25	400
$C_{12}H_{25}NH_2 \cdot HCl$	H_2O	25	55.5				

表面活性剂水溶液的浓度达到 CMC 时,即会形成胶束。那么胶束是怎样形成的呢? 在达到临界胶束浓度时,水分子的强大凝聚力会把表面活性剂分子从其周围挤开,迫使表面活性剂分子的亲油基团与亲水基团各自互相接近,排列成亲油基在内、亲水基团在外的球形缔合体,即为胶束。

因此胶束的形成主要不是由于亲油基和水分子间的斥力或亲油基彼此间的范德华引力所致,而是受到水分子的排挤而形成的。

通常,几十到几百个(50~200)表面活性剂分子会形成一个胶束,胶束中表面活性剂分子的个数称之为聚集数(n)。聚集数乘以表面活性剂的相对分子质量即得胶束量,相当于相对胶束质量。胶束是表面活性剂的亚微观聚集体,是动态聚集体,即能迅速分解和重新生成。

（四）胶束形成机理

热力学上对胶束的形成可作如下解释:一般地说,表面活性剂的稀水溶液与强电解质溶液非常相似,在无限稀释的情况下,表面活性剂能完全解离。表面活性剂的憎水基与水的亲和力极小,当它们溶解时需要切断水分子间的氢键而做功。通常,物质在水中溶解所需的能量是由该物质的水合作用所提供的。碳氢链疏水基几乎不发生水合作用,而当强制它溶于水时,会使碳氢链与水的表面自由能增大。例如,癸烷-水的界面张力约为 50 mN/m。自由能减小是自发过程的条件,故碳氢链力图卷起以减小界面的自由能。实际上,疏水基为—$C_{12}H_{25}$的表面活性剂分子在水溶液中约减小 30%。表面活性剂分子的疏水基有从水中被排斥出的倾向,当表面活性剂的浓度低于 CMC 时,它们吸附在溶液表面成单分子状态或形成缔合体以减小自由能,使体系趋于稳定。

但是,表面活性剂形成胶束的唯一因素是减小界面自由能吗? 我们知道,表面活性剂离子是由无序状态到有规则的胶束聚集体,从过程的演变来说是违背过程自发原则的。但事实上,按形成胶束的吉布斯规则,自由能变化 $\Delta G^{\ominus}$ 应为负值。使 ΔG 变负有两种可能:一种是胶束生成焓 $\Delta H^{\ominus}$ 为负值时可以使其变负;而另一种主要是胶束生成熵 $\Delta S^{\ominus}$ 为较大的正值,此时即使 $\Delta H^{\ominus}$ 为小的正值也会使 $\Delta G^{\ominus}$ 变为负值。然而由于形成胶束时,表面活性剂分子排列的有序性变大会导致 $\Delta S^{\ominus}$ 为负值。但为什么 $\Delta S^{\ominus}$ 却会为正值呢? 这可能是因为水的结构发生了变化。液状水是由强氢键连结形成的四面体型冰状分子和无氢键的自由水分子组成的。当溶解碳氢链的非极性分子时,便促使水取易于碳氢链表面发生强结合的冰状结构。此时,疏水基亦形成冰状结构。熵值相对地减小,故疏水基尽量地从水中被排出,于是引起碳氢链之间的缔合,从而导致水的冰状结构被破坏,恢复为自由水分子。在此过程中熵值增大,并促进胶束的形成。所以,胶束形成主要是由于熵变 $\Delta S^{\ominus}$ 增大,使自由能减小造成的。

胶束的尺寸一般在 5~10 mm 之间,小于可见光的波长,所以胶束溶液是清澈透明的。胶束的尺寸与胶束的形状有密切关系。胶束的尺寸通常以聚集数表示。胶束尺寸可采用光散射法、渗透法、X 射线衍射法、扩散法、超离心法等进行测定。比如光散射法,首先测出胶束的相对分子质量(胶束量),然后除以表面活性剂分子的相对分子质量,即得胶束的聚集数。表 5-2 列出了碳链为十二烷基、不同亲水基的表面活性剂的临界胶束浓度、胶束相对分子质量和聚集数。

表 5-2　憎水基的链长一定的表面活性剂的 CMC、胶束量和聚集数 n

表面活性剂	CMC/mmol · L^{-1}	胶束量	n
$CH_3(CH_2)_{11}SO_4Na$	8.1	18.000	62
$CH_3(CH_2)_{11}N(CH_3)_3Br$	14.4	15.000	50
$CH_3(CH_2)_{11}COOK$	12.5	11.000	50
$CH_3(CH_2)_{11}SO_3Na$	10	14.000	54
$CH_3(CH_2)_{11}NH_3Cl$	14	12.000	56
$CH_3(CH_2)_{11}NC_5H_5Br$	16	17.000	54
$CH_3(CH_2)_{11}N(CH_3)_2O$	0.21	17.000	76
$CH_3(CH_2)_{11}(OC_2H_4)_6OH$	0.087	180.000	400

从表中可看出,离子表面活性剂不论亲水基的种类,其聚集数约在 50~60 之间。对于非离子表面活性剂,由于它们的亲水基之间没有离子电荷的排斥作用,其临界胶束浓度很小,聚集数很大。表面活性剂在水溶液中的胶束聚集数随亲油基碳链增长而增大,特别是非离子表面活性剂,其增大的趋势更明显,其原因亦是非离子表面活性剂没有离子电荷的排斥作用。非离子表面活性剂的聚氧乙烯链长变化时,也会引起其性质上的改变。若聚氧乙烯链长增长而碳氢链长不变,则表面活性剂的胶束聚集数减小。

综上所述,可以得出如下规律:在水溶液中,表面活性剂与溶液之间相似性越大,其聚集数越小;相似性越小,其聚集数越大。可见,当表面活性剂的亲水性变弱时,胶束聚集数显著增大。在离子表面活性剂水溶液中加入无机盐时,胶束聚集数会随无机盐浓度增加而增大。这种现象是由于电解质对胶束的双电层产生压缩,使表面活性剂的离子基之间相互排斥作用减小,而更多表面活性剂的离子基进入胶束中,体系的自由能不致增大的缘故。无机盐对非离子表面活性剂的影响则尚无定论。在表面活性剂水溶液中加入极性或非极性有机物质,由于发生增溶作用使胶束胀大,胶束的聚集数亦随之增加。温度对离子表面活性剂胶束的聚集数影响不大,然而对于非离子表面活性剂,其胶束聚集数随温度升高而增大。

胶束的形成如前所述,但其形成的细节迄今仍未完全搞清,故还没有统一的理论模型,目前比较成熟的有两种:一种是相分离模型,另一种为质量作用模型。此外还有一种称为"小体系热力学"理论,目前还未得到应用。

二、临界胶束浓度

临界胶束浓度是衡量表面活性剂的表面活性和应用中的一个重要物理量。表面活性剂溶液的表面张力会随着活性剂浓度的增加而降低,当浓度增大到一定值后即使浓度再增加,其表面张力变化也不大,此时表面活性剂从离子或分子的分散状态缔合形成稳定的胶束。开始形成胶束的最低浓度则称为临界胶束浓度(critical micelle concentration,简写为 CMC)。临界胶束浓度越小,表明此种表面活性剂形成胶束和达到表面吸附饱和所需要的浓度越低,从而改变表面性质,产生润湿、乳化、起泡和增溶等作用所需要的浓度也越低。可见,临界胶束浓度是表面活性剂溶液性质发生显著变化的分水岭。

（一）临界胶束浓度的测定方法

在临界胶束浓度附近,表面活性剂溶液的表面张力、渗透压、电导率、黏度和折射率等多种性质均会发生明显变化。根据这一特点找到表面张力、渗透压等性质随表面活性剂浓度的变化规律,其值发生突变时的浓度即为该种表面活性剂的临界胶束浓度。原则上讲,这些性质的突变均可被用来测定临界胶束浓度值,但不同性质随浓度的变化有不同的灵敏度和不同的环境、条件等。因此利用不同性质和方法测定出的临界胶束浓度存在一定的差异。目前测定临界胶束浓度的主要方法有表面张力法、电导法、增溶作用法、染料法和光散射法等。

1.表面张力法

表面张力法表面活性剂的水溶液表面张力开始时随浓度的增加而急剧下降,到达 CMC 后则变化缓慢或不再变化,以表面张力 γ 对浓度的对数 $\lg c$ 作图得到 γ -$\lg c$ 曲线。曲线转折点所对应的表面活性剂浓度即为临界胶束浓度。这种方法简单方便,对不同活性表面活性剂临界胶束浓度的测定具有相似的灵敏度,且不受无机盐存在的干扰。但微量极性有机杂质的存在会使 γ -$\lg c$ 曲线出现最低点,不易确定转折点和临界胶束浓度,因而需要对表面活性剂提纯后方可进行测定。

2.电导法

电导法适用于测定离子型表面活性剂临界胶束浓度的方法。先测定不同浓度时表面活性剂溶液的电阻,计算出电导率或摩尔电导率,作出电导率或摩尔电导率对浓度 c 的关系曲线,则转折点的浓度即为临界胶束浓度。电导法测定离子型表面活性剂的临界胶束浓度方便、有效,准确度高,但由于电导会受溶液中盐类的影响,因此盐的浓度越大,测定的准确度就越低。

3.增溶作用法

增溶作用法是利用烃类或某些染料等不溶或低溶解度的物质在表面活性剂溶液中溶解度的变化测定临界胶束浓度的方法。当表面活性剂的浓度超过临界胶束浓度并形成胶束时,烃类或不溶性染料的溶解度急剧上升,根据溶液浊度的变化即可测出临界胶束浓度。

4. 染料法

染料法利用某些染料的颜色或荧光在水中和在胶团中具有明显的差别而测临界胶束浓度。例如氯化频哪醇在低浓度月桂酸钠水溶液中为红色,随着月桂酸钠的浓度上升超过临界胶束浓度后,染料在胶束中呈蓝色。

测定时要先配制一定浓度且高于临界胶束浓度的表面活性剂溶液,向其中加入很少量的染料,此时染料即被增溶于胶束中而呈现某种颜色。然后采用滴定的方法以水稀释此溶液,直至颜色发生显著的变化,此时溶液的表面活性剂的浓度即为表面活性剂浓度。染料法的关键是根据表面活性剂的性质选择颜色或荧光变化显著的染料以提高测定的准确性,一般要求表面活性剂离子与染料离子所带电荷相反。

5. 光散射法

光散射法利用表面活性剂在溶液中缔合成胶束时溶液的散射光强度增强,由此可以从溶液光散射-浓度中的突变点求出临界胶束浓度。

表面活性剂临界胶束浓度测定的方法很多,上述5种方法较为简单准确,特别是表面张力法和电导法最为常用。此外,常见表面活性剂的临界胶束浓度可以从有关手册中查到,表5-3列举了其中一些,可见大部分表面活性剂的临界胶束浓度在 $10^{-6} \sim 10^{-1}$ mol · L^{-1} 的范围内。

表 5-3 部分表面活性剂的临界胶束浓度

表面活性剂	温度/℃	CMC/mol · L^{-1}	表面活性剂	温度/℃	CMC/mol · L^{-1}
$C_8H_{17}SO_4Na$	40	1.4×10^{-1}	$C_{18}H_{37}N(C_2H_5)_3Cl$	25	2.4×10^{-4}
$C_{10}H_{21}SO_4Na$	40	3.3×10^{-2}	$C_8H_{17}N^+(CH_3)_2CH_2COO^-$	27	2.5×10^{-1}
$C_{12}H_{25}SO_4Na$	40	8.7×10^{-3}	$C_8H_{17}CH(COO^-)N^+(CH_3)_3$	27	9.7×10^{-2}
$C_{14}H_{29}SO_4Na$	40	2.4×10^{-3}	$C_{10}H_{21}CH(COO^-)N^+(CH_3)_3$	27	1.3×10^{-2}
$C_{16}H_{33}SO_4Na$	40	5.8×10^{-4}	$C_{12}H_{25}CH(COO^-)N^+(CH_3)_3$	27	1.3×10^{-2}
$C_8H_{17}SO_3Na$	40	1.6×10^{-1}	$C_6H_{13}(OC_2H_4)_6OH$	40	5.2×10^{-2}
$C_{10}H_{21}SO_3Na$	40	4.1×10^{-2}	$C_6H_{13}(OC_2H_4)_6OH$	20	7.4×10^{-2}
$C_{12}H_{25}SO_3Na$	40	9.7×10^{-3}	$C_8H_{17}(OC_2H_4)_6OH$	25	9.9×10^{-3}
$C_{14}H_{29}SO_3Na$	40	2.5×10^{-3}	$C_{10}H_{21}(OC_2H_4)_6OH$	25	9×10^{-4}
$C_{16}H_{33}SO_3Na$	40	7×10^{-4}	$C_{12}H_{25}(OC_2H_4)_6OH$	25	8.7×10^{-5}
$p\text{-}n\text{-}C_6H_{13}C_6H_4SO_3Na$	75	3.7×10^{-2}	$C_{12}H_{25}(OC_2H_4)_{14}OH$	25	5.5×10^{-5}
$p\text{-}n\text{-}C_8H_{17}C_6H_4SO_3Na$	35	1.5×10^{-2}	$C_{12}H_{25}(OC_2H_4)_{23}OH$	25	6.0×10^{-5}
$p\text{-}n\text{-}C_{10}H_{21}C_6H_4SO_3Na$	50	3.1×10^{-3}	$C_{12}H_{25}(OC_2H_4)_{31}OH$	25	8.0×10^{-5}

续表5-3

表面活性剂	温度/℃	CMC/mol·L^{-1}	表面活性剂	温度/℃	CMC/mol·L^{-1}
$p\text{-}n\text{-}C_{12}H_{25}C_6H_4SO_3Na$	60	1.2×10^{-3}	$C_{16}H_{33}(OC_2H_4)_{15}OH$	25	3.1×10^{-6}
$p\text{-}n\text{-}C_{14}H_{29}C_6H_4SO_3Na$	75	6.6×10^{-4}	$C_{16}H_{33}(OC_2H_4)_{21}OH$	25	3.9×10^{-6}
$C_{12}H_{25}NH_2\cdot HCL$	30	1.4×10^{-2}	$p\text{-}n\text{-}C_8H_{17}C_6H_4(OC_2H_4)_2OH$	25	1.3×10^{-4}
$C_{14}H_{29}NH_2\cdot HCL$	55	8.5×10^{-4}	$p\text{-}n\text{-}C_8H_{17}C_6H_4(OC_2H_4)_4OH$	25	1.3×10^{-4}
$C_{18}H_{37}NH_2\cdot HCL$	60	5.5×10^{-4}	$p\text{-}n\text{-}C_8H_{17}C_6H_4(OC_2H_4)_6OH$	25	2.1×10^{-4}
$C_8H_{17}N(CH_3)_3Br$	25	2.6×10^{-1}	$p\text{-}n\text{-}C_8H_{17}C_6H_4(OC_2H_4)_8OH$	25	2.8×10^{-4}
$C_{10}H_{21}N(CH_3)_3Br$	25	6.8×10^{-2}	$p\text{-}n\text{-}C_8H_{17}C_6H_4(OC_2H_4)_{10}OH$	25	3.3×10^{-4}
$C_{12}H_{25}N(CH_3)_3Br$	25	1.6×10^{-2}	$C_9H_{19}C_6H_4(OC_2H_4)_{9.5}OH$	25	$(7.8\sim9.2)\times10^{-5}$
$C_{14}H_{29}N(CH_3)_3Br$	30	2.1×10^{-3}	$C_9H_{19}C_6H_4(OC_2H_{15}OH$	25	$(1.1\sim1.3)\times10^{-4}$
$C_{16}H_{33}N(CH_3)_3Br$	25	9.2×10^{-4}	$C_9H_{19}C_6H_4(OC_2H_4)_{20}OH$	25	$(1.4\sim1.8)\times10^{-4}$
$C_{12}H_{25}N(C_2H_5)_3Cl$	25	1.5×10^{-2}	$C_9H_{19}C_6H_4(OC_2H_4)_{30}OH$	25	$(2.5\sim3.0)\times10^{-4}$
$C_{16}H_{33}N(C_2H_5)_3Cl$	25	9.0×10^{-4}	$C_9H_{19}C_6H_4(OC_2H_4)_{100}OH$	25	1.0×10^{-3}

(二)影响临界胶束浓度的因素

临界胶束浓度是衡量表面活性剂表面活性的一种量度,人们针对其表面活性做了大量的研究工作。影响表面活性剂临界胶束浓度的内在因素主要是表面活性剂的分子结构疏水基团碳氢链的长度、碳氢链的分支、碳氢链上取代基的种类、极性基团的位置、疏水链的性质及亲水基团的种类等。此外,临界胶束浓度还会受到温度、外加无机盐、有机添加剂等外界因素的影响。

1.碳氢链的长度

离子型表面活性剂碳氢链的碳原子数通常在8~16的范围内,其水溶液的临界胶束浓度随碳氢链长度的增加而减小。在同系物中,一般每增加一个碳原子临界胶束浓度减小约一半。例如,表5-2中列举了不同碳原子数的烷基硫酸钠和烷基磺酸钠两类重要的阴离子表面活性剂的CMC,可以看出基本符合所述规律。

对于非离子型表面活性剂,增加疏水基碳氢链的长度,其CMC降低更为明显,约为每增加两个碳原子,CMC下降至原来的1/10。这一点可由表5-3中脂肪醇聚氧乙烯醚的CMC值变化可看出。

综述,表面活性剂中疏水基的碳原子个数增加,碳链增长,其临界胶束浓度会降低,这种规律可由下述经验公式表示:

$$Lg\ CMC = A - Bm \tag{5-1}$$

式中,m为碳氢链的碳原子数,A和B为经验常数,可由手册或书中查到。

2. 碳氢链的分支

一般情况下,疏水基团碳氢链带有分支的表面活性剂比相同碳原子数的直链化合物的临界胶束浓度大。例如,二辛基二甲基氯化铵$[(C_8H_{17})_2N(CH_3)_2Cl]$和十六烷基三甲基氯化铵$[C_{16}H_{33}N(CH_3)_3Cl]$的临界胶束浓度分别为$2.7 \times 10^{-2}$ mol·L^{-1}和1.4×10^{-3} mol·L^{-1}。表5-4是部分二烷基琥珀酸酯磺酸钠的临界胶束浓度,含有相同CH_2基团数(10个)的癸烷基磺酸钠的临界胶束浓度为4.1×10^{-2} mol·L^{-1},相对于二正丁基琥珀酸酯磺酸钠的2.0×10^{-1} mol·L^{-1}要小很多。

3. 碳氢链中其他取代基的影响

在疏水基团中除饱和碳氢链外含有其他基团时,表面活性剂的疏水性会发生变化,从而影响临界胶束浓度的大小。例如,硬脂酸钾与油酸钾相比,后者碳氢链中带有一个不饱和双键,其临界胶束浓度为1.2×10^{-3} mol·L^{-1},而前者为4.5×10^{-4} mol·L^{-1}。此外,在表面活性剂碳氢链中引入极性基团也会使临界胶束浓度增大。因此,随着表面活性剂的碳氢链中极性基
团数量的增加,其亲水性增大,即临界胶束浓度增大。

表5-4 部分二烷基琥珀酸酯磺酸钠的临界胶束浓度

表面活性剂	CMC/mol·L^{-1}	表面活性剂	CMC/mol·L^{-1}
n−C$_4$H$_9$OCOCH$_2$ | n−C$_4$H$_9$OCOCHSO$_3$Na	2.0×10^{-1}	n−C$_8$H$_{17}$OCOCH$_2$ | n−C$_8$H$_{17}$OCOCHSO$_3$Na	6.8×10^{-4}
n−C$_5$H$_{11}$OCOCH$_2$ | n−C$_5$H$_{11}$OCOCHSO$_3$Na	5.3×10^{-2}	CH$_3$(CH$_2$)$_3$CH(C$_2$H$_5$)CH$_2$OCOCH$_2$ | CH$_3$(CH$_2$)$_3$CH(C$_2$H$_5$)CH$_2$OCOCHSO$_3$Na	2.5×10^{-3}

4. 极性基团的位置

从表5-5可以看出,极性基团越靠近碳氢链的中间位置,临界胶束浓度会越大。

表5-5 硫酸基位置不同的烷基硫酸钠的临界胶束浓度(40 ℃)

碳氢链碳原子数	硫酸基在碳氢链上的位置	CMC/mol·L^{-1}	碳氢链碳原子数	硫酸基在碳氢链上的位置	CMC/mol·L^{-1}
8	1	1.4×10^{-1}	16	1	5.8×10^{-4}
	2	1.8×10^{-1}		4	1.7×10^{-3}
14	1	2.4×10^{-3}		6	2.4×10^{-3}
	2	3.3×10^{-3}		8	4.3×10^{-3}

续表 5-5

碳氢链 碳原子 数	硫酸基 在碳氢链 上的位置	CMC/mol · L^{-1}	碳氢链 碳原子数	硫酸基 在碳氢链 上的位置	CMC/mol · L^{-1}
	3	4.3×10^{-3}	18	1	1.7×10^{-4}
	4	5.2×10^{-3}		2	2.6×10^{-4}
	5	6.8×10^{-3}		4	4.5×10^{-4}
	7	9.7×10^{-3}		6	7.2
$C_{16}H_{33}N$ $(C_2H_5)_3Cl$	25	9.0×10^{-4}	$C_9H_{19}C_6H_4$ $(OC_2H_4)_{100}OH$	25	1.0×10^{-3}

（1）疏水链的性质：疏水基团结构不同，表面活性剂的表面活性也不同，则临界胶束浓度不同。例如，以长链氟代烷基为疏水基团的表面活性剂，特别是全氟代化合物，具有很高的表面活性，与相同碳原子数的普通表面活性剂相比其临界胶束浓度更低，水溶液的表面张力也更低。

（2）亲水基团的种类：在水溶液中，离子型表面活性剂的临界胶束浓度比非离子表面活性剂大很多。当疏水基相同时，离子型表面活性剂的临界胶束浓度约为聚氧乙烯型非离子型表面活性剂的 100 倍，而两性型表面活性剂的临界胶束浓度与含有相同碳数疏水基的离子型表面活性剂接近。

（3）温度：温度的高低会影响表面活性剂的溶解度，从而会影响胶束的形成。对于离子型表面活性剂，在温度较低时其溶解度一般都较小，随着温度的增加并达到某一值时，表面活性剂的溶解度突然增大，这一温度被称为 Krafft 点。溶解度的突然增加是胶束的形成所造成的，因此可以认为表面活性剂在 Krafft 点的溶解度相当于其临界胶束浓度。温度高于 Krafft 点时因胶束的大量形成而使增溶作用显著；温度低于 Krafft 点时，则没有增溶作用。

非离子表面活性剂在水溶液中的溶解度随温度升高而降低，当温度升高到某一值时溶液变得浑浊，称此时变浊的温度值为昙点（cloud point），也称浊点。浊点是非离子表面活性剂的特征值，其范围一般在 70 ~ 100 ℃。非离子表面活性剂通常在其浊点下使用。

（4）其他：除了上述各种因素外，加入无机强电解质或者有机物均会对表面活性剂的临界胶束浓度产生不同程度的影响。例如往离子型表面活性剂溶液中加入强电解质会降低其临界胶束浓度，使胶束变大。此外，加入有机物醇、酸、胺等于表面活性剂溶液中。对临界胶束浓度的影响较复杂。一般长链的极性有机物对表面活性剂的临界胶束浓度影响显著。

三、反胶束

两亲性分子在非水溶液中也会形成聚集体。此种聚集体的结构与水溶液中的胶束相反，它是以亲油基构成外层，亲水基（常有少量水）聚集在一起形成内核，因此称之为反胶束(reversed micelle)。

反胶束的尺寸和聚集数都比较小。聚集数常在10左右,参见表5-6。有时只由几个单体聚集而成。反胶束形成的动力往往不是熵效应,而是水和亲水基彼此结合或形成氢键的结合能。也就是说过程中的焓变起重要作用,反胶束的形态也不像在水溶液中那样变化多端,主要为球形。

表5-6　部分表面活性剂反胶束的 CMC 和聚集数

表面活性剂	溶剂	CMC/mmol·L^{-1}	聚集数
$n-C_{12}H_{25}O(EO)_2H$	苯	7.6	34
$n-C_{12}H_{25}O(EO)_6H$	苯		1.22
$n-C_{12}H_{25}NH_3C_2H_5COO^-$	四氯化碳	23	42
$n-C_{12}H_{25}NH_3C_2H_5COO^-$	苯	6	42
$n-C_{12}H_{25}NHCHCOO^-$	苯	3	3
$(C_9H_{19})_2C_{10}H_5SO_3Li$	环己烷	质量分数0.5%	8
$(C_9H_{19})_2C_{10}H_5SO_3Na$	苯	0.6	7
AOT	四氯化碳	3	20
	苯	1.6	23
$n-C_{12}H_{25}C_6H_4O(EO)_9H$	甲酰胺 乙二胺	0.157/0.125	45~46

从分子几何特征来说排列参数 p 大于 1 的两亲性分子易于形成反胶束。通常,带有两个具有分支结构的疏水尾巴的小极性头的两亲分子,例如异构的琥珀酸酯磺酸盐(AOT)等就属于这一类。另外极性基的性质在缔合过程中起重要作用。通常,离子型表面活性剂形成较大的反胶束,其中阴离子型硫酸盐又优于阳离子型季铵盐。

与普通胶束相比,反胶束具有以下特征:①反胶束的尺寸和聚集数都较小,聚集数一般在10左右,有时只由几个单体聚集而成;②反胶束的形态不像在水溶液那么多变,主要为球形;③反胶束也具有增溶能力,不过被增溶的是水、水溶液和一些极性有机物。水和水溶液增溶位置主要是在反胶束的核里。极性化合物例如有机酸,在有机相中可能有一定的溶解度,也可能像在水胶束中那样插在形成反胶束的两亲性分子中间。反胶束因此长大,对水的增溶能力也随之增强。

反胶束的极性核(polar core)融入水后形成"水池"(water pool),在此基础上还可以溶解一些原来不能溶解的物质,即所谓二次增溶原理。例如它可进一步溶解蛋白质、核酸、氨基酸等生物活性物质。由于胶束的屏蔽作用,即水和表面活性剂在蛋白质分子表面形成一层"水壳"使蛋白质不与有机溶剂直接接触,而水池的微环境又保护了生物活性物质的活性,达到了溶解和分离生物物质的目的。因此利用反胶束将蛋白质溶解于有机溶剂中的水壳模型,这种技术既利用了溶剂萃取的优势,又实现了生物物质的有效分离,成为一种新型的生物分离技术。

反胶束的含水量 $\omega_0 = c_{水}/c_{表面活性剂}$ 是反胶束的一个重要参数。反胶束的物理性质主要取决于 ω_0。

ω_0 决定了反胶束的大小和每个胶束中所含表面活性剂的个数,它与表面活性剂的种类、助表面活性剂、水相中盐的种类和浓度有关。阴离子、阳离子、非离子的表面活性剂都可以形成反胶束。阴离子表面活性剂 AerosolOT(丁二酸-2-乙基酯磺酸钠,简称 AOT)是目前研究使用最多的。该表面活性剂易得,有双链,分子极性头小,形成反胶束时不必加入助表面活性剂,且形成的反胶束大,有利于蛋白质分子的进入。AOT-异辛烷-水体系最常用,因其尺寸分布相对来说是均一的。

四、聚合物胶束

聚合物胶束(polymeric micelles)是由嵌段共聚物在水溶液中自组装形成的分子有序聚集体,具有经典的"核-壳"结构。作为药物载体,它具有稳定、缓释、低毒、靶向的优势。很多用于治疗疾病的药物,体外活性很高,但因其溶解性能不好,毒副作用大,缺乏合适的药物载体而不能用于治疗疾病。为了克服这些药物在临床治疗上的不足,聚合物胶束因其独特的优势而成为研究的热点。

(一)聚合物胶束的制备

1. 材料的选择

目前,用于制备聚合物胶束的嵌段共聚物种类很多,包括两亲性嵌段共聚物、三嵌段共聚物、接枝共聚物及交联共聚物等。

其中两亲性共聚物由亲水片段和疏水片段两部分组成。常用的亲水片段有聚乙二醇(Polyethylene glycol, PEG)、聚乙烯吡咯烷酮(Polyvinylpyrrolidone, PVP)、聚环氧乙烷(polyethylene oxide, PEO)等,他们都具有良好的生物相容性,疏水片段主要有聚丙交酯(Polylactide, PLA)、聚乙醇酸(Polyglycolic acid, PGA)等。

三嵌段聚合物形成的胶束内核会比较紧密,比如普朗尼克(商品名 Pluronics)等就属于这一类,普朗尼克以其无刺激性、无毒、无免疫原性(non-immunogenic)、可溶于体液等优点应用较多。

在嵌段共聚物中引入可发生交联的基团,使用交联剂将其交联便可得到交联共聚物。接枝共聚物是刚刚发展起来的新材料,已有相关文献报道。

2. 制备方法

根据药物与聚合物的性质选择合适的制备方法,常用的方法有直接溶解法、溶剂挥发法及透析法。直接溶解法,即将聚合物通过搅拌、加热、超声等方式溶解于溶剂中,再将药物分散其中,得到澄清透明的胶束溶液。溶剂挥发法是将药物与聚合物同溶解于有机溶剂中,缓慢注入水相,使用适当方法除去有机溶剂,或者将聚合物与药物一同溶解于有机溶剂,旋转蒸发除去有机溶剂以得到药膜骨架,再重新分散于水溶液中即可。透析法是聚合物胶束常用的制备方法,将聚合物与药物溶解于二甲基亚砜、四氢呋喃、丙酮等有机溶剂中,再将其转移至透析袋中除去有机溶剂。

(二)聚合物胶束给药系统的优势

1. 对药物的增溶作用

难溶性药物因其低溶解度,很难溶解于人体血液中,其临床应用受到限制。聚合物胶束作为新兴的纳米给药系统,可以通过物理包埋、化学结合或者静电结合的方式包裹难溶性药物,显著提高难溶性药物的溶解度,以此提高药物的生物利用度。例如伊曲康唑极难溶于水,在 pH 值=1 的盐酸溶液中其饱和溶解度也只有 6 μg/mL,以普朗尼克 123 为载体材料制备胶束,可以明显地提高伊曲康唑的溶解度。由此可见,聚合物胶束是一种良好的增溶载体。

2. 促进药物的口服吸收

聚合物胶束作为药物载体不仅能有效地使药物增溶,而且能保护药物免受胃肠道生理环境的破坏,使药物生物利用度提高,促进药物的口服吸收。文献报道普朗尼克胶束能通过抑制 P-糖蛋白的外排作用而增加药物的透膜吸收。聚合物胶束作为口服给药的载体已经引起了广泛的关注。

3. 靶向作用

靶向性的给药系统能够增加药物在病变组织中的蓄积量,大大降低了药物的毒副作用,减轻了对机体的伤害性,大幅度提高了药物的治疗效果。而聚合物胶束作为药物载体具有被动靶向性和主动靶向性。

第五节　纳米乳

纳米乳(nanoemulsion)又称微乳(microemulsion),是由水、油、乳化剂和助乳化剂等组成,粒径为 1~100 nm 的热力学稳定、各向同性,透明或半透明的热力学稳定体系。纳米乳在一定条件下可自发(或轻微振摇)形成,无须外力做功;其在较大温度范围内保持热力学稳定,可经热压灭菌或离心仍不分层;纳米乳由于内部同时存在亲油、亲水区域,能显著增大药物的溶解度;为促进曲率半径很小的乳滴的形成,处方中除加入乳化剂外还加入助乳化剂。

一、常用的乳化剂和助乳化剂

乳化剂和助乳化剂的选择对纳米乳的形成和稳定均起着重要作用。纳米乳最初用于石油、化工领域,所用表面活性剂、助表面活性剂和油类,多半为化工原料,毒性大,不适合药用。随着纳米乳在药学研究领域中的广泛应用,低毒高效的天然表面活性剂成为首选;合成、半合成非离子型表面活性剂由于对 pH 值和离子强度不敏感、CMC 低而成为研究的热点。

(一)助乳化剂

纳米乳的形成往往需要助乳化剂的帮助,助乳化剂有以下作用:①使乳化剂具有超低表面张力,有利于纳米乳的形成和热力学稳定;②改变油水界面的曲率;③增加界面膜的流动性,降低膜的刚性,有利于纳米乳的形成。

常用的助乳化剂通常是小分子的醇类,包括2~10个碳的醇及二醇类,也可以是有机氨类、中短链醇类、低分子量的聚乙二醇类,具有不饱和双键的表面活性剂也有类似乳化剂的作用。如:正丁醇、乙二醇、乙醇、丙二醇、甘油、聚甘油酯等。

助乳化剂的链长适中,有利于纳米乳的形成。很多研究表明丁醇、戊醇或己醇等中链醇可以极大地增大纳米乳区域,用乙醇做助乳化剂用量可能比丁醇高很多倍。但是,中链醇由于有明显的毒性和组织刺激性,限制了在药剂处方中的应用。山梨醇、蔗糖等多羟基醇性质较温和,但水溶性大,得到的O/W纳米乳在稀释时不稳定。这是由于助乳化剂的水溶性比乳化剂要大,稀释纳米乳时,助乳化剂更多分布于水相,使油水界面的助乳化剂浓度降低,纳米乳不稳定。

有效的助乳化剂可以使乳化剂的用量成倍地减少,因此研究和发现低毒的新型助乳化剂对纳米乳的发展非常有意义,但目前可药用的助乳化剂种类非常有限。

(二)乳化剂

乳化剂有天然的也有合成的,包括亲水高分子、固体粉末和表面活性剂三大类。选用乳化剂时要考虑使纳米乳稳定的乳化性能、毒性、对微生物的稳定性和价格等。

1. 天然乳化剂

如阿拉伯胶、西黄蓍胶、明胶、白蛋白、酪蛋白、大豆磷脂、卵磷脂及胆固醇等。这些天然乳化剂降低界面张力的能力不强,但它们易形成高分子膜从而有利于乳滴稳定。明胶及其他蛋白质类乳化剂在其等电点时稳定性最差,因此应注意pH值对其稳定性的影响。天然乳化剂的优点是无毒、价廉,缺点是一般都存在批间差异,对大量生产很不利;牛制品可能有疯牛病的威胁,另外有许多天然乳化剂可能受到微生物的污染。

2. 合成乳化剂

合成乳化剂品种较多,可分为离子型和非离子型两大类。纳米乳常用非离子型乳化剂,如脂肪酸山梨坦(亲油性)、聚山梨酯(亲水性)、聚氧乙烯脂肪酸酯类(亲水性)、聚氧乙烯脂肪醇醚类(亲水性)、聚氧乙烯聚氧丙烯共聚物类(聚醚型)、蔗糖脂肪酸酯类和单硬脂酸甘油酯等。

非离子型的乳化剂口服一般认为没有毒性,静脉给药有一定的毒性,其中聚氧乙烯聚氧丙烯共聚物类的毒性很低。这些表面活性剂一般都有轻微的溶血作用,其溶血作用的顺序为:聚氧乙烯脂肪醇醚类>聚氧乙烯脂肪酸酯类>聚山梨酯类;聚山梨酯类中,溶血作用的顺序为:聚山梨酯20>聚山梨酯60>聚山梨酯40>聚山梨酯80。

在通常的纳米乳处方中,乳化剂与助乳化剂的量可达10%以上,有的甚至超过30%。乳化剂潜在的毒副作用备受关注,因此制备时尽可能减少乳化剂的用量。很多研究表明,混合乳化剂的乳化能力强于单一乳化剂。

二、纳米乳的形成

(一)纳米乳的相图和结构

1. 伪三元相图

纳米乳的制备,通常需要制作相图来确定处方。常常是将乳化剂/助乳化剂作为是三角形的一个顶点,水和油作为三角形的另外两个顶点,用滴定法制备伪三元相图。纳米乳的制备区域在伪三元相图中占有很狭窄的区域。

2. 分类

纳米乳按结构可分为 W/O 型、O/W 型和双连续相型 3 种。

(1)油包水(W/O)型:微小的水滴分散于油中,表面覆盖一层乳化剂和助乳化剂分子构成的单分子膜。分子极性头朝着水相,脂肪链朝着油相。

(2)水包油(O/W)型:其结构与 W/O 型相反。微小的油滴分散于水相中。

(3)双连续相型:这是纳米乳特有的结构,当油水两相比例适当时,任一部分的油相在形成液滴被水相包围的同时,亦可与其它油滴一起组成油连续相,包围介于油相中的水滴,油水间界面不断波动使其具有各向同性,称为双连续相型纳米乳。双连续相型纳米乳结构中,水相与油相皆非球状,而是类似于海绵状的结构。纳米乳的结构类型由处方中各组成成分的性质及比例决定。

(二)纳米乳的形成机制

自 1943 年 Schulman 发现纳米乳体系以来,其理论研究有了很大发展。关于纳米乳的形成机理有许多学说,主要有以下 3 种。

(1)混合膜理论:该理论认为界面张力在纳米乳形成过程中起重要作用。在乳化剂和助乳化剂的作用下,油相和水相之间不仅存在超低界面张力,而且还可产生负的界面张力,因而可形成极其稳定的纳米乳。

(2)增溶理论:该理论认为增溶作用是纳米乳自发形成的原因之一,纳米乳是油相和水相分别增溶于胶束或反胶束中,溶胀到一定粒径范围内形成的。

(3)热力学理论:当分散过程的熵变大于分散体表面积增加所需的能量时,就会发生自乳化。在自乳化系统中,形成纳米乳所需的自由能非常低甚至为负值,这时乳化就会自发地发生。该理论用 Gibbs 自由能来研究纳米乳的形成条件,但距指导实际工作相差很远。

事实上,在普通乳化中增加乳化剂并加入助乳化剂可以得到纳米乳,其每个小的乳滴都有乳化剂及助乳化剂形成的膜。助乳化剂可增大膜的柔顺性,促进曲率半径很小的膜的形成。在浓的胶束溶液中加入一定量的油及助乳化剂也可以得到纳米乳,即油被胶束增溶。因此,目前多数人认为纳米乳是介于普通乳和胶团溶液之间的一种稳定的胶体分散系统。

三、纳米乳的处方设计和制备

（一）纳米乳的形成条件

Sculman 给出了形成纳米乳的 3 个基本条件：①油水界面上存在短暂的负表面张力；②有高流动的界面膜；③油相和界面膜上乳化剂分子之间能够相互渗透。

制备纳米乳的基本条件：

（1）乳化剂：纳米乳中乳化剂的用量一般为油相用量的 20% ~ 30%，而普通乳中乳化剂多低于油量的 10%。因纳米乳乳滴小，界面积大，其形成及稳定需要大量的乳化剂。

在选择乳化剂时，通常要求乳化剂的 HLB 值尽可能与药物的 HLB 值接近，并且乳化剂的复配可发挥它们的协同效应，提高乳化效率，这样可更易于形成纳米乳，提高乳化效率。

（2）助乳化剂：原因之一是纳米乳的超低界面张力（$\gamma < 10^{-2}$ mN/m）可自发形成的纳米乳，通常 γ 大于这个数值，则成普通乳，该值称为临界值。而乳化剂受溶解度的限制，一般 γ 降低到这个值以前已达到临界胶束浓度，γ 就不再降低。助乳化剂使乳化剂的溶解度增大，γ 进一步降低，利于纳米乳的形成和稳定。

原因之二为亲水亲油平衡值（HLB）是纳米乳处方设计的一个初步指标，体系 HLB 值由乳化剂和助乳化剂的种类及用量决定，还与体系中的其他组分以及温度、盐度等有关。助乳化剂可调节乳化剂的 HLB 值，使之符合油相的要求。一般常用的助乳化剂为中链、短链醇和胺类物质。不同的油相对乳化剂的 HLB 值有不同的要求，制备 W/O 型纳米乳时大体要求乳化剂的 HLB 值为 3~6；制备 O/W 型纳米乳则需用 HLB 值为 8~18 的乳化剂。

（二）纳米乳的制备

1. 处方的确定

纳米乳的处方中必需成分通常是油、水、乳化剂和助乳化剂。可通过绘制伪三元相图找出纳米乳区域从而找到最佳的配比。

伪三元相图中有两个纳米乳区，一个靠近水的顶点，为 O/W 型纳米乳区，范围较小；另一个靠近助乳化剂与油的连线，为 W/O 型纳米乳区，范围较大，故制备 W/O 型纳米乳较为容易。温度对纳米乳的制备影响较大，研究相图时需要恒温。

纳米乳的形成通常需要较大量的乳化剂，其潜在的毒性使纳米乳的应用受到限制。因此在处方筛选中尽量减少乳化剂用量是处方研究中的重点。可通过制作三元相图选择适宜的乳化剂用量。

2. 纳米乳的制备

纳米乳的处方确定后，将各组分按比例混合即可制得纳米乳，无须做很大的功，且与各组分加入的次序无关。通常制备 W/O 型纳米乳比 O/W 型纳米乳容易。如先将亲水性乳化剂和助乳化剂按要求的比例混合，在一定的温度下搅拌，再加一定量的油相，混合搅拌后，用水滴定此混浊液至澄明，即得。

配制 O/W 型纳米乳的基本步骤是：①选择油相及亲油性乳化剂，将该乳化剂溶于油相中；②在搅拌下将溶有乳化剂的油相加入水相中，如已知助乳化剂的用量，则可将其加入水相中;③如不知助乳化剂的用量,可用助乳化剂滴定油水混合液,至形成透明的 O/W 型纳米乳为止。

3. 纳米乳的制备方法及原理

乳化大致可分为机械法和物理化学法两大类。纳米乳剂是非平衡体系,它的形成需要外加能量,一般来自机械设备或来自化学制剂的结构潜能。利用机械设备的能量(高速搅拌器、高压均质机和超声波发生器)这类方法通常被认为是高能乳化法。而利用结构中的化学潜能的方法通常被认为是浓缩法或低能乳化法。

(1)机械法制备纳米乳剂:机械法制备纳米乳剂的常规过程有两步:首先是粗乳液的制备,通常按照工艺配比将油—水,表面活性剂及其他稳定剂成分混合,利用搅拌器得到一定粒度分布的常规乳液;然后是纳米乳剂的制备,利用动态超高压微射流均质机或超声波与高压均质机联用对粗乳液进行特定条件下的均质处理得到纳米乳剂。

利用高压均质机或超声波发生器能量的方法通常被叫做高能乳化法。研究表明,这些设备能在最短的时间内提供所需要的能量并获得液滴粒径最小的均匀流体。动态超高压微射均质机在国内外纳米乳剂领域的研究中被广泛应用。超声波乳化在降低液滴粒径方面相当有效,仅仅适用于小批量生产。

(2)低能乳化法:低能乳化法是利用在乳化作用过程中曲率和相转变发生的原理。乳剂转换点 EIP(Emulsioninversion point)法由 Marszall 和 Shick 首先发明。在恒定温度下,乳化过程中不断改变组分就可以观察到相转变。Sadurni 等研制的 O/W 型纳米乳剂,粒径小至 14 nm,同时还具有高的动力学稳定性。转相乳化 PIT(phase inversion temperature)法由 Shinoda 和 Saito 首先发明。在恒定组分条件下,调节温度得到目标乳化体系。此法在实际应用中多用来制备 O/W 型乳液。研究表明,在不添加任何表面活性剂的情况下,自发的乳化也会产生,并获得纳米乳剂。

4. 制备实例

乳化大环孢素是一种免疫抑制剂,是由 11 种氨基酸组成的环状多肽化合物,不溶于水,也几乎不溶于油(如橄榄油),但可溶于无水乙醇。用于器官移植后的免疫抑制治疗,可大幅度提高患者的存活率。环孢素前纳米乳经口服后遇体液可自动乳化,形成的 O/W 型纳米乳,生物利用度可提高 74%~139%。

例 5-1:环孢素前纳米乳软胶囊的制备

【处方】环孢素 100 mg   无水乙醇 100 mg   1,2-丙二醇 320 mg

聚氧乙烯(40)   氢化蓖麻油 380 mg   精制植物油 320 mg

【制备】将环孢素粉末溶于无水乙醇中,加入乳化剂聚氧乙烯(40)氢化蓖麻油与助乳化剂 1,2-丙二醇,混匀得澄明液体,测定乙醇含量合格后,加精制植物油混合均匀得澄明油状液体。由胶皮轧丸机制得环孢素前纳米乳软胶囊(胶丸)。

5. 自乳化纳米乳

20 世纪 80 年代出现了自乳化药物传递系统(self-emuisifying drug delivery systems,SEDDS),是由脂溶性或水难溶性药物、油相、乳化剂和助乳化剂组成,外观均一透明,由于乳化剂的存在,在环境温度及温和搅拌的条件下,遇水自微乳化成水包油(O/W)型、粒径小于 100 nm 的乳剂。当含亲水性乳化剂较高（HLB>12，用量>40%）或同时使用助乳化剂时，可在轻微搅拌下制得纳米乳（粒径 100 nm 左右），则被称为自微乳化释药系统（selfmicro-emulsifying drug delivery system，SMEDDS）。SEDDS 除具有微乳的优点外，其主要特点是在胃肠液中能自发形成微乳，提高药物的生物利用度和稳定性，还可拓宽药物使用人群（如儿童、难以吞咽的患者等），易于工业化生产，是一种理想的给药剂型，因此引起了药学工作者的广泛关注。

自乳化的形成机制尚未完全阐明，主要有界面膜-液晶理论、界面张力说、增溶理论、热力学理论。其中"界面膜-液晶理论"和"界面张力说"为大多数人所认同。

在选择了合适的油相、乳化剂、助乳化剂后，可以有两种制备方法。

（1）直接乳化法：将乳化剂加入油相中，搅拌均匀后加入水相中，然后用助乳化剂滴定油水混合物，直至形成透明均一的自乳化系统。

（2）油中乳化法：将乳化剂、助乳化剂加入油相中，若不溶可以缓慢加热搅拌形成透明均一的溶液，然后将混合油相滴入水相中，搅拌至透明，或用水相滴定混合油相，直至形成透明微乳。

SEDDS 现已有商品上市，如环孢素软胶囊剂，HIV 蛋白酶抑制剂利托那韦（ritonavir）和沙奎那维（saquinavir）。环孢素 A 是器官移植手术后的一线免疫抑制剂，为十一肽的环状结构。水溶性差，生物利用度低，口服吸收存在较大的个体差异。Sandimmune 为环孢素 A 的油溶液，其中含有甘油三酸酯，口服后甘油三酸酯降解为部分三酸酯，后者作为乳化剂增强药物吸收提高生物利用度。改进的 Neoral 为环孢素的前纳米乳，其处方由中链甘油酯（乳化剂）、中链醇（油相）和药物组成。Neoral 遇水变为 W/O 纳米乳，水相增多时转相为 O/W 纳米乳。人体内药代动力学研究表明，Neoral 较 Sandimmune 生物利用度高，且个体差异小。

6. 修饰纳米乳

纳米乳经过进一步的化学修饰，改变其表面特征，可达到特定的目的如长循环特征或靶向作用。例如用聚乙二醇修饰的纳米乳可增加表面的亲水性，减少巨噬细胞的吞噬，明显延长在血液循环系统中滞留时间，延长药物作用时间，故也称为长循环纳米乳。例如在水相中加入经聚乙二醇修饰的磷脂酰乙醇胺（PEG-EG），以二棕榈酰磷脂酰胆碱为乳化剂，聚山梨酯 80 为助乳化剂，三油酸甘油酯为油相，制得粒径为 44 nm 的纳米乳，静注后在血中的清除率明显降低。

四、影响纳米乳成乳的因素

（一）乳化剂

纳米乳中乳化剂用量一般为油量的 20%～30%，这是由于纳米乳液滴小，界面大，从而需要更多乳化剂分布于界面上使其保持稳定。因此需要注意由于乳化剂的大量使用而引起的毒性问题。为了减少乳化剂带来的毒性，可采取增加助乳化剂的用量或增加油量，或对乳化剂进行修饰以提高乳化性并降低毒性等方法，使乳化剂用量明显降低，同时纳米乳稳定性得以提高。

（二）助乳化剂

适宜的乳化剂可插在表面活性剂分子之间，形成混合吸附层，即复合凝聚膜，使分子间距增大，侧向作用减弱，提高膜的牢固性和柔顺性，并可增加乳化剂的溶解度，进一步降低界面张力，促进纳米乳的形成，并使其维持稳定。大多数表面活性剂均需要加入助乳化剂以破坏其层状结构，因此助乳化剂直接影响纳米乳的形成和稳定。

如醇具有双亲性，部分被吸入表面活性剂的极性端，并与表面活性剂单分子膜发生相互作用，促进纳米乳的形成和稳定，且其本身对油相的溶解能力强，故增加了纳米乳对油相的增溶，并增大了纳米乳区。但随碳链的增长，醇的亲脂性增加，则会降低其辅助作用，甚至充当油相的角色，导致纳米乳区减小。

五、纳米乳的质量评价

（一）理化性质

（1）黏度：黏度的要求因给药途径而异。例如，对以注射方式给药的乳剂，黏度过大不仅不利于制备，也给临床使用带来不便。用旋转式黏度计，依照黏度测定法（《中华人民共和国药典》）2015 版附录Ⅵ G 第二法）测定。

（2）折光率：纳米乳的折光率一般使用阿贝折光仪，依照《中华人民共和国药典》2015版附录Ⅵ F 折光率测定法，恒温 20 ℃条件下测定。黏度和折光率可以检查纳米乳的纯杂程度。

（3）电导率：电导率是鉴别纳米乳结构类型的重要方法。油是外相时，含水量低，电导率值很小，相当于或者大于油的电导；水含量增至一定比例时，电导率急剧上升，体系由W/O 型渐变至油水两相各呈双连续相的双连续型。当水含量增至一定数量时，电导率达到峰值后下降（因为水增加后离子浓度下降），说明纳米乳液转型为 O/W 型。

（二）乳滴粒径分布

乳滴粒径是评价纳米乳的重要质量指标。乳滴粒径的常用测定方法有：①激光衍射测定法：无须加入电解质，因而不会影响微乳的稳定性。②电镜法：扫描电镜法（SEM）、透射电镜法（TEM）和冷冻蚀刻电镜法（freeze cleaving）。冷冻蚀刻电镜法，也称冷冻复型法（freeze replica）或冷冻切断法（freeze fracture），是研究具有膜结构物质的重要方法。其样品制备步骤包括冷冻、断裂、蚀刻和复型。首先将乳滴放入液氮（-196 ℃）快速冻结，在低温真空中，用外力使油水界面断裂；保持真空，加温使断裂面的冰升华形成凹凸不平的形态；在断裂面喷镀铂膜，以增加图像的反差和立体感，即可在透射电镜下观察。此研究手段特别适用于液-液分散体系的形态学研究。③光子相关光谱法和计算机调控的激光测定法：可有效测定 0.05～10 μm 范围的乳滴。

测定乳滴粒径的分布，可记录下列范围的乳滴数：0.0～99.9 nm，100～199.9 nm，200～299.9 nm 等，测定大量（不少于 600 个）乳滴后，以频数（某范围内的乳滴数占总乳滴数的百分比）为纵轴，以粒径为横轴，绘出乳滴粒径分布图。目前可用带有计算机软件的粒度分析测定仪自动测得，快速、准确、方便。

（三）药物的含量

纳米乳中药物含量的测定一般采用溶剂提取法。溶剂的选择原则,主要应使药物最大限度地溶解在其中,且最少溶解其他材料,溶剂本身也不应干扰测定。

（四）影响稳定性的因素

（1）乳化剂:毒扁豆碱在单独使用乳化剂磷脂时,不能得到稳定的乳状液,再加入乳化剂 poloxamer 即可提高毒扁豆碱乳状液的稳定性,其原因可能是在油-水界面形成了 poloxamer 与磷脂的复合凝聚膜。

（2）分散相比例:纳米乳分散相的质量分数一般小于50%,当分散相的质量分数大于74%时,纳米乳容易转相或破裂。

（3）贮存温度和时间:提高温度和延长贮存时间也会使纳米乳分散逐渐趋向稳定。

（4）黏度:高黏度的分散相减缓乳滴的聚集,分散介质的黏度高可以阻止分散乳滴的沉降并阻止乳滴的布朗运动,防止相互碰撞。

（5）其他:乳化时的温度、机械力、时间、内外相和表面活性剂的混合顺序等,均对纳米乳的稳定性有影响。

六、纳米乳作为药物载体的应用

纳米乳具有许多其他制剂无可比拟的优点:①为各向同性的透明液体,属热力学稳定系统,经热压灭菌或离心也不能使之分层;②工艺简单,制备过程不需特殊设备,可自发形成,纳米乳粒径一般为 1~100 nm;③黏度低,可减少注射时的疼痛;④具有缓释和靶向作用;⑤提高药物的溶解度,减少药物在体内的酶解,可形成对药物的保护作用并提高胃肠道对药物的吸收,提高药物的生物利用度,因此纳米乳作为一种药物载体受到广泛的关注。

（一）口服给药系统

由于口服给药对纳米乳组分的生物相容性比注射给药要求低,并且纳米乳可以提高口服难溶性药物的溶解度,故纳米乳口服给药一直是研究最多的给药方式,且多为胶囊剂型。如胰岛素口服纳米乳胶囊由卵磷脂、胆固醇、油酸单甘油酯、乙醇、Tween-80、抗氧剂等组成。乳滴粒径约 1 μm,已进入临床研究。口服后,部分可经淋巴管吸收,避免肝脏的首过效应,并能增强多肽、蛋白质等生物大分子药物通过胃肠道上皮细胞膜,促进药物吸收,提高药物的生物利用度。

（二）注射给药系统

纳米乳粒径小,一般小于血红细胞的直径,不易堵塞静脉血管且稳定性好,既可热压灭菌,也可微膜过滤灭菌,而且黏度小,注射时不会引起疼痛。根据需要还可以实现缓释和靶向给药。如用油酸乙酯、吐温20将氟比洛芬制备成供静脉注射用 O/W 型纳米乳,纳米乳中氟比洛芬最大溶解度可达 10 g/L,是磷酸缓冲液中的 8 倍,降低了注射体积,体内药代动力学参数与溶液型注射剂无差异;如用 PEG 修饰的磷脂和胆固醇、油酸、长春新碱和维生素 E 制备长春新碱纳米乳,长春新碱 AUC 明显提高,且在肝、脾和心中的分布显著降低,在肿瘤组织的分布升高,具有明显的抗肿瘤效果。

(三)透皮给药系统

纳米乳的经皮透过机制有多种:①纳米乳对亲油性药物有较高的溶解度,给药后能够产生较高的浓度梯度;②形成纳米乳的一些组分具有透皮促渗作用;③油相的种类及用量可改变药物的分配系数,有助于药物进入角质层,纳米乳还可以通过毛囊进入皮肤,实现药物的透皮吸收。

影响纳米乳透皮给药的主要原因在于纳米乳中的表面活性剂等成分刺激性过大,长期或高浓度应用可出现皮肤或黏膜损害,限制了纳米乳外用制剂的使用。随着纳米乳透皮机制研究的不断深入及更低毒性的表面活性剂等新材料的开发,更多更好的纳米乳透皮制剂将得到研制开发。

(四)黏膜给药系统

纳米乳的中性 pH 值、低折射系数及低黏度等适合于眼内环境,有很好的生物相容性。如以毛果芸香碱为主药,磷脂为基质所制备的 O/W 型纳米乳系统,用于眼部给药,在体外试验中,延长了毛果芸香碱的释放率,增强了疗效。

(五)环境响应型给药系统

纳米乳系统用于环境响应型给药系统引起了广泛注意。随着环境温度、pH 值、离子强度发生变化,纳米乳系统发生相变以方便应用。随着纳米乳系统与体内水分的接触,即发生相的改变,形成了层状液晶,从而对药物起到了控释作用。目前的报道是以利多卡因、普鲁卡因为主药制备的热硬化的纳米乳系统,用于牙周麻醉。此纳米乳系统在体内可随着温度升高,迅速转变为胶体。

(六)其他

此前报道的肿瘤中子捕获治疗所使用的借助 O/W 型纳米乳,形成叶酸涂层的纳米粒,不仅解决了纳米乳难溶于水的问题,并且增加了的载药量,对肿瘤细胞具有很强的靶向性。该微乳系统是由乳化的蜡或苄泽 72 作为油相,苄泽 78 或吐温-80 作乳化剂,将主药加入融化的油相中,在 55 ℃条件下制备。将此纳米乳冷却至室温即制成了载有的纳米粒,在纳米乳冷却前后加入叶酸配基即形成了叶酸涂层的纳米粒。另外,也可以用非离子微乳来提取和分离蛋白质。

纳米乳及自纳米乳作为一个给药系统具有广泛的应用前景。但目前应用于临床的仍比较少,主要原因在于形成纳米乳时,需要大量的表面活性剂及助表面活性剂。而这些辅料药剂学可接受的太少,目前在各方面研究的很多,但没有太大的突破。在减少辅料用量上进行的研究,也没有普遍意义上的进展。相信在不久的将来,纳米乳及自纳米乳作为给药系统会有一个突破性进展,在药剂学中的应用将会越来越多。

第六节　其　他

载药微粒是一类极有应用前景的定向、定位、控释给药系统载体。各种微载体给药系统在促进吸收,提高稳定性,定向、定位、控制释放等方面各有优势。对于我国药业发展而言,如果能结合中药的特点,构建中药有效部位、有效成分、中药复方等微载体给药系统,对中药新型给药系统的研究具有深远意义。药剂学里将粒径在 $10^{-9} \sim 10^{-4}$ m 的分散相分散于分散介质中所构成的分散体系称为微粒分散体系。微载体药物递送系统通过将药物吸附、包埋或连接于载体,利用载体理化性质和选择性分布的特点,解决小分子药物和大分子药物在递送过程中存在的溶解度低、稳定性差和吸收有限,利用率低等问题,增加药物的溶出速率和吸收速率,提高药物的稳定性,提高生物利用度,或将药物特异性地导入靶器官、靶组织或靶细胞。微载体释药系统主要包括脂质体、微囊、微球、微乳、纳米粒、纳米混悬剂、纳米囊、纳米球、聚合物胶束等。

一、微乳和自微乳

微乳(micro emulsion,ME)是由水相、油相、表面活性剂和助表面活性剂在适当的比例及条件下形成的一种透明或半透明、低黏度、各向同性且热力学稳定的油水混合系统。微乳对水溶性和脂溶性的药物都有一定的溶解能力且具有较高的物理稳定性,因表面张力较低而易于通过胃肠壁的水化层,使药物能直接和胃肠上皮细胞接触,促进药物的吸收,提高了药物的生物利用度。此外微乳口服后可经淋巴吸收,避免了肝脏首过效应以及大分子通过胃肠道上皮细胞膜时的障碍。口服 ME 制剂的生物利用度与油相的性质、乳化剂类型、ME 乳滴的大小及药物的油水分配系数等因素有关。微乳属于热力学稳定系统,但长期贮存易发生微生物污染,微乳中的辅料在溶液中也易水解或氧化,以致影响其稳定性和安全性。近年随着研究的深入,在微乳的研究基础上发展建立了自微乳化药物传递系统(self-microemulsifying drug delivery system,SMEDDS),由药物、油相、表面活性剂、助表面活性剂所组成,在体温环境下,遇液体后可在胃肠道蠕动的作用下自发形成水包油型乳剂。药物在油/水两相之间分配,细小的油滴快速地分布于整个胃肠道中,依靠其巨大的比表面积使水不溶性药物的溶出大大提高了,提高了药物的生物利用度,同时可以避免水不稳定药物的水解及药物对胃肠道的不良刺激。制备自乳化释药系统的关键是对体系中油相及非离子表面活性的种类及比例进行优化。过饱和自微乳释药系统(supersaturatable self-microemulsifying drug delivery system,S-SMEDDS)是在原有自微乳释药系统(SMEDDS)中添加水溶性纤维聚合材料如羟丙基甲基纤维素(HPMC)、聚乙烯吡咯烷酮(PVP)等以使游离药物和包裹于微乳中的药物在胃肠道内达到过饱和溶解,从而增加药物溶解度,提高难溶药物的口服生物利用度,同时,亦可降低表面活性剂的用量,减小对胃肠道的刺激,患者顺应性好。

微乳的粒径均匀,一般在 $10 \sim 100$ nm 之间,从结构上可分为水包油型(O/W)、油包水型(W/O)及双连续型。通常来说,W/O 型微乳可延长水溶性药物的释放时间,起到缓释的作用,O/W 型则可以增加亲脂性药物溶解度。与普通乳剂一样,微乳中药物既可载于内相,也可载于外相。微乳的制备比较简单,不需要特殊的设备,且易于保存。由于其粒径小,可采用过滤灭菌。作为一种新型药物载体,微乳制剂具有稳定、低黏度、吸收迅速、靶向释药等优点,并能提高药物的生物利用度,降低药物的毒副作用,具有较好的临床应用前景。国际上从 20 世纪 80 年代起对其作为药物载体研究逐渐增多,我国也于 20 世纪 90 年代开始对其予以重视。

从给药途径的角度可对常见载药微乳制剂分类：口服给药制剂、注射给药制剂、透皮给药制剂、眼用制剂等。口服给药制剂口服后遇胃肠液后形成微乳，被机体吸收。临床心脏移植病人试用结果证明，微乳剂显著改善了药-时曲线的峰谷水平，可提高病人体内血药浓度，从而降低给药剂量，减轻药物的毒副反应作用安全可靠；注射给药制剂，Park 等将氯苯布洛芬制成 tween20、油酸乙酯的微乳，最大载药量可达 10 g/L。静注给药，由于其载药量为磷酸缓冲液 8 倍，所以大幅降低注射体积，且生物利用度与后者无明显差别。Park 等还研究了其他组成的氟苯布洛芬微乳，与乳剂和溶液剂比，半衰期 AUC 明显著增大，网状内皮组织摄取量明显下降；Kreilgaard 等以利多卡因作为亲脂性和亲水性模型药物，考察了微乳制剂的结构与组成对透皮释药能力的影响。微乳组成：表面活性剂为 labrasol，助表面活性剂为 plurolisostearique，油相为 isostearylicisostearate 以及水。与传统的水包油乳剂相比，利多卡因微乳透药量提高了 4 倍。研究同时发现，微乳不妨碍皮肤的屏障作用，对皮肤的刺激性也很低；眼用制剂，微乳滴眼剂治疗的房水药物浓度与滴眼液治疗相比明显增高（$P<0.05$）。微乳滴眼剂的 AUC 是滴眼液的 3 倍，生物利用度比滴眼液高 2 倍。

二、微球与微囊

高分子微球和微囊是近年来特别受到重视的精细化学产品，这是因为高分子微球材料的应用范围非常广泛，几乎涉及所有领域，从低价位的涂料到高附加值的液晶显示器间隔材料、生物分离用层析填料、包埋药物的微囊与微球等。高附加值的微球、微囊产品对粒径均一性和制备重复性要求非常高，否则不能满足应用要求。例如临床诊断用微球，在微球上连接上配基（抗原）等，在微球溶液内加入受检测的体液或血液时，若检测液内含有特殊抗体，抗体与微球上的配基发生反应，使微球之间发生聚集，从而可用肉眼或显微镜判断；还有包埋药物的微囊，抗癌药等副作用大的药物如果直接使用，会对正常细胞产生毒副作用，降低人体的免疫力，癌症患者往往会因为免疫力降低而死亡，将抗癌药包埋在微囊内可提高抗癌药的靶向性。

微囊（microcapsule）系指利用天然的或合成的高分子材料（统称为囊材）作为囊膜壁壳，将固态或液态药物包裹成的药库型微型胶囊。药物制成微囊后主要可以增加其稳定性，掩盖不良臭味，防止在胃内破坏或对胃的刺激作用，延长作用时间达到缓释效果等。微囊还可以进一步制成片剂、胶囊剂、注射剂等微囊化制剂。微球（microspheres, MS）是一种用适宜高分子材料为载体包裹或吸附药物制成的球形或类球形微粒，通常粒径在 1 ~ 250 μm。

通过微囊化制备的复合微球是一种有壁膜的微型容器，是将活性物质等包覆在其中所形成密封或半透的微囊，因此它有许多独特的性能：能改善药物的物理状态，如将液态物质转变为固态物质；改善药物的表面性质；隔离易起变化的药物以便长期保存；调节控制释放速度，控制挥发、溶解、发色时间等；将有毒、有味等物质与环境隔离；用于特殊目的的不相容物质的分离。

制备微囊微球的方法主要有化学法（如界面聚合法、原位聚合法、悬浮交联法等）、物理法（如静电沉积法，流化床喷雾法、真空蒸发沉积法等）和物理化学方法。用物理化学方法制备微囊微球具有制备条件比较温和，反应易于控制，后处理方便等优点，因此特别适合药物、生物制剂、植物天然提取物的微囊化。常见的物理化学方法有相分离法和溶剂蒸发法。

（1）水相分离法：由胶体间电荷的中和以及亲水胶粒周围水相溶剂层的消失而成囊的方法。水相体系中的相分离法可分为复凝聚法、单凝聚法、盐凝聚法和调节 pH 值聚合物沉淀法。复凝聚法，即指在壁材分散相中含有两种及两种以上的亲水胶体，通过调节介质 pH 值等，使带异性电荷的两种胶体之间因电荷中和而溶解度下降，引起相分离而产生凝聚；单凝聚法是以一种高分子材料为胶囊囊壁材料，将囊芯物分散到囊壁材料中，然后加入凝聚剂，由于水与凝聚剂结合，致使囊壁材料的溶解度降低而凝聚出来，形成微胶囊；盐凝聚法是指把一种电解质加到聚合物的水溶液中，因引起相分离而微胶囊化；调节 pH 值聚合物沉积法则利用在碱性或酸性条件下，某些聚合物变得溶解性差的性质来实现微胶囊化的。

（2）油相分离法：其原理是向作为囊壁材料的聚合物有机溶剂溶液中，加入一种对该聚合物为非溶媒的液体，引发相分离而实现胶囊化。

（3）溶剂蒸发法：是指从乳状液中除去分散相挥发性溶剂以制备微囊的方法。溶剂蒸发法包括液滴的形成和溶剂的除去两个基本过程，常用的方法是根据壁材的性质与芯材的性质制成油包水（W/O）和水包油（O/W）的乳液体系。在该方法中，用作微囊化介质的是水或者挥发性有机溶剂。将含有壁材与芯材的混合液以微小液滴状态分散到介质中，随后，挥发性的分散介质从液滴中蒸发或被萃取，形成包囊壳。再通过加热、减压、搅拌、溶液萃取、冷却或冻干等手段将囊壳中的溶剂除去。

目前研究报道中使用的微囊微微球壁材多为天然、半合成和合成聚合物。天然材料是最常用的微囊微球制备材料，常用的有明胶、阿拉伯树胶、琼脂、海藻酸钠、淀粉、蛋白质等。其中明胶、阿拉伯树胶、海藻酸盐、壳聚糖等资源丰富、制备简单、价格便宜，极具开发潜力。天然材料一般具有无毒、稳定性好、可降解且产物无毒副作用等特点。半合成材料主要是纤维素类衍生物，常用的有甲基纤维素、乙基纤维素、醋酸纤维素、羧甲基纤维素、邻苯二甲酸醋酸纤维素等。这类材料具有毒性小、黏度大、成盐后溶解度增加、易水解等特点。合成材料可分为可生物降解材料和不可生物降解材料两类。这类材料一般具有化学稳定性和成膜性好，且膜的性能可以通过多种手段加以调节等特点。近年来，可生物降解并可生物吸收的材料受到普遍重视并得到广泛应用，可用的有聚乳酸（PLA）、乳酸与羟基乙酸的共聚物（PLGA）、聚乳酸与聚乙二醇嵌段共聚物（PLA/PEG）、聚 3-羟基丁酸酯（PHB）等。壁材聚合物要求应具备良好的成膜性能，与包封物不发生反应，而且应具有一定的力学强度及稳定性；对于在生物环境中应用的微囊微球，材料还应具备良好的生物相容性；对药物控制释放体系，还要求材料具有生物可降解性。

三、纳米混悬剂

（一）概述

混悬剂（suspensions）系指难溶性固体药物以微粒状态分散于分散介质中形成的非均匀的液体制剂。混悬剂中药物微粒一般在 0.5~10 μm 之间，小者可为 0.1 μm，大者可达

50 μm 或更大。混悬剂属于热力学不稳定的粗分散体系,所用分散介质大多数为水,也可用植物油。混悬剂在医疗上应用较广,在口服制剂、外用制剂、注射剂、滴眼剂、气雾剂及长效制剂中都有应用。

1. 制备混悬剂的条件

①将难溶性药物制成液体制剂时;②药物的剂量超过了溶解度而不能以溶液剂形式应用时;③两种溶液混合时药物的溶解度降低而析出固体药物时;④为了使药物产生缓释作用等,都可以考虑制成混悬剂。为了安全起见,剧毒药或剂量小的药物不应制成混悬剂。

2. 混悬剂的质量要求

①药物本身的化学性质应稳定,在使用或贮存期间含量应符合要求;②混悬剂中微粒大小根据用途不同而有不同要求;③粒子的沉降速度应很慢、沉降后不应有结块现象,轻摇后应迅速均匀分散;④混悬剂应有一定的黏度要求;⑤外用混悬剂应易于涂布。

大多数混悬剂为液体制剂,但《中华人民共和国药典》2010 年版二部收载有干混悬剂,它是按混悬剂的要求将药物用适宜方法制成粉末状或颗粒状制剂,使用时加水即迅速分散成混悬剂。这有利于解决混悬剂在保存过程中的稳定性问题。

(二)混悬剂的物理稳定性

混悬剂不仅要求物理稳定还要求化学稳定。从实际角度看,物理稳定性是混悬剂存在的主要问题。混悬剂中药物微粒分散度大、具有较高的表面自由能,而处于不稳定状态。疏水性药物的混悬剂比亲水性药物存在更大的稳定性问题。

(1)混悬粒子的沉降速度混悬剂中的微粒受重力作用产生沉降时,其沉降速度服从 Stoke's 定律:

$$V = \frac{2\,r^2(\rho 1 - \rho 2)g}{9\eta} \tag{5-2}$$

式中,V 为沉降速度(cm·s^{-1});r 为微粒半径(cm);ρ_1 和 ρ_2 分别为微粒和介质的密度(g·mL^{-1});g 为重力加速度(cm·s^2);η 为分散介质的黏度(mPa·s)。由 Stokes 公式可见,微粒沉降速度与微粒半径平方、微粒与分散介质的密度差成正比,与分散介质的黏度成反比。混悬剂微粒沉降速度愈大,动力稳定性就愈小。

增加混悬剂的动力稳定性的主要方法是:①尽量减小微粒半径,以减小沉降速度;②加入高分子助悬剂,增加分散介质的黏度,以减小微粒与分散介质间的密度差,同时微粒吸附助悬剂分子而增加亲水性。

混悬剂中的微粒大小是不均匀的,大的微粒总是迅速沉降,细小微粒由于布朗运动沉降速度很慢,可长时间悬浮在介质中,使混悬剂长时间地保持混悬状态。

(2)微粒的荷电与水化混悬剂中微粒可因本身离解或吸附分散介质中的离子而荷电,具有双电层结构,即带有 ζ 电势。由于微粒表面荷电,水分子可在微粒周围可形成水化膜,这种水化作用的强弱随双电层厚度而改变。微粒荷电使微粒间产生排斥作用,加之有水化膜的存在,阻止了微粒间的相互聚结,使混悬剂稳定。向混悬剂中加入少量的电解质,可以改变双电层的构造和厚度,会影响混悬剂的聚结稳定性并产生絮凝。疏水性药物混悬剂的微粒水化作用很弱,对电解质更敏感。亲水性药物混悬剂微粒除荷电外,本身具有水化作用,受电解质的影响较小。

(3)絮凝与反絮凝混悬剂中的微粒具有双电层结构(即ζ电势),当ζ电势相对高时(±25 mV或更高),微粒间斥力大于引力,微粒间无法聚集而处于分散状态,称为反絮凝状态;而当ζ电势在±20~25 mV(及微粒间的斥力稍低于引力)时,微粒互相接近,形成疏松的易于分散的絮状聚集体,这种状态称为絮凝状态。

外加电解质通过影响ζ电势而改变混悬剂的状态,加入电解质后使混悬剂的ζ电势降低,使微粒絮凝的电解质称为絮凝剂;使混悬剂的ζ电势增加,防止其絮凝的电解质称为反絮凝剂。同一电解质可因用量不同,在混悬剂中可以引起絮凝(降低ζ电势)或反絮凝(升高ζ电势)作用。

为了避免混悬粒子聚集成大的结晶或块状,形成絮凝状的混悬剂可能是更好的选择。因为絮凝粒子以一种较弱的键合力形成网格结构,从而阻止微粒的沉降。虽然外观其较反絮凝的混悬剂不佳,但这种疏松絮状的结构使聚集体易于再分散,利于混悬剂的稳定。

(4)结晶微粒的长大混悬剂中药物微粒大小不可能完全一致,混悬剂在放置过程中,微粒的大小与数量在不断变化,即小的微粒数目不断减少,大的微粒不断增大,使微粒的沉降速度加快,结果必然影响混悬剂的稳定性。很多药物存在多晶型现象,鉴于不同晶型的溶解度不同,在制备具有多晶型药物的混悬剂时,溶解度更大的亚稳定型不断溶解,可能会转化为稳定型,并导致稳定型结晶的长大。晶型转化不仅会破坏混悬剂的物理稳定性,而且还可能降低药效。

针对上述情况,在处方设计及制备过程中,可采取以下措施:①尽量使混悬剂微粒的粒度均匀;②选取稳定型结晶制备混悬剂;③添加亲水性高分子材料表面活性剂(膜屏障)以延缓结晶转化及微粒成长。

(5)分散相的浓度和温度在同一分散介质中分散相的浓度增加,使混悬微粒接触碰撞的机会增加,混悬剂的稳定性降低。温度对混悬剂的影响更大,温度变化不仅改变药物的溶解度和溶解速度,还能改变微粒的沉降速度、絮凝速度、沉降容积,从而改变混悬剂的稳定性。冷冻可破坏混悬剂的网状结构。也使稳定性降低。因此混悬剂在贮存过程中及跨地区远销时应考虑到气温变化或地区温差的变化。

(三)混悬剂的稳定剂

在制备混悬剂时,为了提高其稳定性而加入的附加剂称为稳定剂。稳定剂包括助悬剂、润湿剂、絮凝剂和反絮凝剂等。

1. 助悬剂

助悬剂(suspending agents)是指能增加分散介质的黏度以降低微粒的沉降速度或增加微粒亲水性的附加剂。助悬剂包括的种类很多,其中有低分子化合物、高分子化合物甚至有些表面活性剂也可作助悬剂用。常用的助悬剂有:

(1)低分子助悬剂:如甘油、糖浆剂等,在外用混悬剂中常加入甘油。

(2)高分子助悬剂:天然的高分子助悬剂主要是胶树类,如阿拉伯胶、西黄芪胶、桃胶等。还有植物多糖类,如海藻酸钠、琼脂、淀粉浆等;合成或半合成高分子助悬剂,如甲基纤维素、羧甲基纤维素钠、羟丙基纤维素、卡波普、聚维酮、葡聚糖等。此类助悬剂大多数性质稳定,受 pH 值影响小,但应注意某些助悬剂能与药物或其他附加剂有配伍变化。

利用触变胶的触变性,即凝胶与溶胶恒温转变的性质,静置时形成凝胶防止微粒沉降,振摇时变为溶胶有利于倒出,亦有利于混悬剂的稳定。单硬脂酸铝溶解于植物油中可形成典型的触变胶,一些具有塑性流动和假塑性流动的高分子化合物水溶液常具有触变性,可选择使用。

2. 润湿剂

润湿剂是指能增加疏水性药物微粒被水湿润的附加剂。许多疏水性药物,如硫黄、甾醇类、阿司匹林等不易被水润湿,加之微粒表面吸附有空气,给制备混悬剂带来困难,这时应加入润湿剂,润湿剂可被吸附于微粒表面,增加其亲水性,产生较好的分散效果。最常用的润湿剂是 HLB 值在 7~11 之间的表面活性剂,如聚山梨酯类、聚氧乙烯蓖麻油类、泊洛沙姆等。

3. 絮凝剂和反絮凝剂

制备混悬剂时常需加入絮凝剂,使混悬剂处于絮凝状态,以增加混悬剂的稳定性。絮凝剂和反絮凝剂的种类、性能、用量、混悬剂所带电荷及其他附加剂等均对絮凝剂和反絮凝剂的使用有很大影响,应在试验的基础上加以选择。

(四)混悬剂的制备

制备混悬剂时,应使混悬微粒有适当的分散度,粒度均匀,以减小微粒的沉降速度,使混悬剂处于稳定状态。混悬剂的制备分为机械分散法和凝聚法。

1. 机械分散法

分散法是将粗颗粒的药物粉碎成符合混悬剂微粒要求的分散程度、再分散于分散介质中制备混悬剂的方法。采用分散法制备混悬剂时:①亲水性药物,如氧化锌、炉甘石等,一般应先将药物粉碎到一定细度,再加处方中的液体适量,研磨到适宜的分散度,最后加入处方中的剩余液体至全量;②疏水性药物不易被水润湿,必须先加一定量的润湿剂与药物研均后再加液体研磨混均;③小量制备可用乳钵,大量生产可用乳匀机、胶体磨等机械。粉碎时,采用加液研磨法,可使药物更易粉碎、微粒可达 $0.1~0.5~\mu m$。

对于质重、硬度大的药物,可采用中药制剂常用的"水飞法",即在药物中加适量的水研磨至细,再加入较多量的水,搅拌,稍加静置,倾出上层液体,研细的悬浮微粒随上清液被倾倒出去,余下的粗粒再进行研磨。如此反复直至完全研细,达到要求的分散度为止。"水飞法"可使药物粉碎到极细的程度。

例 5-2:复方硫黄洗剂

【处方】沉降硫黄 30 g　硫酸锌 30 g　樟脑醑 250 mL

羧甲基纤维素钠 5 g　甘油 100 mL　蒸馏水加至 1 000 mL

【制备】取沉降硫黄置乳钵中,加甘油研磨成细糊状,硫酸锌溶于 200 mL 水中,另将羧甲基纤维素钠用 200 mL 水制成胶浆,在搅拌下缓缓加入乳钵中,移入量器中,搅拌下加入硫酸锌溶液,搅匀,在搅拌下以细流加入樟脑醑,加蒸馏水至全量,搅匀,即得。

【注解】硫黄为强疏水性药物,甘油为润湿剂,使硫黄能在水中均匀分散;羧甲基纤维素钠为助悬剂,可增加混悬液的动力学稳定性;樟脑醑为10%樟脑乙醇液,加入时应急剧搅拌,以免樟脑因溶剂改变而析出大颗粒。

2. 凝聚法

(1)物理凝聚法:物理凝聚法是将分子或离子分散状态分散的药物溶液加入于另一分散介质中凝聚成混悬液的方法。一般将药物制成热饱和溶液,在搅拌下加至另一种不同性质的液体中,使药物快速结晶,可制成10 μm以下(占80%~90%)微粒,再将微粒分散于适宜介质中制成混悬剂。醋酸可的松滴眼剂就是用物理凝聚法制备的。

(2)化学凝聚法:是用化学反应法使两种药物生成难溶性的药物微粒,再混悬于分散介质中制备混悬剂的方法。为使微粒细小均匀,化学反应在稀溶液中进行并应急速搅拌。胃肠道透视用$BaSO_4$就是用此法制成的。

(五)评定混悬剂质量的方法

1. 微粒大小的测定

混悬剂中微粒的大小不仅关系到混悬剂的质量和稳定性,也会影响混悬剂的药效和生物利用度。所以测定混悬剂中微粒大小及其分布,是评定混悬剂质量的重要指标。显微镜法、库尔特计数法、浊度法、光散射法、漫反射法等很多方法都可测定混悬剂粒子大小。

2. 沉降容积比

沉降容积比(sedimentation rate)是指沉降物的容积与沉降前混悬剂的容积之比。测定方法:将混悬剂放于量筒中,混匀,测定混悬剂的总容积V_0,静置一定时间后,观察沉降面不再改变时沉降物的容积V,其沉降容积比F为:

$$F = \frac{V}{V_0} = \frac{H}{H_0} \tag{5-3}$$

沉降容积比也可用高度表示,H_0为沉降前混悬液的高度,H为沉降后沉降面的高度。F值愈大混悬剂愈稳定。F值在$1~0$之间。混悬微粒开始沉降时,沉降高度H随时间而减小。所以沉降容积比H/H_0是时间的函数,以H/H_0为纵坐标,沉降时间t为横坐标作图,可得沉降曲线,曲线的起点最高点为1,以后逐渐缓慢降低并与横坐标平行,根据沉降曲线的形状可以判断混悬剂处方设计的优劣。沉降曲线比较平和缓慢降低可认为处方设计优良,但较浓的混悬剂不适用于绘制沉降曲线。口服混悬剂的沉降容积比不应低于0.9。

3. 絮凝度的测定

絮凝度(flocculation value)是比较混悬剂絮凝程度的重要参数,用下式表示:

$$\beta = \frac{F}{F_\infty} = \frac{\dfrac{v}{v_0}}{\dfrac{v_\infty}{v_0}} = \frac{v}{v_\infty} \tag{5-4}$$

式中,F为絮凝混悬剂的沉降容积比;$F\infty$为去絮凝混悬剂的沉降容积比。絮凝度β

表示由絮凝所引起的沉降物容积增加的倍数,例如,去絮凝混悬剂的 F∞ 值为 0.15,絮凝混悬剂的 F 值为 0.75,则 β=5.0,说明絮凝混悬剂沉降容积比是去絮凝混悬剂降容积比的 5 倍。β 值愈大,絮凝效果愈好。用絮凝度评价絮凝剂的效果、预测混悬剂的稳定性,有重要价值。

4.重新分散性

优良的混悬剂经过贮存后再振摇,沉降物应能很快重新分散,这样才能保证服用时的均匀性和分剂量的准确性。测定方法:将混悬剂置于 100 mL 量筒内,以 20 r/min 的速度转动,经过一定时间的旋转,量筒底部的沉降物应重新均匀分散,说明混悬剂再分散性良好。

5.ζ 电位

混悬剂中微粒具有双电层,既 ζ 电位。ζ 电位的大小可表明混悬剂存在状态。一般 ζ 电位在 25 mV 以下,混悬剂呈絮凝状态;ζ 电位在 50~60 mV 时,混悬剂呈反絮凝状态。可用电泳法测定混悬剂的 ζ 电位,ζ 电位与微粒电泳速度的关系为:

$$\zeta = 4\pi \frac{\eta V}{\varepsilon E} \tag{5-5}$$

式中,η 为混悬剂的黏度;V 为微粒电泳速度;ε 为介电常数;E 为外加电强度。测出微粒的电泳速度,即能计算出 ζ 电位。

6.流变学特性

主用旋转黏度计测定混悬液的流动曲线,由流动曲线的形状,确定混悬液的流动类型,以评价混悬液的流变学性质。若为触变流动、塑性触变流动和假塑性触变流动,能有效地减缓混悬剂微粒的沉降速度。

总之,在设计一种载药高分子微球时,必须依据所包囊的药物所需微球性能要求选择适当的微胶囊化方法。考虑选定方法下的各种因素,或综合几种微胶囊化方法,将其中的有益性能优化,有望制备出适合实际需要的微球产品。由于微球的化学与物理性质可根据需要选择,可使其具有其他物质所不能具备的优异性能。同时,微胶囊化增加了药物与载体间的作用力,使药物贮存方便、稳定、可靠。此外,微胶囊化微球具有很大的比表面,可增加药物释放的面积,还可通过囊材控制药物释放速度。因此,微胶囊化微球在药物释放系统得到广泛的应用。

(王　蕾)

第六章　生物药物

生物药物(biological drug)是指运用生物学、医学、生物化学等的研究成果,综合利用物理学、化学、生物化学、生物技术和药学等学科的原理和方法,从生物体(包括陆地和海洋的动物、植物和微生物)或其组织、细胞、体液中得到的可以用于疾病的预防、治疗和诊断的药品总称。

正常机体能保持健康状态,并具有抵御和自我战胜疾病的能力,是由于生物体内部不断产生各种与生物体代谢紧密相关的调控物质,如蛋白质、酶、核酸、激素、抗体、细胞因子等,通过它们的调节作用使生物体维持正常的机能,根据这一特点,我们可以从生物体内提取这些物质作为药物。生物药物有3种分类方法:按药物的生理功能和用途进行分类;按来源和制造方法进行分类;以及按药物本身的化学结构与功能进行分类。

按药物的生理功能和用途可把生物药物分为治疗类药物、预防类药物、诊断类药物及应用于医疗保健、食品、化妆品等多领域的其他类生物医用品。

按来源和制造方法分类,可将从妊娠期或者绝经期妇女尿液中分离制备的绒毛膜促性腺激素归为人体组织来源类的生物药物。还可以从植物和微生物中获取生物药物。例如,从植物番木瓜(Carieapapaya)中可获得蛋白水解酶-木瓜蛋白酶(Papain),它具有酶活性高、热稳定性好、天然卫生安全等特点,因此在食品、医药、饲料、日化、皮革及纺织等行业得到广泛应用。虽然近年来植物和微生物来源的生物药品逐年增加,但动物来源的生物药物仍占较大比重。有意思的是,许多具有活性的生物药物是来自动物的毒液或者毒素。例如,血管紧张肽转化酶抑制剂-卡托普利的研制就是得益于南美蝮蛇(Lachesismuta)的毒液中缓激肽增强因子(bradykinin potentiating factor)的发现。海洋生物来源的药物主要集中在海洋微生物中,海洋微生物具有生物多样性广、生长环境特殊性等特点,因此有利于发现新的生物药物。此外,还有通过现代生物技术制备获得的生物药物。现代生物技术类药物是指来源于细菌、酵母、昆虫、植物、哺乳动物等各种表达系统,通过细胞培养、重组DNA技术或转基因技术而制备的药物。

1982年美国Lilly公司首先将重组胰岛素投放市场,标志着世界第一个基因工程类生物技术药物的诞生。1989年我国批准了第一个在我国生产的基因工程药物——重组人干扰素α1b,是世界上第一个采用中国人基因克隆和表达的基因工程药物,也是我国第一个自主研制成功的基因工程药物。目前,我国已经批准多种基因工程药物和疫苗产品上市销售,包括重组人干扰素α1b滴眼剂、重组人表皮生长因子(外用)、重组人干扰素γ、重组人白细胞介素-2、重组人粒细胞集落刺激因子(G-CSF)、重组人胰岛素、重组人生长激素以及重组乙肝疫苗等多种利用现代生物技术生产的药物。

另外,应用化学合成或半合成的方法已经能够生产氨基酸、多肽、核酸降解物及其衍生物等小分子生物药物,并且通过结构改造能够使药物达到高效、长效和专一的效果,对生物药物进行进一步的修饰,有利于提高药物的稳定性,降低药物毒性。

按药物的化学本质与特点分类有利于比较药物的结构与功能的关系,便于阐述药物制剂的分离、制备和检验方法。按此方法,生物药物可分为氨基酸及其衍生物类药物;多肽和蛋白类药物;多糖类药物;酶与辅酶类药物;脂类药物等多种生物药物。目前已上市的生物药物主要是蛋白和多肽类药物、核酸类药物以及多糖类药物。

第一节　蛋白质和多肽类药物

多肽和蛋白质类药物指用于预防、治疗和诊断的多肽及蛋白质类生物药物,主要以20种天然氨基酸为基本结构单元依序连接而得。多肽类药物是以多肽激素和多肽细胞生长因子为主的一大类内源性活性成分。

其中多肽激素是机体的特定腺体合成并释放的一种物质,通过与远程敏感细胞内或细胞表面的受体相互作用而使靶细胞发生变化,主要包括垂体多肽激素(加压素、促皮质激素、促黑素等)、下丘脑多肽激素(生长素抑制激素、促甲状腺释放激素等)、甲状腺多肽激素(降钙素、甲状旁腺激素等)、胰岛多肽激素(胰高血糖素、胰解痉多肽等)、肠胃道多肽激素(胃泌素、缓激肽等)和 胸腺多肽激素(胸腺素、胸腺肽等)。

而多肽细胞生长因子是多种细胞所分泌的能调节细胞生长分化、免疫功能、参与炎症发生和创伤愈合等小分子多肽的统称,包括白介素(IL)、肿瘤坏死因子(TNF)、表皮生长因子(EGF)、集落刺激因子(SCF)、干扰素(IFN)、生长因子(GF)等。

蛋白质类药物包括蛋白质类激素(垂体蛋白激素、胰岛素、促性腺激素)、蛋白质细胞生长调节因子、血浆蛋白质类、粘蛋白、胶原蛋白、蛋白酶抑制剂类等。

一、激素类药物

激素是由内分泌腺或特异细胞生产的含量极少的一类内源性生物分子,经血液循环到靶组织,作为一种化学信使或信号分子引发专一的生理效应。激素根据化学结构可分为3类,即多肽蛋白质激素、类固醇激素和氨基酸类激素。目前研究较为广泛的重组激素类药物多指重组多肽蛋白类激素。如 FDA 批准上市的第一个基因重组药物——重组人胰岛素(recombinant human insulin)就是蛋白质类激素,用于糖尿病的治疗。用于治疗侏儒症的重组人生长激素(recombinant human somatropin)于 1985 年上市销售。此外还有许多多肽类激素药物,如重组人甲状旁腺激素、重组促胰岛素分泌素、降钙素等。

二、血浆蛋白与凝血因子类药物

血液制品(Blood products)是由健康人血浆或经特异免疫的人血浆,经分离、提纯制备获得,或由重组 DNA 技术制备的血浆蛋白组分组成的血液制品,是血液细胞有形成分的统称。广义的血液制品是指经过物理、化学、生化、生物等技术制备的血液与血液相关的制品,包括全血与成分血制品、血浆蛋白制品等;狭义的血液制品则为经过生化提取、基因重组、转基因动植物等技术制备的血浆蛋白与重组血浆蛋白制品。其中,血浆蛋白制品在国际上通常称为血浆衍生制品。

机体的免疫、凝血和抗凝血以及激素、药物、营养物质传递等均与血浆蛋白有关,血浆蛋白对机体的有序运行起着极为重要的作用。按照生理功能,血浆蛋白可以分为传输蛋白类、免疫球蛋白类、凝血系统蛋白类和蛋白酶抑制物。按照原料来源与技术途径,可以分为血浆蛋白制品和重组血浆蛋白制品。

白蛋白(又称清蛋白,albumin,Alb)是血浆中含量最多的蛋白质。人血清白蛋白(Human serumalbumin,HSA)约占血浆蛋白质的50%~60%(35~55 g/L)。白蛋白分子具有热稳定性和强可溶性,在体内起着维持血浆胶体渗透压、营养运输、抗凝血、清除自由基和保护其他重要生物物质的作用。HSA用于治疗烧伤、失血引起的休克、防治低蛋白血症及肝硬化或肾病引起的水肿或腹水,还能作为许多宿主细胞和工程细胞株的培养基成分以及生物制品的稳定剂。血浆白蛋白制品的研发动力源自二次世界大战时期对大量全血或血浆的急需,哈佛医学院的Edwin J. Cohn教授接受委托研制相应的血浆替代品,最初的产品是采用动物血浆和动物血清白蛋白用于人体,并且建立了一整套分离牛血浆中白蛋白的分离技术(Cohn氏法),现代血浆蛋白制备工艺和产业雏形也因Cohn氏法的推广得到了发展。鉴于血浆来源白蛋白的某些局限性,应用基因工程技术表达重组人血清白蛋白(rHSA)一直是产业界关注的热点之一。从适应证来看,重组白蛋白可以分为两大类,即输注用重组白蛋白和培养基/辅料用重组白蛋白,并且均已有相应的产品上市,如我国的华北制药已获得药品辅料级rHSA生产的批文。另外,利用白蛋白作为融合蛋白制备的长效药物也已成为近年来研究和开发的重点,主要方式包括非共价偶联、化学共价偶联、纳米粒子和融合蛋白等,并有部分产品进入临床试验。

凝血因子类制品种类繁多,主要用于相应的先天性遗传性缺陷患者。国内外已上市的凝血因子类制品,按照来源可以分为血浆来源和重组来源两大类。血浆来源的凝血因子类制品中包括纤维蛋白原(Fibrinogen,Fg)即凝血因子Ⅰ,纤维蛋白原制品包括注射用制品和外用制品两大类。美国FDA批准了纤维蛋白原浓缩液(fibrinogen concentrate,RiaSTAP)上市,用于先天性无/低纤维蛋白原血症引起的急性出血。我国CFDA批准了人纤维蛋白胶(Surgical Lyophilized Fibrin Sealant,Huaman)上市,用于外科局部止血。血浆来源的凝血酶(Thrombin)制品,在局部止血方面也发挥重要作用,2003年我国CFDA批准外用冻干人凝血酶上市,辅助用于处理腹部切开创面的渗血。此外重组凝血酶外用制剂(Recothrom)获得美国FDA批准上市,用于局部止血。该产品是首个和迄今唯一获准上市的用于局部止血的重组无血浆药品。凝血因子Ⅷ(FⅧ),又称为抗血友病因子,在内源性凝血体系中具有十分重要的作用,是激活凝血因子Ⅸ的辅助因子。1996年FDA首次批准血浆来源的人抗血友病因子Hemofil M上市。第一代基因重组因子Ⅷ(rFⅧ)产品Recombinate于1992年获FDA批准上市,该产品是用经遗传工程化的CHO细胞株合成的糖蛋白类药物。长达20年的临床应用表明,rFⅧ与天然FⅧ具有相似的生化、免疫及药理学特性,能有效纠正血友病患者的出血倾向,具有良好的治疗效果。此外凝血因子类制品还包括Von Willebrand因子制剂、凝血因子Ⅶ、凝血因子Ⅸ、凝血酶原复合物、凝血因子Ⅺ、凝血因子ⅩⅢ、活化凝血酶原复合物(Activated Prothrombin Complex Concentrate,

APCC)等。

三、溶栓治疗类药物

心肌梗死、脉管栓塞等疾病均是由血栓栓塞引起的常见突发疾病,严重威胁人类的生命和健康。血栓的形成是血液中止血机制过度激活导致的一种病理性结果,而纤溶系统是哺乳动物血液中维持血栓形成和溶解平衡的系统,在纤溶酶原激活剂(plasminogen activator,PA)的作用下,纤溶酶原(plasminogen,Pg)被激活,转变成纤溶酶(plasmin,Pm),纤溶酶可将血凝块中不溶的纤维蛋白(fibrin,F)降解,以防止不溶的纤维蛋白长期留在血管内形成血栓,体内纤维蛋白溶解的核心是纤溶酶原,在内源或者外源激活剂的作用下活化为纤溶酶(图6-1)。

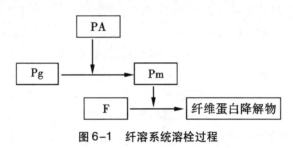

图6-1   纤溶系统溶栓过程

目前,占主导地位的溶栓药物分两大类,一类是"纤维蛋白选择性"溶栓药物,该类药物首先与体内纤维蛋白溶解酶原结合,在纤维蛋白的存在下激活纤溶酶原,转变为纤溶酶,并且对血栓内的纤溶酶原作用大于血浆中游离的纤溶酶原。这类药物包括组织型纤溶酶原激活剂(tissue type plasminogen activator,t-PA)、葡激酶(straphylokinase,SaK)和单链尿激酶型纤维酶原激活物(scu-PA)等,可选择性激活血栓中与纤维蛋白结合的纤溶酶原,主要作用是使血栓中的纤维蛋白降解,将血栓溶解,对全身性纤溶活性影响较小,无系统性出血以及过敏等问题,但半衰期短,单疗程所需注射剂量大。另一类是"非纤维蛋白选择性"溶栓药物,包括尿激酶(urokinase,UK)和链激酶(streptokinase,SK),可激活循环血液中的纤溶酶原,对纤维蛋白降解无选择性,常导致全身纤溶活性增高,进而存在系统性出血以及过敏反应等问题。

随着分子生物学等相关学科和技术的快速发展,利用基因工程技术,可对现有溶栓药物进行改良,提高选择性溶栓效果,延长血浆半衰期,减少药物剂量和不良反应,如瑞替普酶(Reteplase,reco-mbinant plasminogen activator,rPA)、兰替普酶(Lano-teplase,NPA)等,属于重组型酶原激活物,是靶向溶栓剂的代表。

四、细胞因子类药物

细胞因子(cytokine,CK)是由细胞(免疫细胞,非免疫细胞)经刺激而合成分泌的具有广泛生物活性小分子蛋白质的统称。细胞因子在细胞之间传递信息,调节细胞的生理过程,提高机体的免疫力,在异常情况下也有可能引起发烧、炎症、休克等病理过程。其包括由单核-吞噬细胞产生的单核因子(monokine)、由淋巴细胞产生的淋巴因子

(lymphokine)、可刺激骨髓干细胞分化成熟的集落刺激因子(colony-stimulating factor, CSF)等。按照细胞因子的功能不同,可将其分为六大类:白细胞介素(interleukin, IL),干扰素(interferon, IFN)、集落刺激因子(colony stimulating factor, CSF)、肿瘤坏死因子(tumor necrosis factor, TNF)、生长因子(growth factor, GF)和趋化细胞因子(chemokine)。

白细胞介素(IL)最初是指由白细胞产生并在白细胞间发挥作用的细胞因子,由此得名,并以阿拉伯数字排列,如 IL-1、IL-2、IL-3 等。后来发现白细胞介素也可由其他细胞产生,参与其他细胞(如造血干细胞、血管内皮细胞、神经细胞等)的相互作用,但白细胞介素这一名称现仍一直沿用。IL-2 是目前已获 FDA 批准上市的白细胞介素之一,用于肾癌、恶性黑色素瘤、结肠癌及癌性胸腹水的治疗。我国 CFDA 批准抗 IL-8 鼠单抗乳膏上市,用于寻常型银屑病、亚急性湿疹的治疗。单克隆抗体能有效地中和银屑病皮损组织中过量的 IL-8,从而阻止嗜中性粒细胞对皮肤的浸润,抑制表皮角质化细胞的异常增生,消除炎症,达到治疗银屑病的目的。

干扰素(INF)因其具有干扰病毒感染和复制的能力而得名,是最先被发现的细胞因子。根据其来源和理化性质不同,干扰素可分为 α、β 和 γ 3 种类型。INF-α、INF-β 主要由白细胞、成纤维细胞和由病毒感染的组织细胞产生,称为 I 型干扰素;而主要由活化的 T 细胞和 NK 细胞产生的 INF-γ 称为 II 型干扰素。根据其制备方法不同,干扰素可分为天然干扰素和由基因工程技术生产的重组干扰素两大类。如由人类淋巴母细胞经 Sandai 病毒诱导产生的人体淋巴母细胞样多亚型干扰素属于天然干扰素,可以用于治疗慢性乙型肝炎。重组 INF-α1b 是世界上第一个采用中国人干扰素基因克隆和表达的 IFN-α 型干扰素,可用于治疗慢性乙型肝炎、丙型肝炎和毛细胞白血病等。重组 INF-α2b,可以用于治疗毛细胞白血病(Hairy cell leukemia)、生殖器疣、Kaposi's 肉瘤等,已获 FDA 批准上市。干扰素是治疗慢性乙型肝炎的首选抗病毒药物,是目前治疗慢性丙型肝炎的唯一有效的抗病毒药物,但是普通的干扰素需要每隔一天注射一次,很不方便。2005 年,聚乙二醇(PEG)INF-α2a 通过美国 FDA 批准,正式用于乙肝治疗,这标志着干扰素的应用进入长效时代。(PEG)INF-α2a 使用后代谢速度缓慢,半衰期为 40~100 h,可以一周给药一次,使得干扰素疗效和患者的顺应性都获得显著提高。

集落刺激因子(SCF)是一类能选择性刺激多功能造血干细胞和不同发育阶段造血干细胞定向增殖分化,形成某一谱系细胞集落的细胞因子。集落刺激因子根据作用范围不同可分为:粒细胞集落刺激因子(G-CSF)、巨噬细胞集落刺激因子(M-CSF)、粒细胞巨噬细胞集落刺激因子(GM-CSF)、多集落刺激因子(multi-CSF)、红细胞生成素(EPO)、肝细胞生长因子(SCF)及血小板生成素(TPO)。

目前肿瘤的综合治疗及个体化治疗仍然以化疗药物为主,但肿瘤患者接受化疗后,尤其是在第一个化疗周期容易引起中性粒细胞减少症(chemotherapy-induced neutropenia, CIN)的发生,以发热性中性粒细胞减少症发生最为普遍。粒细胞集落刺激因子(G-CSF)是防治肿瘤放化疗引起的中性粒细胞减少症的有效药物。G-CSF 是由单核细胞、成纤维细胞和内皮细胞产生的一种造血生长因子,能与细胞表面的特定受体结合,促使中性粒细胞系造血祖细胞生长和分化,保护中性粒细胞避免凋亡并加强它们的功能。G-CSF 注射剂已通过 FDA 批准上市。重组人粒细胞集落刺激因子(rhG-CSF)作用机制与 G-CSF 一样,它能够与表达在中性粒细胞及其祖细胞表面的特异性受体相结合,促进粒细胞系造血干细胞的分化和增殖,促进骨髓中成熟的中性粒细胞向外周血释放,同时刺激造血干细胞向外周血释放。rhG-CSF 药物最初被 FDA 批准运用于治疗化疗引起的 CIN 以及预防由此引起的感染,后来随着药物应用范围的不断推广,逐渐也被应用于骨髓移植后支持治疗、严重先天性中性粒细胞减少症的治疗、AIDS、急性白血病再生障碍性贫血和骨髓增生异常并发症患者的支持治疗、干细胞动员等。2002 年 PEG 化长效 rhG-CSF 制剂经由 FDA 批准上市,该种长效制剂表现出更为优异的临床药代动力学、药效学特征,标志着长效形式的 rhG-CSF 开始成为造血因子类药物发展的一个新方向。

肿瘤坏死因子(TNF)是 E. A. Carswell 等人在 1975 年发现接种卡介苗的小鼠注射细菌脂多糖后,血清中出现一种能使多种肿瘤发生出血性坏死的物质。肿瘤坏死因子分为 TNF-α 和 TNF-β 两种,其中 TNF-α 主要由活化的单核-巨噬细胞、抗原刺激的 T 细胞、活化的自然杀伤细胞(NK 细胞)和肥大细胞产生。而 TNF-β 主要由 T 淋巴细胞产生,又称为淋巴毒素(lymphotoxin,LT)。TNF 是一种内源性热原质,引起发热,并诱导肝细胞急性期蛋白的合成;另外 TNF 对肿瘤细胞具有细胞毒性,能抑制肿瘤细胞生长;同时 TNF 不仅可以刺激单核细胞和巨噬细胞分泌 IL-1,并调节 MHC Ⅱ 类抗原的表达,还可以促进 T 细胞 MHC Ⅰ 类抗原表达,诱导产生 IL-2、CSF 和 IFN-γ,增强 IL-2 依赖的胸腺细胞、T 细胞增殖能力,促进 IL-2Ra 链的表达,介导内毒素休克和炎症反应。TNF 因其缺少靶向性且有严重的副作用,治疗肿瘤等方面大多尚处于临床试验阶段,并且目前认为全身用药的疗效不及局部用药。

生长因子(GF)是能与特异性质膜受体结合,启动快速链式反应,导致 DNA 复制和细胞分裂的多肽,包括转化生长因子-β(transforming growth factor-β,TGF-β)、表皮生长因子(epithelial growth factor,EGF)、成纤维细胞生长因子(fibroblast growth factor,FGF)、神经生长因子(nerve growth factor,NGF)、血小板源性生长因子(platelet-derived growth factor,PDGF)、血管内皮细胞生长因子(vascular endothelial cell growth factor,VEGF)、胰岛素样生长因子(insulin-like growth factors,IGF)等。EGF 和 FGF 已经获准上市,在临床上多用于创伤修复治疗。

趋化细胞因子是一些能指使细胞发生趋化运动的小分子细胞因子。该类细胞因子相对分子量多为 8~10 kD,能够吸引白细胞移行到感染部位,在炎症反应中具有重要作用。趋化细胞因子在结构上有较大的同源性,绝大多数的该类细胞因子有 4 个保守的半胱氨酸(Cys)。根据前两个两半胱氨酸的相对位置不同,可以分成 4 类亚家族。氨基酸按 Cys-X-Cys(半胱氨酸-任一氨基酸-半胱氨酸)方式排列属于 α 亚家族,也称 CXC 趋化因子;以 Cys-Cys 方式排列属于 β 亚家族,也称 CC 趋化因子;氨基端只有一个半胱氨酸的属于 γ 亚家族趋化因子,也称 C 趋化因子;两个半胱氨酸按 Cys-X-X-X-Cys 方式排列的 δ 亚家族趋化因子,也称 CX3C 趋化因子。如 IL-8 属于 α 亚家族的代表,可趋化中性粒细胞(PMN)。单核细胞趋化蛋白-1 是 β 亚家族代表,可趋化单核细胞。淋巴细胞趋化蛋白属于 γ 亚家族趋化因子,可趋化淋巴细胞。Fractalkine(Fkn,CX3CL1)于 1997 年发现,参与白细胞特别是吞噬细胞和淋巴细胞的游走和活化,同时又表现黏附作用,介导细胞间黏附,这与其他趋化因子不同。

五、抗体类药物

抗体(antibody)是指在抗原免疫的动物体内产生的与相应抗原特异性结合的具有免疫功能的球蛋白。免疫球蛋白(Immunogloblin, Ig)是指具有抗体活性或分子结构上与抗体相似的一类球蛋白,其主要作用是通过特异性结合相应抗原、活化补体及结合 Fc 受体产生抗体依赖的细胞介导细胞毒作用和调理吞噬作用,阻断或消除各种病原体对人体的致病作用。免疫球蛋白是血浆中除白蛋白外含量最丰富的血浆蛋白质,约占血浆蛋白总量的 12% ~ 15%。在人体内,血浆免疫球蛋白可分为 5 种,分别命名为 IgG、IgM、IgA、IgD 和 IgE,其中,免疫球蛋白 G(IgG)约占免疫球蛋白总量的 70% ~ 80%,是最重要的一类免疫球蛋白,临床使用的免疫球蛋白制品中主要是 IgG。

抗原(antigen, Ag)是指能够刺激或诱导机体免疫系统发生免疫应答、产生抗体,或者致敏(效应)淋巴细胞,并且能与免疫应答产物在体内外特异性结合,发生免疫反应的物质。机体免疫系统受抗原物质刺激后,B 淋巴细胞被激活,增殖和分化为浆细胞,由浆细胞合成和分泌抗体球蛋白。利用抗原和抗体之间高度特异性的识别和结合作用,可以将抗体用于治疗某些由抗原引起的疾病,降低、去除或者中和抗原的毒性作用,由此产生抗体药物。通过细胞工程或基因工程生产的,用于诊断或治疗的单克隆抗体、多克隆抗体、抗体片段、基因工程改造的抗体或免疫偶联物统称为抗体药物。1891 年,德国医生 Emil Adolf von Behring 首次将白喉毒素免疫血清用于治疗,由此产生抗体治疗时代。1975 年,英国科学家 César Milstein 和德国科学家 Georges Köhler 合作,创建杂交瘤技术制备单克隆抗体,为抗体药物的研究开创了一个新时代。1994 年,Winter 等创建了以噬菌体抗体库为代表的基因工程抗体,是单克隆抗体技术的又一重要进步。

抗体既可以是人源抗体,也可以是动物源抗体,多克隆抗体(polyclonal antibody)一般借助抗原的多抗原决定簇,刺激抗原免疫动物产生多种抗体,所获得的免疫血清是多种抗体的混和物。由于多克隆抗体成分不均一,临床上已很少使用。单克隆抗体(monoclonal antibody, McAb)是由识别一种抗原决定簇的细胞克隆产生的均一性抗体。单克隆抗体药物,因其与靶抗原结合的特异性、效价高、血清交叉反应少和质量易于控制等特点,在临床恶性肿瘤、自身免疫性疾病、感染、心血管疾病和器官移植排斥等重大疾病中取得了快速地发展。例如 1986 年批准上市的 OKT3 单抗用于急性肝移植排斥反应的治疗;2013 年有三个新型的抗体药物上市,分别是:用于治疗晚期(转移)HER2-阳性乳腺癌的 Kadcyla;用于治疗慢性淋巴细胞白血病的 Gazyva 单抗;全球首个抗 CD6 单克隆抗体 Alzumab,用于治疗慢性斑块型银屑病。Kadcyla 是第二个被 FDA 批准上市的新一代抗体偶联药物(antibody drug conjugate, ADC),该药物是由曲妥珠单抗(抗 HER-2 的 IgG1)与 DM1(美坦辛衍生物,微管抑制剂)通过硫醚连接子(MCC)连接而成,产生协同抗癌作用。Kadcyla 是批准用于治疗实体肿瘤的第一个抗体偶联药物,也是个体化治疗的一大突破。2009 年获准上市的 Removab 是一类双功能抗体(bispecific antibodies, BsAb),用于标准治疗无效或不可行的因 EpCAM 阳性肿瘤所致的恶性腹水,但是由于其鼠源抗体的高免疫原性大大限制了该药物的临床应用。双功能抗体,具有同时抑制两个细胞表面受体,阻断两个配体,交联两个受体或者招募 T 细胞到肿瘤细胞等作用,所以其治疗效果理论上更加有效、费效比理想,因此国外工业界在这一领域发展迅速,我国尚处于前期研究的起步阶段。

近年来,中国单克隆抗体领域的发展受到世界越来越多的关注和重视,目前批准用于临床的抗体药物,主要集中在血管内皮生长因子(VEGF)、CD20(cluster of diflerentiation,CD)、表皮生长因子受体(EGFR)、肿瘤坏死因子 α(TNFα)和人表皮生长因子受体2(HER2)这 5 个靶点。例如 2007 年,用于肺癌放射免疫治疗的单抗药物唯美生获准上市,该单抗属于肿瘤细胞核人鼠嵌合单克隆抗体。2008 年,我国第一个人源化单抗药物泰欣生(尼妥珠单抗)获准上市,也是我国第一个用于治疗恶性肿瘤的功能性单抗药物。

与低分子量化学药物相比,抗体药物具有高靶向特异性、更低的系统毒性、更长的半衰期,并且抗体药物是生物大分子,因此更难仿制。今后抗体药物的发展趋势与研究重点将主要集中在以下几个方面:①研究与应用新的分子靶点;②抗体的人源化和全人抗体,以降低抗体分子的免疫原性;③对抗体分子进行改造,以提高抗体的效应功能:包括通过改变 Fc 段的氨基酸和寡聚糖来增强抗体依赖的细胞介导的细胞毒性作用、提高抗体的抗原亲和结合力改造、改善抗体的药代动力学等;④抗体偶联药物制备,降低药物的毒副作用并增强抗体药物疗效;⑤抗体药物分子形式的多样化;⑥研究抗体药物的高效表达系统:抗体产量低和制备成本高是其临床应用的主要瓶颈,低成本及高产量的表达系统是打破其应用限制的关键,其表达系统包括细菌、酵母、植物、昆虫和哺乳动物细胞及转基因动物等;⑦抗体药物的高通量、大规模筛选和制备;⑧重组多克隆抗体:类似于机体产生的天然多抗,集多样性、安全性、可重复性、基因可操作性等优点于一体。

第二节　核酸类药物

核酸类药物包括反义核酸药物、核酸疫苗和小干扰核酸药物,其中核酸疫苗又包括DNA 疫苗和 RNA 疫苗,反义核酸药物包括反义 DNA、反义 RNA 和核酶等。

一、反义核酸类药物

反义核酸技术是 20 世纪 80 年代出现的一种以应用反义核酸类药物来抑制特定基因表达为目的的基因治疗技术,包括反义 DNA、反义 RNA 和核酶三大技术领域。能与特定DNA 或 RNA 以碱基互补配对的方式结合,并阻止其转录和翻译的短核酸片段,称为反义寡核苷酸(antisense oligonucleotide)。核酶(ribozyme)是具有能够催化生化反应的核酸类物质,具有水解酶、激酶和氨基乙酰转移酶等各种酶促活性的 RNA。反义核酸类药物包括反义寡核苷酸和核酶。

反义 DNA,或称反义脱氧寡核苷酸,是人工合成的一小段反义脱氧寡核苷酸。反义DNA 在 DNA 结合蛋白(如甲基化酶)的识别位点处,通过与靶 DNA 结合形成三螺旋,并且位点专一性地干扰 DNA 和蛋白结合,影响激活子的转录起始或转录延伸,进而阻止基因转录和复制。反义 DNA 也可以通过与 mRNA 杂交形成核糖核酸酶 H(RNase H)的底物,激活 RNase H 特异性剪切杂交分子中的 mRNA。另外,通过对反义 DNA 进行化学改性,可实现对靶基因的诱导切割反应,从而导致靶基因失活。目前被应用的反义 DNA 多采用化学合成法得到,长度一般在 8～28 bp,1978 年 Paul Zamecnik 首次利用 13 bp 的反义

DNA 抑制劳氏肉瘤病毒(RSV)增殖。

反义 RNA 是指体外合成的寡核苷酸,它能与 mRNA 碱基互补,抑制与疾病发生直接相关的基因表达。根据反义 RNA 的作用机制可将其分为 3 类,Ⅰ 类:直接作用于靶 mRNA 的 SD 序列和(或)部分编码区,直接抑制翻译,或与靶 mRNA 结合形成双链 RNA,从而易被 RNA 酶Ⅲ 降解;Ⅱ类:可与 mRNA 的非编码区结合,引起 mRNA 构象变化,抑制翻译;Ⅲ类:直接抑制靶 mRNA 的转录。反义 RNA 只阻断靶基因的翻译表达,具有特异性强和操作简单的特点。

核酶泛指一类具有催化功能的 RNA 分子,一般是指无需蛋白参与或不与蛋白结合,就具有催化功能的 RNA 分子。根据催化反应类型不同,核酶可分为剪切型核酶和剪接型核酶两大类。通过剪接型核酶既剪又接的作用方式,除去 Ⅰ 类或 Ⅱ 类内含子。通过剪切型核酶只剪不接的作用方式,切下特异性的核苷酸序列,包括发夹核酶、锤头核酶、核糖核酸酶 P(RNase P)等核酸类型。除 RNA 核酶外,现阶段还发现一些具有催化活性的 DNA 分子,称为脱氧核酶(deoxyribozyme)。

常规反义核酸在体内很容易受到核酸酶的降解,使其不能很有效地发挥作用。提高寡核苷酸的稳定性主要是提高它们在体内抵抗核酸酶的能力。另外反义寡核苷酸的负电性使其很难与带有相同电荷的靶细胞接触,不利于通过细胞膜进入细胞内。因此,必须进行各种化学修饰来提高稳定性和利用度。目前研究较多的是针对磷酸二酯键进行硫代修饰而形成硫代寡核苷酸,但是硫代寡核苷酸在化学合成时缺乏立体异构选择性,合成后的寡核苷酸是两种异构体的混合物。除了硫代修饰外,还有甲基磷酸酯修饰、吗啉代磷酸酯修饰、肽桥取代磷酸酯(PNA)等各种针对磷酸二酯键的修饰。另外还有针对核糖的修饰,如 2′-氧的烷基化修饰、烯丙基修饰等。

对于某些由于基因改变而导致的疾病如肿瘤、某些遗传病、病毒感染等来说,反义治疗手段是一种较有前景的治疗方法。截至 2017 年,共有六类寡核苷酸类药物获得 FDA 批准上市应用,其中属于反义寡核苷酸的药物有 4 种,同时有大量药物处于不同阶段的临床研究中,如 Vitravene(Fomivirsen),是 FDA 批准上市的第一个反义寡核苷酸类药物,主要用于治疗艾滋病(AIDS)病人并发的巨细胞病毒(CMV)性视网膜炎。通过对人类巨细胞病毒(CMV)mRNA 的反义抑制发挥特异而强大的抗病毒作用。

二、RNA 干扰(RNAi) 类药物

RNA 干扰(RNAinterference) 即 RNAi,引起基因沉默的一种技术,即将双链 RNA (double stranded RNA,dsRNA)导入细胞,可以使靶细胞基因 mRNA 发生特异性降解,最终导致其相应基因的转录后基因沉默(posttranscriptional genesilencing,PTGS)。

美国科学家 Andrew Fire 于 1998 年首次发现 RNAi 后,RNAi 的研究取得了突飞猛进的进展。Andrew Fire 等将双链 dsRNA［正义链 RNA(senseRNA)和反义链 RNA(antisense RNA)的混合物］导入秀丽新小杆线虫,可以诱发内源性基因 mRNA 的降解,与单纯注射 sense RNA 或单纯注射 antisense RNA 相比,dsRNA 有更强的基因沉默效率,并称这种沉默现象为 RNAi 现象。

RNAi 采用短的双链或单链寡核苷酸,包括低等或高等生物体细胞中内源性的

microRNA（miRNA）、小分子阻抑性 RNA（small interfering RNA，siRNA）、短发夹 RNA（shRNA）、反义寡核苷酸和 siRNA 与 Piwi 蛋白的复合物（Piwi-interacting RNAs，piRNAs）等。其中 siRNA 是进入细胞质中的双链 RNA 与 Dicer 酶结合，然后被 Dicer 酶切割成 21～23 nt 大小的 dsRNA，siRNA 可与核糖核酶复合物结合，形成 RNA 诱导的沉默复合物（RNA-induced gene silencing，RISC），另外 siRNA 还可以通过与互补的 DNA 直接发生作用，诱使同源 DNA 甲基化，使目的基因转录受到抑制，表达受阻，从而沉默目的基因的表达。miRNAs 是在细胞核内 pri-miRNA 被 Drosha 酶处理后变成大约 70 nt 的带有莲环结构的 precursor miRNAs（pre-miRNAs），在 Exportin-5 的帮助下这些 pre-miRNAs 转运到细胞核外之后，再由细胞质中 Dicer 酶进行切割，成为成熟的 miRNAs，具有高度的时序性、保守性和组织特异性。成熟的 microRNA 由于其莲环样结构的一侧有一段特殊序列，并不能与靶 mRNA 完全互补，不能降解靶 mRNA，但 microRNA 通过与细胞质中若干个蛋白等结合形成 RISC，结合在靶 mRNA 的 3′端 UTR 区上，阻断 mRNA 的翻译，从而导致相应基因的沉默。

2004 年 9 月，《Nature》首次刊登了美国科学家 Andrew Z. Fire 与 Craig C. Mello 等人撰写的关于 RNA 干扰的成果文章，时隔不久，RNAi 技术取得了非凡的成就。RNAi 开始应用于多种疾病的治疗，RNAi 可以直接用于抑制疾病相关基因，达到治疗疾病或预防的目的，也可用于抑制癌基因的表达、敲除点突变激活的癌基因和抑制基因扩增等。例如家族性淀粉样多发性神经病变（FAP）是一种罕见的遗传缺陷，可导致破坏神经的致命蛋白累积，其中最常见的致病蛋白为甲状腺素运载蛋白（Transthyretin，TTR），由于 TTR 大部分是经由肝脏而生成，因此在疾病早期可采用肝移植手术治疗。这种疾病很难用传统药物控制，而 RNAi 类药物 Patisiran 可以选择性降解 TTR 的 mRNA 避免毒性蛋白的合成，目前已完成临床Ⅲ期试验。但是 siRNA 疗法治愈这些疾病还面临着巨大的挑战，主要包括脱靶效应、免疫刺激以及系统给药的阻碍等。

三、核酸疫苗类药物

核酸疫苗（nucleic acid vaccine）也称基因疫苗（genetic vaccine），可分为 DNA 疫苗和 RNA 疫苗两种，由于 RNA 容易降解，不易保存，所以核酸疫苗主要指 DNA 疫苗。核酸疫苗将编码某种蛋白的外源基因与质粒载体连接后通过注射或黏膜免疫等给药方式导入宿主体内，使其在宿主细胞内表达抗原蛋白，诱导机体产生免疫应答，以达到治疗或预防疾病的目的。

疫苗（vaccine）是将病原微生物（如细菌、立克次体、病毒等）及其代谢产物经过人工减毒、灭活或利用基因工程等方法制成的用于预防传染性疾病的自动免疫制剂，人们将多种灭活或减毒疫苗称为一代疫苗，将利用基因工程技术研制的亚单位疫苗称为二代疫苗，而核酸疫苗为三代疫苗。与传统疫苗相比，核酸疫苗具有显著优越性，如免疫效果可靠、不存在毒力回升危险、可制成 DNA 多价疫苗、制备简单和使用方便等，但核酸疫苗也存在许多问题亟待解决，如肌肉注射质粒后，仅有很少部分被肌细胞摄取；使用后质粒 DNA 是否随机整合进入染色体等安全问题。

核酸疫苗的研究室近二十几年发展起来的一项新的生物技术，已成为疫苗研究领域的热点之一。1995年,治疗预防艾滋病 DNA 疫苗进入人体临床试验,是 FDA 批准的世界上第一个进入临床试验的核酸类疫苗。我国于 2004 年批准艾滋病 DNA 疫苗进入临床试验。目前,人们对核酸疫苗的研究日益深入,乙型肝炎、丙型肝炎、前列腺癌、肺癌、乳腺癌、抗埃博拉病毒等核酸疫苗也处于研究阶段。

第三节 生物药物载体

生物技术的发展使大规模生产高效的生物活性蛋白质、多肽类药物成为可能,然而此类药物一般稳定性差,在酸碱环境中容易被破坏,在体内酶存在下极易失活;相对分子量较大,并经常以多聚体形式存在,很难透过胃肠道黏膜上皮细胞层,口服吸收差;体内生物半衰期短,在临床上常用的剂型为注射溶液剂和冻干粉针剂,给药途径单一,注射后在血中消除很快,必须频繁给药。因此,安全、有效、方便的载药系统的开发是蛋白质、多肽类药物得以成功应用的关键问题之一。与蛋白、多肽类药物类似,核酸药物尽管在治疗领域取得了显著成就,但如何将核酸药物有效地输送到特定细胞,依旧是亟待解决的问题之一。

一、核酸类药物体内转运挑战与策略

核酸类药物转染进入细胞要克服多重阻碍,为克服这一难题,核酸类药物会进行化学结构修饰和利用载体(病毒、非病毒)运输两种方法来提高核酸类药物的转染效率。对 DNA、RNA 进行化学结构修饰,可以大大提高其稳定性,但是对于细胞和组织来说,单纯的核酸类药物不能够穿透细胞或组织,虽然病毒载体(包括腺病毒、逆转录病毒和慢病毒载体)携带核酸药物能高效的将其转染进入细胞,但缺点是引起宿主产生严重的免疫反应,甚至是引起宿主 DNA 产生插入突变。非病毒载体(包括脂质体、阳离子聚合物等)的出现可以解决上面的问题,这类载体对宿主产生的副作用远小于病毒载体,但其最大的弱点是转染效率低于病毒载体。因此,选择特异、稳定、安全、高效的非病毒载体是和酸类药物广泛应用的关键。

(一) siRNA 的体内转运挑战与策略

作为基因表达的有效抑制剂,siRNA 被认为是功能基因组研究的首选工具。但是将 siRNA 运送到动物组织的特定部位,并保持其在靶细胞中的活性,是非常复杂的事情,涉及到物理、化学及生物化学等多学科领域的相关研究。既然主要目的是将 siRNA 运送到靶组织中并保持其活性,那么在给药后,如何保持 siRNA 在细胞内及细胞外环境的稳定是目前研究所面临的主要挑战。siRNA 体内转运面临的挑战包括以下方面内容:①siRNA 的尺寸仅有 21~23-nt,虽然进过化学修饰后,siRNA 分子可以保持稳定,但是如此小的 siRNA 分子非常容易随尿液从体内清除;②siRNA 分子在血浆环境中极不稳定,在非常短的时间内就会被核糖核酸酶(Ribonuclease,RNase)降解;③siRNA 分子体内给药后,非特异性的 siRNA 分子会全身分布,降低了特定病变部位的 siRNA 分子的有效浓度;④siRNA 分子在到达靶细胞前,需要克服血管内皮屏障及多个组织屏障;⑤到达靶细胞后,为了保证细胞内 siRNA 分子的活性,需要有效的细胞内吞作用,并保持 siRNA 分子的双链结构完整。

为了保持 siRNA 在体内转运过程中的稳定性,可以对 siRNA 寡核苷酸进行多种方式的化学修饰。例如可以改变低聚糖的骨架结构,用核苷酸类似物替代核苷酸或者将偶联物连接在低聚糖分子上。化学修饰可以显著性提高 siRNA 分子在血浆环境中的稳定性,但是依然没有解决 siRNA 分子随尿液排出及靶向转运的问题。因此开发新型的药物转运体系,使其兼具防止 siRNA 被肾脏清除,保护 siRNA 避免被 RNase 降解,同时高效转运siRNA 突破物理屏障到达靶部位,并能提高 siRNA 的细胞摄取能力,是解决 siRNA 体内成功应用的关键性因素。

针对 siRNA 非病毒转运体系的研究是目前研究的主要方向,虽然一些转运体系在动物体内获得了很好的疗效,但是却不适用于人体使用。因此,根据是否能被人体使用,将转运体系分为临床适用型和非临床适用型。阳离子脂质体和聚合物是两种主要的 siRNA非病毒转运体系,两种转运体系都带有正电荷可以与带负电荷的 siRNA 形成复合物,这种 siRNA 载体复合物可以聚集形成粒径在 100 nm 左右的纳米粒子,能够通过胞吞作用,将 siRNA 高效的转运进入细胞内。另外,根据靶向部位不同,除全身给药外,局部给药方式也可以很好地实现 siRNA 的转运。例如:鼻内给药、眼内给药、肌肉注射给药、瘤内给药等方式。

（二）内体包埋与逃逸

内体(endosome,胞内体,内涵体)是动物细胞内由膜包围的囊泡状结构的细胞器,可转运由胞吞作用新摄取的物质到溶酶体中被降解,被认为是胞吞物质的主要分选站,内体提供了细胞外物质转运至细胞内的途径。例如很多病毒以此条途径进入细胞,以登革热病毒为例:病毒先吸附在细胞膜上,其后核内体像袋子一样裹住病毒,病毒膜与核内体膜融合,进入细胞质基质。

与病毒类似,大多数的非病毒类载体主要通过内吞途径进入细胞。内吞后的载体与生物膜成分组装成内体(endosome),随后通过多种机制发展为成熟的溶酶体。溶酶体内有大量的降解酶,会使其内的核酸类药物发生降解而失效,这种现象被称为内体包埋。因此开发一种有效的核酸类药物载体,促进该类药物快速从内体中逃离是目前研究的热点之一。

根据其作用机制将内体逃逸技术分为如下许多类型:①膜致孔机制的内体逃逸,一些多肽类物质与内体膜结合,可以在膜上形成稳定的孔道,从而使内体中的物质释放出来。近年来已开发了大量的这种多肽类物质,用于促进核酸类药物的细胞内传递。②质子海绵效应的内体逃逸,一些具有较强 pH 值缓冲能力和柔性疏水长链的化合物进入内体后,可阻碍内体向溶酶体的转变,使其携载的物质有效地逃离溶酶体。③膜融合的内体逃逸,一些来源于细菌和病毒的多肽和蛋白,在中性 pH 值(如血浆和胞浆中)条件下,不表现出任何膜融合活性,而在低 pH 值(如内体和溶酶体中)条件下,将会发生结构的改变,从而诱导磷脂双分子层的融合。基于这个原理,具有磷脂双分子层结构的非病毒基因载体经这类多肽修饰后,能够使进入内体的核酸类药物逃逸出来。④光化学内化(photochemi-calinternalization,PCI)的内体逃逸,是一种利用光激活细胞内吞附着于内体膜表面的感光性分子,产生活性氧破坏内体的膜结构,使内体中的物质有效地释放到胞浆中的技术。

理想的内体逃逸试剂应该没有免疫原性、高效、易于生产使用、容易与配体特异性结合、适合大规模生产等。虽然目前的内体逃逸试剂不能完全满足上述要求，但相信随着研究的深入，越来越多的内体逃逸试剂将被开发。内体逃逸试剂必然会在基因胞内传递中得到广泛的应用。

二、生物药物非病毒转运体系

(一)穿膜肽

细胞穿膜肽(cell-penetrating piptide,CPP)是一类能携带大分子物质进入细胞的短肽，这类物质均为带有正电荷的长短不等的多肽片段，也被称为蛋白转导域或特洛伊木马肽。20世纪80年代末，人们首次发现HIV-1的Tat蛋白自身能跨越细胞膜，Tat蛋白由86个氨基酸残基组成，其中48~60位氨基酸残基(GRKKRRQRRRPPQ)中的6个精氨酸残基和2个赖氨酸残基决定着整条小肽的亲水性，并且精氨酸残基对于Tat的入胞起重要作用，各种富含精氨酸的RNA/DNA结合小肽，如HIV-1的Rev、雀麦花叶病毒(BMV)的Gag及人类转录调控蛋白cFos-(139~164)等都具有与Tat相似的功能。

这些CPP大多含有高密度碱性氨基酸(精氨酸和/或赖氨酸)，能与细胞膜表面阴离子相互作用而增加多肽内摄。例如:siRNA主链带负电，因此带正电的CPP可通过非特异性静电相互作用与siRNA结合。将siRNA与CPP静电结合是一种简单而有效的方法，这不需要对siRNA进行任何修饰。将狂犬病毒的糖蛋白RVG和含9个精氨酸残基的小肽交联在一起组成一个新的细胞穿透肽RVG-9R，不仅能特异性地将siRNA递送进神经细胞中，并且能穿越血脑屏障，这为难以治疗的脑部疾病带来了曙光。

(二)外泌体

外泌体(exosome)起源于细胞内吞系统的早期内体(early endosome)，胞内体向内出芽形成多囊泡体(multivesicular endosome,MVE)，随后与细胞膜融合从而将小囊泡释放到细胞外，形成外泌体，其体积微小，多在40~100 nm。外泌体表面可表达多种细胞因子、生长因子，避免调理素、补体或凝血因子的激活，可较为有效地避免单核巨噬细胞的吞噬，在体液中稳定存在，并能较自由地穿过血管壁及细胞外基质，外泌体最终可与周围细胞发生膜融合。

外泌体中包含大量的蛋白质、核酸和脂质等，其中一部分是外泌体所共有的普遍性组分，而另外一部分是根据外泌体来源不同而特有的组分。无论是哪种成分，在外泌体介导的细胞间物质信息交流的过程中起到了关键作用。

无论在生物学还是病理学过程中，外泌体都可以携带核酸(DNA、RNA)到达靶细胞实现基因调控功能，因此外泌体可作为核酸类药物载体，可通过调控基因表达，实现基因治疗方面的应用。作为新型的药物载体，外泌体极具潜力，是近些年来的研究热点之一。

(三)微球

微球(microsphere)是指使药物溶解或分散在高分子材料骨架中，形成的骨架型微小球状实体。微囊(microcapsule)是指利用天然或者合成的高分子材料作为囊壁，将固态药物或液态药物包裹而制备的药物储库型微小胶囊，直径一般在1~250 μm。微球和微囊是目前生物药物缓控释制剂中最常使用的载药体系,统称为微粒(microparticle)给药体系。

多肽类药物在低浓度时就有较高活性,但是多肽药物的半衰期短,需要频繁给药才能维持体内的血药浓度。因此,将多肽药物制成微球或微囊可以提高药物的稳定性,通过缓慢释放药物可以维持血药浓度,减少给药次数,增加患者顺应性,并且还可以通过控制调节微粒体系的粒径使其具有靶向作用。

近30年来,采用生物可降解聚合物,特别是聚乳酸-羟基乙酸共聚物(PLGA)为骨架材料,包裹蛋白质、多肽类药物制成可注射微球制剂,成为研究热点。通过调节聚合物的种类、相对分子质量(Mr)、晶型、共聚物中单体的摩尔比、微球粒径、微球表面状态及内部结构、药物的水溶性、药物含量等,可以达到药物的缓释或控释目的。促黄体生成激素释放素(LHRH)类似物曲普瑞林(triptorelin)是第一个上市的缓释多肽微球制剂,缓释可以达到1个月。之后,亮丙瑞林(Lupron Depot)、戈舍瑞林(Zoladex Depot)、奥曲肽(Sandostatin LAR depot)等药物的长效微球注射剂也相继上市,根据药物的成分和配方可以持续释药1~4个月。

微球或微囊的处方主要由载体材料、主药和稳定剂等三部分组成,其中,载体材料的选择是处方设计的关键,对微粒给药系统的成型和释药起着关键作用。按载体材料的来源不同,可分为天然高分材料、合成高分子材料和半合成高分材料。其中天然高分子材料常用的包括淀粉、明胶、阿拉伯(树)胶、白蛋白、海藻酸钠、壳聚糖等。天然高分子材料具有来源广泛、价格低廉等特点,但是作为骨架材料还需要经过化学或物理方法交联,这可能在不同程度上导致聚合物或药物发生变性或被破坏,使微球质量发生变化或用药后引起不良反应。半合成高分子材料多为纤维素的衍生物,如羧甲基纤维素、甲基纤维素、乙基纤维素、羟丙基纤维素等。

合成高分子材料多为采用化学合成手段获得的聚合物,首先选择的包括均聚物(homopolymer)和共聚物(copolymer)。均聚物由一种单体聚合而成的聚合物。共聚物是由许多不同单体组成的聚合物,可分为无规共聚物(random copolymers)、交替共聚物(alternating copolymer)、接枝共聚物(graft copolymers)和嵌段共聚物(block copolymers)。常用的合成高分子材料有聚酯类(polyester),如聚乳酸-羟基乙酸共聚物(polylactide-co-glycolic acid,PLGA)、聚氰基丙烯酸酯(poly akyl cyanoacrylate,PACA)等。聚酯类是目前研究最多、应用最广泛的可生物降解的合成高分子材料。此外常用的合成高分子材料还包括聚酸酐类(polyanhydride)、聚原酸酯类(polyorthoester)、水凝胶类(hydrogel)、聚酰胺(polyamide)、泊洛沙姆(poloxamer)等。

近些年来,生物可降解嵌段共聚物逐渐成为研究的热点,该共聚物通过调节嵌段组成比例或加入符合要求的新嵌段来调节物理化学性质,使其具有良好的生物相容性。嵌段共聚物由多个同聚物片段组成,为末端连接结构。根据组成片段连续排布方式不同,可分为4类:①AB型二嵌段共聚物,它是最简单的嵌段共聚物,由一种同聚物片段A与另一种同聚物片段B连接而成,如聚乙二醇-聚乳酸(PEG-PLA)两嵌段共聚物,聚乙二醇-乳酸/羟基乙酸共聚物(PEG-PLGA);②ABA型三嵌段共聚物,由B片段的二末端分别与A片段连接而成;③(AB)n型多嵌段共聚物,由A、B片段多次连接形成;④星型嵌段共聚物,拥有多个功能臂的同聚物 A 与片段 B 呈星形连接。两亲型嵌段共聚物是目前研究较成熟的聚合物胶体给药体系,如以 AB 两亲型嵌段共聚物(如 PEG-PLA)为载体材料,在水溶液中,这种共聚物会自聚集成为独特核壳结构的胶束。胶束中间为亲油性的内核(主要由可降解的聚酯、聚氨基酸等构成),包裹着药物,外层是亲水性的外壳(通常是PEG)。两亲型嵌段共聚物用作制备微球载体的优势在于:提高蛋白质多肽类药物的包封率,降低突释效应;提高蛋白多肽药物的稳定性;共聚物骨架的降解和药物的释放具有高度的分子量依赖性,可通过调节亲水嵌段的分子量和(或)亲水/疏水嵌段间的比例来进行调控。此外,嵌段共聚物的两亲性,可提高微球表面的亲水性,降低微球与调理素间的相互作用,避免被网状内皮系统(reticulo-endothelial system,RES)识别及清除,延长药物在血循环中的时间。

研究表明,在蛋白质溶液中添加保护剂,能有效地保持蛋白质活性,这些保护剂一般是亲水性的多羟基糖类或表面活性剂,常用的保护剂主要有海藻糖、环糊精、PEG、吐温、牛血清白蛋白(BSA)等。

微球的制备方法可分为化学(界面缩聚法、辐射交联法等)和物理方法。物理方法一直是生物可降解聚合物微球制备和生产的主要手段,包括相分离法、凝聚法、乳化-液中干燥法、溶媒移除法和喷雾干燥法等。这些方法大多涉及聚合物和药物的溶解,药物-聚合物溶液分散成液滴及去除溶剂、收集固化微球 3 个关键步骤。其中药物-聚合物溶液分散成液滴是微囊化技术的核心研究内容,往往决定着能否成功制备粒径分布均一、载药量高、适用范围广的微球。随着新技术的不断出现和仪器装置水平的不断提高,在传统制备工艺基础上,又发展出许多新的制备工艺,如膜乳化(membrane emulsification)技术、单机完全再循环系统(total recirculation one machine system,TROMS)、声激发(acoustic excitation)技术、一步精确微粒成型(precision particle fabrication,PPE),高压静电微囊化方法、超临界流体技术等。

(四)脂质体

1.蛋白、多肽类药物脂质载体

脂质体在生物体内可降解,并且无毒性、无免疫原性,所以用它作为蛋白质、多肽类药物的释药载体,在近十几年来得到了迅速发展。以脂质体为载体的生物药物现已涵盖核酸、激素、酶、疫苗、基因物质等多种类型。

基于多肽、蛋白类药物本身的特点,在脂质体的制备中需尽量避免高温、有机溶剂、表面活性剂、剧烈超声等条件的使用。传统的脂质体制备方法包括薄膜法、反相蒸发法、钙融合法、表面活性剂处理法及挤出器法等,其共同之处都是先用有机溶剂或表面活性剂溶解磷脂,得到粗制的磷脂双层膜,然后将膜进行水化处理,再通过适当方法得到大小不同的脂质体。但传统制备方法存在脂质体包封率低、残留的有机溶剂或表面活性剂导致蛋白质药物的生物活性降低、很难实现产业化等缺点。为了克服多肽、蛋白类药物脂质体的众多缺点,脂质体制备方法的研发在近些年来也成为脂质体研究的热点。

脂质体 pH 值梯度法,是利用一些两亲性的弱酸、弱碱能够以电中性的形式跨越脂质双层,但其电离形式却不能跨越脂质双层的原理来实现的。pH 值梯度法已被广泛用于包封多肽、蛋白类药物,如采用 pH 值梯度法使脂质体的内相 pH 值为 4.0,外相 pH 值为7.0,可将被荧光素异硫氰酸盐标记的胰岛素的包封率提高至 50%,而用传统逆相蒸发法制备的胰岛素脂质体的最高包封率仅为 20% 左右。

冰冻熔融法可避免使用加热超声等剧烈条件,实验操作首先制备未包封药物的小单室脂质体,在冻干前将待包封的药物加入,在快速冷冻过程中,由于冰晶的形成,使形成的脂质体膜破裂,形成冰晶的片层与破碎的膜同时存在。此状态不稳定,在缓慢融化过程中,暴露出的脂膜互相融合重新形成脂质体。应用该方法制备多肽、蛋白类药物脂质体,操作简便、反应条件较温和,有较大规模工业化生产的前景。缺点是反复冻融会造成多肽、蛋白类药物不同程度的结构改变和失去活性,影响药效。

另外还有一些可用于制备蛋白、多肽类药物脂质体的方法,如前体脂质体法、可控自组装法、粉末床研磨法等。随着脂质体研究的不断深入,蛋白、多肽类药物脂质体产品的开发也取得了巨大的进步,如在脂质体的磷脂双分子层上嵌入病毒膜蛋白,制备脂质体疫苗,已经成功开发 Inflexal V 流感疫苗和 Epaxal 甲肝疫苗两个产品。我国已批准重组干扰素 α2b 脂质体乳膏上市销售。

2. 核酸类药物脂质载体

脂质体介导的基因转染是最早用于向宿主细胞导入外源基因的方法之一,1987 年,"lipofection"这一概念被首次用于描述基于脂质的基因转染技术,出现了一批商品化的脂质试剂。在脂质体介导的基因转染技术中,研究最为广泛的是阳离子脂质复合物转染基因的机制。

阳离子脂质体本身带有正电荷的脂质囊泡,目前大多数阳离子型脂质体是由一种不带电荷的中性脂质成分和一种或多种阳离子型脂质成分组成。其中,中性脂质成分可发挥稳定双层脂质膜和降低阳离子型成分毒性作用,同时又能够提供阳离子型脂质的细胞膜穿透作用;而阳离子脂质成分为整个脂质体提供正电荷,但其具有不容忽视的细胞毒性。阳离子脂质体与带负电的 DNA 分子通过静电作用形成阳离子脂质体 DNA 复合物,由于阳离子脂质体过剩,复合物带正电;带正电的阳离子脂质体 DNA 复合物由于静电作用吸附于带负电的细胞膜表面,然后通过与细胞膜融合或胞吞作用进入细胞;阳离子脂质体 DNA 复合物会破坏内涵子体膜的稳定性,导致磷脂的 flip-flop 重排,这些磷脂融合进入脂质复合物中,并与阳离子脂质相互作用,导致 DNA 的解离进入细胞质中。

阳离子脂质体本身很容易被 RES 免疫系统捕捉及破坏,尤其是静脉注射给药时很可能产生肺首过效应,造成在肺部沉积,并且当阳离了脂质体注射进入血液后,表面带负电的血浆蛋白产生强烈相互作用,导致了阳离子脂质体在体内循环系统中被快速清除。

(五)树枝状聚合物

树枝状聚合物(dendrimers),又称为树枝状大分子或树状高分子,是以多功能小分子作为起始核心,通过支化基元逐步重复反应而得到的有序三维结构高聚物。由于它具有多支化中心和高度支化结构,表现出树枝状的几何外形,属于第四类高分子结构。当前对树枝状聚合物的研究主要包括药物、疫苗及基因载体、纳米催化剂、纳米生物传感器、微型纳米泵、免疫诊断试剂、抗病毒试剂、磁共振成像、化学反应器、超分子构筑单元等方面。

1. 蛋白、多肽类药物树枝状聚合物

蛋白质、多肽可与树枝状聚合物形成多肽-树枝状聚合物或蛋白质-树枝状聚合物，研究发现树枝状聚合物会影响酶的活性、二者的结合特性及蛋白质构象。蛋白质与树枝状聚合物结合后球形折叠仍保持完整，因为二者结合引起的蛋白质表层结构的变化不会延续到内部，然而更多的蛋白质表面位点通常会受到树枝状聚合物的影响。

另外，多肽-树枝状聚合物可形成包含一个氨基酸核心、分支单元、表面功能基团或具有三者之一的树枝状聚合物，呈放射状的或楔子状的大分子，这类结构的多聚体具有性质、组成确定及合成方便等优点，使得多肽-树枝状聚合物非常适于各种生物技术与生物化学方面的应用。例如聚左旋赖氨酸树枝状聚合物可用作遗传物质转染的载体，还可阻止单纯性疱疹病毒吸附于细胞膜表面。

树枝状聚合物在溶液中能与蛋白质形成复合物，蛋白质的结构变化发生在多肽表面的易变区域，静电作用与非静电作用对树枝状聚合物与蛋白质形成稳定的复合物起重要作用。

2. 核酸类药物载体

树枝状聚合物-DNA复合物通过其表面携带的阳离子与细胞膜表面带负电荷的糖蛋白及磷脂结合进入细胞质。将复合物中DNA或树枝状聚合物进行放射性标记后分析证实，细胞摄取该复合物的主要机制是胞吞作用。

树枝状聚合物可保护反义寡核苷酸等核酸序列不被血清、组织细胞中各种补体及酶降解。研究表明，内吞进入细胞内的质粒DNA有99%在溶酶体中被降解。所以，提高复合物从内涵子或溶酶体中完整释放，是增加基因转染的有效途径之一。聚酰胺-胺树枝状聚合物（PAMAM）含有在中性条件下非质子化的-NH2，在溶酶体酸性条件下具有海绵质子效应，使溶酶体膜破裂释放出阳离子聚合物/DNA复合物。

目前树枝状大分子作为药物载体的研究还处于探索和积累阶段，许多性质、机理还属于未知状态，有待深入全面的研究。

（六）聚乙烯亚胺（polyethylenimine，PEI）

聚乙烯亚胺作为最具潜力的基因转染阳离子聚合物，被认为是转基因效率最高的非病毒载体之一。PEI存在线性和支化两种结构，支化PEI（bPEI）中每三个原子中就含有一个氮原子，具有极高的正电荷密度，使得PEI能够和带负电荷的DNA形成非常紧密的静电复合物，此外，PEI具有质子缓冲能力，因其结构中具有伯胺、仲胺、叔胺多种胺基，在体内中性pH值环境中，PEI未电离，胺基比例占80%，但是在内涵子pH值为5的酸性条件下，PEI未电离胺基比例下降为50%，当PEI/DNA复合物进入内涵子中，PEI分子逐步电离，需要大量捕获内涵子酸性环境中的质子，同时伴有大量氯离子涌入内涵子，渗透压升高引发内涵子膨胀最终破裂，使得PEI/DNA复合物高效完成内涵子逃逸，保护DNA免于被核酸酶降解，提高基因转染效率。

PEI/DNA复合物转染效率与载体DNA的氮磷比相关，PEI载体分子量大小也是影响基因转染效率的因素之一，分子量范围一般在5 000~25 000 Da，另外PEI分子的支化度也是影响转染率的因素之一，研究认为支化PEI比有相同分子量的线性PEI更有效压缩

DNA,形成的复合物也更稳定。

但 PEI 作为基因载体还存在一定缺陷,首先是细胞毒性问题,在转染细胞时须谨慎调节 PEI 与 DNA 的比例。其次,PEI-DNA 复合物的溶解性较差,采用常规方法无法制备稳定的 PEI-DNA 给药系统。这在一定程度上影响了 PEI 体内应用价值。近年研究表明,对 PEI 进行聚乙二醇(PEG)修饰可提高 PEI-DNA 的溶解性;屏蔽复合物表面的正电荷,减小细胞毒性;延长体内循环时间,但也有实验表明,PEI 在 PEG 化后转染效率极大降低。以 PEI 作为载体负载 DNA 用于临床治疗还需要进行很多研究。

(李　志)

第七章　高分子药物

第一节　高分子药物概述

一、高分子药物的出现和发展

20 世纪 50 年代初，Jatzkewitz 等学者首次使用一个双肽作为连接分子，把药物 Mescaline 连接到高分子化合物聚乙烯聚吡咯烷酮（Polyvinylpyrrolidone，PVP）上。随后，Ushakov 研究组在六七十年代合成了一系列水溶性高分子和药物的耦合物，特别是 PVP 聚合物和多种抗生素的耦合物。Mathe 等学者率先将药物耦联到免疫球蛋白上实现其靶向递送。基于这些研究，Ringsdorf 在 1975 年提出了一个明确的高分子药物模型，用来构建具有靶向性的药物载体。Ringsdorf 模型指出，一个典型的高分子药物耦合物分子应包括高分子骨架、靶向分子、增溶性分子及可切割的连接分子这几个部分。增溶分子主要用于增加高分子药物在水溶液中的溶解度，如果高分子药物本身已具有良好的水溶性，此部分则可以省略。靶向基团用于增加高分子药物的靶向性，主要靶向细胞膜表面受体、黏附分子等。药物连接分子是对 pH 值敏感、氧化还原反应敏感或酶敏感的能使药物分子在作用部位容易解离为游离状态的分子。后来的研究，大部分都在 Ringsdorf 模型的基础上研究了应用不同高分子聚合物、靶向分子、药物、连接分子来治疗各种疾病，例如恶性肿瘤、感染类疾病、炎症类疾病等。

二、高分子药物的分类

高分子药物可以根据高分子聚合物的种类不同进行分类，例如可根据聚合物单体分子的不同分为聚乙烯聚合物、丙烯酸聚合物、多糖、氨基酸聚合物等；根据生物降解性分为生物可降解聚合物和生物不可降解聚合物；根据来源分为天然聚合物和合成聚合物；根据分子质量分为寡聚体、大分子单体和聚合物等；根据药物的不同可分为高分子-药物偶合物、高分子-蛋白偶合物、高分子-核酸偶合物等。还可以根据药物和高分子聚合物连接方式的不同分为药物-聚合物一比一的高分子药物、药物-聚合物一比多的高分子药物、药物-聚合物多比一的高分子药物和树状高分子聚合物-药物偶合物。

三、高分子药物的特点

药物通过各种给药途径进入体内进行吸收、分布、代谢、排泄，都要面临体内复杂的环境，比如体液、细胞、酶等。体内不同的组织具有不同大小的膜孔，例如肾小球滤过膜的膜孔是 5 nm 左右,正常血管上皮细胞间的间隙小于 10 nm,而肿瘤组织中血管上皮细胞的间隙通常是 40~80 nm,有时可达 500 nm。相对于传统小分子药物,高分子药物最大的特点就是分子量高和结构多变,可以根据需要设计和调节药物的分子量的大小和结构。通过调节高分子聚合物的分子量和化学结构可以精确地控制高分子药物的粒径大小,从而使药物选择性地透过并聚集在疾病部位,减少药物在正常组织的聚集和体内的消除。例如,分子量为 13.5 kDa 和 580 kDa 的线性 PVA 在水溶液中的粒径分别约为 5 nm 和 100 nm。由于 580 kDa 的线性 PVA 具有较大的粒径,所以不易通过肾小球,也不易进入正常组织,在肿瘤组织中被特异性截留和聚集。高分子聚合物可分为线性高分子聚合物、分支高分子聚合物、树状高分子聚合物和棒状高分子聚合物等,同样,高分子聚合物的化学结构也会影响高分子药物在体内的行为。

随着聚合物分子量的增加,聚合物在体内的消除半衰期延长,消除变慢,循环时间延长;水不溶性或难溶性聚合物在体内比水溶性聚合物消除快;线性聚合物在体内的消除快于无规卷曲聚合物的消除,无规卷曲聚合物的消除快于球形聚合物的消除,球形聚合物的消除快于分支状聚合物的消除。同时,相比于自组装结构,高分子耦合药物具有较强的体内稳定性,不易发生药物泄露,但是高分子药物载药量一般比自组装结构的载药量低。

四、高分子药物的优势

相对于小分子药物,高分子聚合物能增强难溶性药物和不溶性药物的水溶性,从而提高药物在体内的生物利用度;在药物循环、转运过程中保护药物不失活;改善药物在体内的动力学性质;降低药物的免疫原性,降低药物在使用过程中对免疫系统的激活;赋予药物主动靶向、被动靶向疾病组织的能力;实现药物的联合递送,增强治疗效果。

肿瘤的多药耐药是很多肿瘤治疗失败的一个主要原因,细胞膜上的转运体如来自于 ABC 转运体蛋白家族的 P-糖蛋白能降低药物在细胞内的浓度。高分子药物具有减少细胞外排药物的优势。高分子药物大多通过亚细胞器转运进入细胞内,这种转运方式破坏了细胞内药物的浓度梯度,游离药物的浓度从细胞膜到细胞核方向逐渐降低,而高分子药物大多在核周围的溶酶体内降解,释放药物,使游离药物浓度从细胞核到细胞膜方向逐渐降低,到达细胞膜被 P-糖蛋白外排出细胞的药物量减少。阿霉素和 HPMA-阿霉素同时用于卵巢癌细胞的治疗,HPMA-阿霉素组在细胞内有更高的阿霉素浓度,并且在短暂和长期治疗宫颈癌细胞的实验中均不产生多药耐药现象。某些高分子聚合物本身就具有抑制 P-糖蛋白的作用,例如 Pluronic® 可抑制 P-糖蛋白 ATP 酶,抑制 P-糖蛋白对药物的外排作用,进而改善药物的多药耐药。Pluronic® 还能激活炎症 NF-κB 通路,有免疫治疗的潜力,同时 Pluronic® 能增强 plasmid DNA 的细胞内转运。

五、高分子药物的设计

前药是指含有非激活态药物的药物分子,这点与高分子药物的设计理念很类似,高分子药物设计的方向之一就是把小分子药物设计成高分子前药。高分子前药具有能在特定时间、特定部位释放特定量药物的优势。高分子前药主要分为 3 种,第一种是高分子前药中含有一种非激活状态的活性物质,能在细胞内降解形成活性药物;第二种是高分子前药中含有两种及以上非激活状态的活性物质,能在细胞内特定的环境下反应成为活性药物;第三种是前药含有靶向基团,聚合物分子和一种及以上的活性物质。高分子药物的靶向性主要取决于靶受体的表达,靶向配体的内吞,靶向配体和受体的亲和力等。对于前药的设计,最重要的就是对聚合物和靶向分子的选择。1975 年,Ringsdorf 提出高分子前药的经典组成:聚合物载体骨架,一种及以上生物活性分子,含有可水解、可酶解等性质的连接分子和靶向分子。高分子聚合物可以是生物相容性材料,也可以是生物可降解材料。药物可以直接连接在高分子聚合物上,也可以通过连接分子连接在高分子聚合物上。连接分子的选择十分关键,因为连接分子可以控制药物释放的部位和速度。

很多高分子药物都含有连接分子,连接分子能增加配体-蛋白结合,降低拥挤效应与空间位阻。一个理想的连接分子应该在生理 pH 值条件下具有高度稳定性,而在病理条件下可断裂或降解,从而释放活性药物分子。一些氨基酸组成的连接分子,例如甘氨酸,丙氨酸及一些小肽,都是很好的连接分子,它们具有良好的生物可降解性和方便的化学可修饰性。含有琥珀酰亚胺基团的分子也是常用的连接分子。N-羟基琥珀酰亚胺酯连接法常用于制备含有羧基和氨基的酸酐耦合物。药物直接连接在抗体上会降低抗体和其受体的结合,加入聚合物连接分子可解决这个问题。

用于聚合物-蛋白质和聚合物-肽耦联的技术不断发展,涉及化学和酶介导的耦合及重组技术。XTEN 方法是使用重组方法将特定长度的多肽连接至蛋白质上,并且其长度能在体内调整耦合物的药代动力学。XTEN 与聚乙二醇相比具有优势,例如产生均相产物(杂质肯定会不同)和完全的生物降解性。另外,降低多肽和/或其偶合物的抗原性也很重要的。聚合物-掩蔽-揭膜的蛋白质疗法[PUMPT](polymer-masking-unmasking protein therapy(PUMPT)]是一种新的蛋白质结合方法。这种方法使用一种多功能、可生物降解的聚合物(例如糊精,透明质酸等)来包封蛋白质[例如胰蛋白酶,促黑激素(MSH),磷脂酶 A2(PLA2)和人重组表皮生长因子(rhEGF)],从而掩盖生物活性,这样就可以最大限度地减少递送过程中的毒性,并防止过早的蛋白水解失活。然后再局部触发聚合物降解,例如使用 α-淀粉酶触发糊精降解、用透明质酸酶使透明质酸降解,允许时间依赖性的蛋白质"揭盖",从而导致局部的、可被控制的生物活性恢复。实验表明,糊精-PLA2 可作为抗癌耦合物(某些肿瘤显示高水平的 α-淀粉酶),糊精-rhEGF 可用于组织修复。

HPMA 共聚物-多柔比星耦合物在连续搅拌的情况下能形成纳米颗粒(约 100 nm)。由于担心输液反应和网状内皮组织细胞清除,一般避免在临床使用这种微粒,这是因为如果高分子药物耦合物具有两亲性,能在溶液环境中形成单分子胶束聚合物,这种情况下会优先考虑使用分子量小的耦合物。近年来,耦合物自组装成纳米颗粒结构的方法越来越常用,例如,使用 PGA 和 PEG-环糊精聚合物体系构建载体系统用于药物和 siRNA 的递送。

随着对疾病的分子机制研究的深入,高分子药物设计也有新的思路。已知卷曲螺旋肽参与调节许多细胞和病理过程,可使用 PEG-卷曲螺旋肽耦合物(PEG-coiled-coil peptide conjugates)作为治疗疾病的"分子开关"。为了验证这种想法的可行性,利用[15]N-HSQC NMR 和重组制备的[15]N 标记的 c-Jun 多肽探针证明 mPEG-Fos 多肽耦联物与

c-Jun序列形成了稳定的卷曲螺旋异二聚体,可用作"分子开关"。

六、高分子药物的常用材料

目前,已有多种高分子聚合物获得FDA批准进入临床使用。聚乙二醇[PEG,Poly(ethylene glycol)]是一种高水溶性的高分子聚合物,从20世纪70年代末,像PEG这种高水溶性物质就开始用于蛋白质药物的修饰和保护。PEG能防止蛋白酶对蛋白质的降解,降低蛋白质药物的免疫原性,延长蛋白质药物在体内的半衰期。目前,PEG是最常用的高分子,也是临床使用最成功的高分子,各种分子量的PEG已经完全市场化,PEG修饰的蛋白质药物和PEG修饰的脂质体药物也已经获得FDA批准进入市场。例如PEG-干扰素可有效治疗多种感染疾病,使给药间隔从天延长到月。市场上其他的PEG化药物还包括PEG-腺苷脱氨酶,PEG-天冬酰胺酶,PEG-粒细胞集落刺激因子,PEG-anti-TNFα Fab′和PEG-尿酸酶等。尽管PEG化的药物和载体在临床有很好的疗效,但也存在一些使用问题,研究表明反复注射PEG会刺激抗PEG抗体浓度升高,进而降低PEG化药物在体内的长循环作用,在一项PEG-门冬酰胺酶抗急性淋巴性白血病的研究中,有三分之一的患者能快速清除体内的PEG-门冬酰胺酶。PEG还存在生物相容性的问题,例如PEG能在皮质小管上皮细胞形成空泡,PEG不易通过肾脏消除,可能会在体内产生蓄积。

选择作为药物候选载体的聚合物需要满足一些基本要求:具有可与药物共价偶联的合适官能团;具有良好的生物相容性,优选无毒,无免疫原性的聚合物;具有生物降解性或者分子量低于肾脏排泄限制;容易大批量获得。被选用于制备大分子前体药物的聚合物可根据以下进行分类:①化学性质[乙烯或丙烯酸聚合物,多糖,聚(α-氨基酸)];②骨架稳定性(可生物降解的聚合物或者稳定的聚合物);③来源(天然聚合物或者合成聚合物);④分子量(低聚物或聚合物)。

乙烯基聚合物很容易通过乙烯基单体的聚合来制备。所选单体的共聚作用可形成具有不同组成的乙烯基聚合物,从而获得不同的聚合物性能。所以乙烯基聚合物载体可根据用药需求合成。但是,乙烯基聚合物不可生物降解。因此,为了避免其体内蓄积,乙烯基聚合物分子量应低于肾脏滤过极限(40~50 kDa)。目前研究最为深入的乙烯基聚合物是N-(2-羟丙基)甲基丙烯酰胺的共聚物(HPMA)。HPMA最初是作为血浆扩容剂的研究被开发的,HPMA是亲水的,对大鼠无毒性。阿霉素通过多肽分子(Gly-Phe-Leu-Gly)连接到HPMA(PK1)上用作抗肿瘤剂。已经证明HPMA-阿霉素耦合物比游离药物的毒性显著降低,并能在实体肿瘤模型中累积。PK2是用N-酰化半乳糖胺作为靶向基团修饰PK1得到的,它能促进与肝细胞亚洲糖蛋白受体(hepatocyte asiaglycoprotein receptors)的相互作用,从而对肝脏具有靶向性,用于初发性和继发性肝癌治疗。聚(苯乙烯-共-马来酸/酐)(SMA)是一种由Maeda及其同事开发的乙烯基聚合物。低分子量聚苯乙烯马来酸酐(SMA,1.6 kDa)和抗肿瘤蛋白质新生抑制素(NCS)耦合形成NCS前药SMANCS。SMANCS已经在日本上市,用于治疗肝细胞癌。

聚(L-赖氨酸),聚(L-谷氨酸),聚[(N-羟烷基)谷氨酰胺]等的合成可通过N-羧酸酐单体的开环聚合反应来实现。这些聚合物在其侧基(胺,羟基,羧基)上具有能与药物分子共价耦联的官能团。通常,聚(L-氨基酸)是可生物降解的,而它们的d-对映体则不能。聚［N-(2-羟乙基-L-谷氨酰胺)］(PHEG)已经用于多种聚合物前体药物的开发。PHEG 最初是由 Neri 设计作为血浆扩容剂,PHEG 是无毒的具有生物相容性的可被溶酶体酶降解的聚合物。基于 PHEG 的药物耦合物的合成与评价已有大量报道。

多糖是另一类常用的药物载体,葡聚糖主要是由 α-D-葡萄糖单元通过 1,6-连接的一个多糖家族。分子量低于 100 kDa 的葡聚糖不具有免疫原性,临床上用作血液替代品。葡聚糖应该是可生物降解的,然而 Vercauteren 证明在溶酶体、葡糖苷酶或内切葡聚糖酶的存在下葡聚糖的降解相当慢。而且,对葡聚糖进行化学修饰可进一步降低其生物降解性。Sezaki 等学者用氨基己酸或 6-溴己酸作为连接分子制备葡聚糖-丝裂霉素耦联物,这些耦合物的药物动力学取决于聚合物的分子量和电荷。

蛋白质,如血清白蛋白也常被用于制备聚合物前体药物。一个例子就是 Meyer 和同事使用甘露糖化血清白蛋白作为抗病毒药物的载体。蛋白质的一个缺点是其化学组成复杂,这使最终耦合物的鉴定复杂化。

Kataoka 和同事合成了可形成胶束的嵌段共聚物(Micelle-forming block copolymers)。阿霉素与聚(乙二醇)-聚(天冬酰胺)嵌段共聚物的耦合物倾向于形成胶束。亲水的 PEG 链形成外壳,疏水性聚(天冬氨酸)-阿霉素组分形成内核。实验证明,这个体系具有非常高的体内抗肿瘤活性,并且在心脏,肺和肝中的非特异性积聚减少。

第二节 高分子药物的应用

一、蛋白质的聚合耦联物

蛋白质类药物在治疗病毒、恶性肿瘤和自身免疫性疾病中发挥着越来越重要的作用,例如抗体、细胞因子、生长因子和酶等。然而,治疗性蛋白质的开发和成功应用通常受到若干困难的阻碍,例如稳定性差和保存期限短、生产成本高、免疫原性和过敏性以及对蛋白酶的敏感性和生物利用度较差等。将聚乙二醇链连接到蛋白质的表面能够改善上述的缺陷。天然蛋白质的聚乙二醇化增加了蛋白质的分子量,并延长了蛋白质在体内的半衰期,降低了治疗性蛋白质的注射频率。另外,PEG 链覆盖了蛋白质,这使得蛋白质更耐受蛋白酶、免疫原性降低。

在过去的几年中,出现了两种聚乙二醇化方法:第一种方法是一种或多种分子量为 5~12 kDa 的线性 PEG 链与蛋白质表面结合(第一代聚乙二醇化蛋白质)。第二种方法是单分支或多分支 PEG 链与蛋白质表面上的特定氨基酸连接(第二代 PEG 化蛋白质)。用 N-羟基琥珀酰亚胺活化的 PEG-羧酸与赖氨酸残基的 ε-氨基或 N-末端氨基结合是最常用的方法,有时也会用醛、烯酸酯或 PEG 化的马来酰亚胺衍生物进行化学修饰。

第一代聚乙二醇化蛋白质的主要缺点是药物产品的异质性强,因为在大多数情况下,多个线性 PEG 附着在蛋白质上。尽管如此,第一代药物的上市仍然获得了批准。最典型的例子是用于治疗严重联合免疫缺陷病的聚乙二醇化腺苷脱氨酶,用于治疗急性白血病的聚乙二醇化天冬酰胺酶和用于治疗丙型肝炎的聚乙二醇化的干扰素 α2b。

第二代 PEG 化蛋白质,即支链或线性 PEG 链连接到蛋白质上位点特异性的氨基酸上,它们的优点在于对蛋白质的三维结构影响较小。2002 年,用 20 kDa 线性 PEG 链(非格司亭)PEG 化的粒细胞集落刺激因子(G-CSF)是第一个获批的第二代 PEG 化蛋白药物。在癌症化疗过程中,骨髓耗竭后,非格司亭刺激骨髓中白细胞的产生。这种治疗比人重组蛋白 G-CSF(优宝津)更方便,与每日注射优宝津相比,非格司亭只需要每三周注射一次。40 kDa 分支 PEG 链聚乙二醇化的干扰素 α2a(派罗欣)是获批的第二代 PEG 化蛋白药物,它是第一代耦联物 PEG-intron 的有力竞争者。当与抗病毒剂利巴韦林组合时,PEG-内含子和派罗欣在治疗丙型肝炎时都显示出比天然干扰素更好的功效。

二、具有可切割连接键的药物-聚合物耦联物

药物-聚合物耦合物的开发是增加高毒性药物治疗指数的一个策略,特别是在癌症化疗领域。新型聚合物载体不断发展,但目前已经用于临床评价和上市的高分子药物所用聚合物主要限于 HPMA,PEG 和聚(谷氨酸)(PG)。此外,生物聚合物载体白蛋白作为抗癌药物递送治疗系统正在评估。已经选择用于制备药物-聚合物耦合物的药物主要有多柔比星,喜树碱,紫杉醇,甲氨蝶呤和铂络合物。

多柔比星-HPMA 耦合物 PK1 是第一个进入临床试验的药物-聚合物耦合物。PK1 的分子量约 28 kDa,并含有通过其氨基糖连接的四肽间隔物:甘氨酸-苯丙氨酸-亮氨酸-甘氨酸连接到 HPMA 共聚物上的多柔比星(约 8.5 wt%)。该肽序列能被肿瘤细胞的溶酶体酶切割。临床前研究显示,实体瘤中溶酶体酶的表达水平以及实体瘤对大分子的血管通透性与 PK1 在体内的活性有关。Ⅰ期临床研究显示 PK1 最大耐受剂量(MTD)为 320 mg/m^{-2}多柔比星当量,相当于多柔比星标准剂量的五倍。本研究中观察到 PK1 的剂量限制因素是骨髓毒性和黏膜炎。其他副作用如恶心和腹泻等为中等限制因素(CTC 1级;CTC =常见毒性标准)。在高剂量下没有观察到急性心脏毒性。在四名肺癌、乳腺癌和结肠、直肠癌患者中,观察到有两例病情得到部分缓解,两例有轻微反应。第二阶段临床研究推荐的剂量为每三周 280 mg/m^{-2},并于 1999 年底用于乳腺癌、非小细胞肺癌和结肠癌的Ⅱ期临床试验,结果良好。

PK2 是一种与 PK1 相关的化合物,但还包含一个靶向配体,即能被肝肿瘤细胞的无唾液酸糖蛋白受体特异性结合的半乳糖胺基团。在Ⅰ期研究中,对 31 名原发性或转移性肝癌患者进行了评估。尽管分子量和加样比在两种耦合物中都非常相似,但是 PK2 的 MTD 是 160 mg/m^{-2}多柔比星当量,大约是 PK1 的 MTD 值的一半。剂量限制性毒性与严重疲劳、中性粒细胞减少症和黏膜炎有关;对于Ⅱ期研究,推荐剂量为 120 mg/m^{-2}多柔比星当量。在这项研究中有两例部分得到缓解和一例有微反应。

另两种分别与紫杉醇或喜树碱结合的 HPMA 耦合物进入Ⅰ期临床试验。PNU-166945 是一种水溶性耦合物,由紫杉醇在其 2-OH 位置通过甘氨酸-苯丙氨酸-亮氨酸-甘氨酸分子与聚合物骨架结合而成。喜树碱-(HPMA 共聚物)耦合物是在其 20-OH 基团处通过甘氨酸-6-氨基-己酰基-甘氨酸分子与 HPMA 共聚物上的喜树碱连接而成。虽然荷瘤小鼠的临床前期结果证明活性良好,但两种高分子药物由于具有较大的毒性而终止了临床试验。

AP5280 和 AP5286 是另外两种药物-HPMA 耦合物,其中二胺或二氨基环己烷铂(ⅱ)

部分结合到一个二元羧酸盐配体上,再通过甘氨酸-苯丙氨酸-亮氨酸-甘氨酸四肽分子耦合成聚合物。这种组织蛋白酶 B 敏感的连接分子也存在于 PK1,PK2 和 PNU-166945 中。在合成过程中,铂基团最初形成 O、O 螯合物,然后再重排成更稳定的 N、O 螯合物。相比于临床标准(顺铂和卡铂),AP5280 的临床前评估显示出更高的抗肿瘤效果,MTD 值也显著增加。在 I 期研究中,AP5280 的剂量限制性毒性在 4 500 mg/m^{-2}(铂当量)时出现呕吐(3 级),II 期研究的剂量推荐值为 3 300 mg(Pt)/m^{-2},5 名患者的疾病都得到了稳定的控制。

PEG-喜树碱(CPT)是通过甘氨酸耦联在喜树碱的 20-OH 位置上形成的高分子药物,PEG-喜树碱具有几个优点:①EPR 效应导致药物靶向效应;②酯化 CPT 的 20-羟基以稳定药物,以其活性内酯形式(封闭的 E 环)存在,否则在生理条件下易于水解并以失活的羟基羧酸形式存在;③加入甘氨酸连接分子,确保药物释放的可控性;④亲水性 PEG 的使用使喜树碱具有高度水溶性。PEG-喜树碱的临床前结果显示在人类癌症的动物模型中它比游离喜树碱具有更好的功效。在第一阶段的临床研究中,PEG-喜树碱显示出中等程度的非血液学毒性,其 MTD 为 200 mg/m^{-2}喜树碱等效剂量,目前正在进行 II 期临床研究,用来评估 PEG-喜树碱治疗胃癌和胃食管癌的疗效。

紫杉醇-聚(L-谷氨酸)耦合物 PG-TXL(CT-2103)是迄今为止最成功的药物-聚合物之一,目前正在进行 III 期临床试验以及对卵巢癌和非小细胞肺癌的标准化疗。PG-TXL 比其他药物-聚合物具有更高的载药比率(大约 37 wt% 紫杉醇),紫杉醇通过其 2′-OH 基团与聚(谷氨酸)骨架进行连接。各种癌症的 I 期和 II 期临床研究显示,即使是对紫杉烷疗法无效的患者也很有很好的敏感性。PG-TXL 的推荐剂量范围为 175-235 mg/m^{-2}(紫杉醇当量),大约是游离紫杉醇的两倍。耦合物的剂量限制性毒性是神经毒性和嗜中性白细胞减少症。PG-TXL 的聚谷氨酸骨架是生物可降解的,紫杉醇和紫杉醇谷氨酸衍生物在体外和体内的释放部分由组织蛋白酶 B 介导。

除了合成聚合物外,白蛋白在临床试验中也用作药物载体。甲氨蝶呤白蛋白耦联物(MTX-HSA)通过将甲氨蝶呤直接耦联至人血清白蛋白(HSA)上合成。该耦合物在大鼠肿瘤中出现显著累积以及在选择的裸鼠模型中显示出高抗肿瘤活性。I 期临床研究证实口腔炎剂量限制超过 50 mg/m^{-2} MTX-HSA(MTX 当量)。两名肾细胞癌患者和一名间皮瘤患者对 MTX-HSA 治疗有反应(1 项部分缓解,2 项轻微反应)。肾细胞癌是一种低度恶性肿瘤,对常规化疗有较低的反应率。二期临床研究正在进行中。

一种新的方法是通过静脉给药后使前体药物与体循环中的白蛋白选择性结合而在体内形成药物-白蛋白耦合物。该前药概念具有两个特征:①在静脉内施用后,马来酰亚胺前药与内源性白蛋白的半胱氨酸 34 位的快速选择性结合;②由于在药物和载体之间掺入了酸敏感的或可酶促切割的键,白蛋白结合的药物可在靶位点进行释放。第一个临床候选物是多柔比星的(6-马来酰亚胺己酰基)腙衍生物(DOXO-EMCH),其掺入酸敏羧基腙键作为预定的断裂点。DOXO-EMCH 于 2003 年进入第一阶段临床研究,证实相对于游离多柔比星(临床标准)它具有优越的功效、毒性特征得到改善。在 DOXO-EMCH I 期临床研究中,37 名晚期癌症患者每 3 周静脉滴注一次 DOXO-EMCH,剂量为 20-340 mg/m^{-2}多柔比星当量。用 DOXO-EMCH 治疗的耐受性良好,可达 200 mg/m^{-2},没有表现出药物相关的副作用。在 260 mg/m^{-2} 的剂量下,已经发现的不良反应有骨髓抑制(1~2级),黏膜炎(1~2级),脱发(1~2级),恶心和呕吐(1级),口干(1级)和疲劳水平(1级)。剂量限制在 340 mg/m^{-2} 时,会出现骨髓抑制(2~3级)及黏膜炎(2~3级)。在可评估的 29/37 名患者中,13 名患有进行性疾病,13 名疾病得到稳定,乳腺癌和脂肪肉瘤患者部分得到缓解,患有小细胞肺癌的患者有一个完全得到缓解。第二阶段临床研究的推荐剂量是 260 mg/m^{-2}。

虽然药物-聚合物的临床数据仅限于几百名患者,但一些趋势是明显的。与临床前研究中记录的母体药物相比,药物-聚合物耦联物的最大耐受剂量(MTD)呈增加趋势。此外,聚合物没有显示出特定的毒性,药物-聚合物剂量限制性毒性与游离药物相当。药物-聚合物的分子量和可裂解连接分子的意义仍不清楚。大多数非生物降解聚合物的分子量接近肾阈值(30~50 kDa),这可以增强对实体肿瘤的渗透和滞留以及肾脏清除率,也有几个与白蛋白,聚谷氨酸和 PEG 连接的耦合物分子量(40~80 kDa)高于肾阈值。不同分子量聚合物的药代动力学特征差异是否影响毒性和抗肿瘤作用需要在更大的患者群体中进行评估。

在药物-聚合物中加入预定断裂点的有效性仍然是争论焦点。大多数药物-HPMA 耦合物使用了能被溶酶体酶例如组织蛋白酶 B 切割的四肽 Gly-Phe-Leu-Gly。然而,临床前数据表明,这样设计的耦合物的抗肿瘤功效与组织蛋白酶 B 在肿瘤中的表达有关,这一事实在临床试验中尚未得到充分的证明。对肿瘤相关蛋白酶在个体肿瘤实体中表达的详细了解对可切割的药物-聚合物未来的发展具有指导意义。通过非特异性水解或酸性 pH 值裂解的药物-聚合物是否具有更普遍的适用性需要在临床研究中证实。用阿霉素-HPMA 进行的初步临床前研究表明,酸敏感性连接比组织蛋白酶 B 敏感性连接更有效。

三、药物-高分子偶合物联合应用

高分子药物的联合使用在科学研究和临床使用中应用广泛,常见的四种药物联合使用包括:高分子药物和小分子药物联合使用,高分子药物和高分子药物联合使用,两种及以上药物连接在同一高分子聚合物上,高分子药物和高分子裂解酶联合使用。

(一)聚合物-药物偶合物+低分子量药物或其他治疗类型

由于抗癌疗法通常涉及联合用药,对聚合物-药物偶合物与游离药物的联合应用进行评价很关键。临床研究评估了 PGA-紫杉醇偶合物与铂在体内的联合使用。Ⅰ期临床研究是对 43 例晚期实体瘤的患者进行固定剂量的顺铂(75 mg/m^2)与递增剂量的 PGA-紫杉醇联合治疗。如同正常的 Ⅰ期临床研究,主要目的是确定其毒性、最大允许剂量(MTD)和 PGA-紫杉醇的药代动力学。结果表明这种药物组合在难治性病人中表现出良好的活性。另一项 Ⅰ期临床研究是对 22 例晚期实体瘤患者进行 PGA-紫杉醇和卡铂联合使用,观察到其 MTD 是 225 mg·mL^{-1},其中有 3 例患者对此疗法有部分响应,而且这 3 例部分响应的患者是先前紫杉醇治疗失败的患者。基于这些早期研究成果,一个名为 STELLAR 3 的Ⅲ期临床试验在 400 例非小细胞肺癌患者体内进行,评估和比较 PGA-紫杉醇联合卡铂与紫杉醇联合卡铂的应用。虽然并没有发现患者的存活率有所改善,但是含有偶合物的组合毒性更低。另外,对数据进行回顾分析表明,PGA-紫杉醇的抗癌活性可能受到雌激素水平的影响,因此,Cell Therapeutics Inc. 招募一些雌二醇水平高于25 pg/mL的非小细胞肺癌女性患者,再次比较和评估卡铂联合 PGA-紫杉醇和卡铂联合紫杉醇的治疗。这些临床研究揭示了聚合物-药物偶合物和另一种游离的治疗药物联合治疗的优势。然而,由于没有与单独的偶合物相比,游离药物在联合治疗中的作用难以量化。

其他临床研究探索了聚合物-药物与放射疗法的联合使用。其中一个 I 期临床研究是在21例食管癌和胃癌患者的体内进行,评估 PGA-紫杉醇和放射疗法的联合。这项研究的目的是评价这个组合的安全性和最大允许剂量(MTD),发现 MTD 为 80 mg/m^2,33%的同地区疾病的患者有良好的临床反应。临床常用化疗与放疗相结合的疗法。由于肿瘤血管渗漏(EPR 效应),聚合物-药物偶联物可以在肿瘤组织中聚积。由于放疗影响肿瘤脉管系统,可能放大 EPR 效应,放射治疗与聚合物-药物的联合应用有重大意义。早期的临床试验已经报道了在放射治疗后聚合物-药物的治疗活性增加。最近,Lammers 等人进行了系统的临床前研究放射治疗对肿瘤中大分子积累的影响。作者研究了不同分子量的聚 HPMA 和 HPMA 共聚物-DOX 偶合物,并观察到放疗促进了这些大分子的肿瘤靶向性。在后续研究中,该研究小组又评估了显影剂的 HPMA 共聚物和 HPMA 共聚物-药物,证实了小鼠进行过放射治疗预处理,高分子药物的肿瘤靶向性会有所增加。这种肿瘤靶向性的增加使两种药物(包括聚合物-阿霉素和聚合物-吉西他滨)的治疗指数均提高。

(二)聚合物-药物+聚合物-药物

两种聚合物-药物的联合使用,每种聚合物都携带有单一的治疗剂。迄今为止,这一联合疗法尚未在临床上进行研究,但已有临床前的报道。Kopeek 和同事研究了含有化学治疗剂 DOX 和光敏剂二氢卟吩 e6 的两种聚合物-药物的联合使用(即 HPMA 共聚物-DOX 和 HPMA 共聚物-二氢卟吩 e6)。研究发现这种组合的治疗活性高于单独的任一种偶合物。当加入主动靶向剂抗体 OV-TL16 时,药物的治疗活性会更高。此外,进一步研究表明,先后给予卵巢癌细胞株两种聚合物,即先是 HPMA 共聚物-SOS[即 2,5-双(5-羟甲基-2-噻吩基)呋喃],然后是 HPMA 共聚物-二氢卟吩 e6 单乙二胺,有协同抗癌效果。另一研究小组评估了两种 PEG 偶合物的联合治疗效果,即 PEG-锌原卟啉(ZnPP,一种血红素,氧化酶抑制剂)和 PEG-D-氨基酸氧化酶(DAO)。先用 PEG-ZnPP 治疗,后用 PEG-DAO 和 D-脯氨酸治疗的治疗方法在动物模型中对肿瘤的生长有很好的抑制作用,但是单独给予一种偶合物治疗时,并没有发现治疗效果。Minko 和同事也报道了一种由喜树碱(CPT)、BH3 结构域肽和黄体生成素释放激素(LHRH)组成的靶向促凋亡的药物输送系统。为了检测联合使用的功效,这个研究小组还测试了游离 CPT、CPT-PEG、CPT-PEG-BH3 或 CPT-PEG-LHRH 偶合物和 CPT-PEG-BH3 和 CPT-PEG-LHRH 偶合物的混合物在抗人卵巢癌细胞中的疗效。研究发现,当给予 CPT-PEG-BH3 和 CPT-PEG-LHRH 组合时,促癌细胞凋亡的活性增加。

(三)偶联药物组合的单一聚合物载体

尽管一些研究已经开发了含有靶向残基以及药物的聚合物-药物,但是在过去几年中,已有单一的聚合物载体结合两种或更多种药物的研究。这种方法与含有靶向基团的聚合物-药物显著不同,因为这两种药物都会引起药理学反应,通过将两种药物偶合到单一载体上,可以实现两种药物的同时递送。这种类型的第一个偶合物是 HPMA 共聚物-AGM-DOX,HPMA 共聚物联合内分泌治疗[芳香酶抑制剂氨鲁米特(AGM)]和化学疗法(DOX)。在该偶合物中,AGM 载药量约为 5%(W/W),DOX 载药量约为 7%(W/W),并且药物是通过可在癌细胞的溶酶体区室内被切割的肽链接头连接。通过对体外乳腺癌细胞系的毒性研究对该偶合物的抗癌活性进行了评价。携带两种药物的偶合物比携带单一药物的偶合物组合的活性更高。后续研究表明,这种活性的增加可能是由多种因素引起的,包括药物释放速率,溶液中的共轭构象及某些分子途径的活化(例如 Bcl-2 蛋白诱导的凋亡)。

也有人使用 PEG 偶联化疗剂表柔比星(EPI)和扩散信使一氧化氮(NO)。由于未修饰的 PEG 每个聚合物链都具有最大的载药能力,通过在 PEG 链的一个末端构建树枝状结构可以很好地解决载药问题。该策略不仅可以显著增加 NO 的装载量(每个链最多 8 个分子),而且还可以获得两个不同的化学键末端(用于结合 NO 的羧基和用于结合 EPI 的羟基)。EPI 和 NO 诱导不同的药理学反应,在某种程度上它们具有组织依赖性,所以这种联合使用意义重大。在癌细胞中,EPI 和 NO 发挥协同作用,而在心肌细胞中,NO 可以平衡 EPI 引起的心脏毒性。将两种药物偶联到一条单链上从而确保它们在体内的分布相同,最大限度地发挥这种组合的优越性。体内研究证实,PEG-NO-EPI 偶合物有抗癌活性,并且心脏毒性较小。

Minko 等人也使用了分支 PEG 聚合物进行研究。他们合成了基于 PEG 的、含有等分子量的 CPT,BH3 和 LHRH 的六分支结合物。体外研究表明这种多组分偶合物的细胞毒性比单一偶合物的细胞毒性几乎高出 100 倍,并且体内抗肿瘤的活性要高于单一偶合物。Satchi-Fainaro 等人首次开发了含有抗血管增生剂 TNP-470(Caplostatin)的聚合物-药物。目前,SynDevRx 公司正在对其进行各种肿瘤模型(黑色素瘤,成胶质细胞瘤,结肠癌,前列腺癌和肺癌)的临床前研究。在这个单一药物系统的基础上,随后开发了一种含有 TNP-470 和氨基二膦酸盐的 HPMA 共聚物。在这种组合中,阿仑膦酸盐具有靶向部分(促进骨靶向)和药理活性剂的双重功能。这种联合应用偶合物的体外研究证实了其抗血管生成和抗肿瘤作用,并且体内研究进一步证实人骨肉瘤模型中肿瘤几乎完全消退。在一项补充研究中,阿仑膦酸盐和紫杉醇结合到 HPMA 共聚物载体上,具有抗前列腺癌和乳腺癌、抗血管生成的活性,这种疗法有望应用于骨转移的治疗中。之后,又开发了两种基于 HPMA 共聚物的联合应用偶合物。其中一种是携带有两个分子化疗药[吉西他滨(Gem)和 DOX]的偶合物,对其进行体内研究,结果证明这种偶合物能够将两种药物递送到肿瘤组织中。在 HPMA-AGM-DOX 的研究中发现,当在肿瘤大鼠模型中进行体内测试时,HPMA-Gem-DOX 的抗肿瘤活性比两种各自携带单一药物的聚合物和游离药物的组合抗肿瘤活性更高。此外,相比于对照组,HPMA-Gem-DOX 能更好地抑制血管生成并诱导细胞凋亡。另一种偶合物是携带抗癌剂 DOX 和抗炎剂地塞米松(DEX)的 HPMA 共聚物,同时制备了仅包含 DOX 和仅包含 DEX 的偶合物和两种偶合物的组合物。生物学研究评估偶合物的活性,以确认这种偶合物的治疗效果。Kwon 和同事还开发了一种基于聚合物-药物偶合物和聚合物胶束的药物递送系统,制备了由聚(乙二醇-聚(天冬氨酸酰肼)嵌段共聚物构成的两亲性聚合物,并且以不同的药物比例单独或同时结合了 DOX 和磷脂酰肌醇-3 激酶抑制剂渥曼青霉素(WOR)。理化研究证实,这些偶合物组装形成了胶束结构。研究发现,通过胶束系统递送两种药物减少了所需的药量。

(四)聚合物导向的酶前体药物疗法和聚合物-酶脂质体疗法

聚合物导向的酶-前药疗法(PDEPT)是一种新型的两步抗肿瘤方法,其将聚合物-前药和聚合物-酶偶合物联合应用,在肿瘤部位产生细胞毒性药物。PDEPT 首先使用聚合物-药物以促进肿瘤靶向,然后使用活化聚合酶偶合物。与抗体定向酶-前药疗法(ADEPT)相比,PDEPT 具有一定的优势:聚合物前药在血浆中具有相对较短的停留时间,降低聚合物-酶复合物随后给药时血流中前体药物的激活,也可降低聚合物-酶偶合物的免疫原性。已经用阿霉素作为模型药物研究了两种 PDEPT 疗法:第一种疗法选择聚合物前体药物 PK1 为模型前药与(HPMA 共聚物)-(组织蛋白酶 B)联合使用。(HPMA 共聚物)-(组织蛋白酶 B)偶合物在体外保留了约 20% ~ 25% 的组织蛋白酶 B 活性。将偶合物静脉内注射荷瘤 B16F10 小鼠后,组织蛋白酶 B 在肿瘤中累积,相对于直接注射游离的酶增加了 4.2 倍。PDEPT 组合用于治疗 B16F10 黑色素瘤肿瘤时,PDEPT 组合的抗肿瘤活性(%T/C,治疗对比对照动物的存活时间)为 168% ,而单独的 PK1 为 152% ,游离的阿霉素为 144% 。另一种 PDEPT 疗法是(HPMA-共聚物)-(甲基丙烯酰基-gly-cephalosporin)-阿霉素(HPMA-co-MA-GG-C-Dox)组成的大分子前药和含有非哺乳动物酶 β-内酰胺酶(HPMA-co-MA-GG-b-L)作为活化组分的 HPMA 共聚物。HPMA-co-MA-GG-C-Dox 的分子量约 31.6 kDa,多柔比星-cephalosporin 含量为 5.85 wt% 。游离 β-内酰胺酶的分子量为 45 kDa,HPMA-co-MA-GG-b-L 偶合物分子量为 75~150 kDa。HPMA-co-MA-GG-b-L 偶合物分别保留了 cephalosporin 70% 的活性和 HPMA-co-MA-GG-C-Dox 80% 的活性。向皮下植入 B16F10 黑色素瘤的小鼠静脉注射 HPMA-co-MA-GG-C-Dox,5 h 后注射 HPMA-co-MA-GG-b-L 诱导阿霉素在肿瘤中的释放。PDEPT 组合治疗使肿瘤显著减小(T/C = 132%),而单独的游离阿霉素和 HPMA-co-MA-GG-C-Dox 都不显示活性,PDEPT 组合在使用剂量下显示无毒性。

恶性肿瘤的治疗常常需要联合用药,最早的一例联合治疗是应用 HPMA-DOX 共价偶合物和 HPMA-光敏剂共价偶合物治疗裸鼠体内的神经母细胞瘤和卵巢癌,达到良好的治愈效果,优于 HPMA-DOX 共价偶合物或 HPMA-光敏剂共价偶合物单独使用。在联合治疗的混合共价偶合物中加入 CD47 抗体或 Fab-fragments 能进一步加强抗癌疗效。另一种联合用药方法是将两种药物同时共价结合在同一高分子上,如果两种药物理化性质类似,两种药物同时结合在同一高分子上和两种药物分别结合于两个高分子上的药效可能近似,反之,可能差别较大。所以在联合用药前,要检测联合使用相比于单独使用是协同作用、拮抗作用或者叠加作用。除了用于恶性肿瘤的治疗,高分子共聚偶合物还可用于肌肉骨骼类疾病、炎症和感染类疾病的治疗。HPMA-前列腺素 E_1(PGE$_1$)共聚偶合物可以治疗骨质疏松,通过天冬氨酸的八肽或者氨丁羟磷酸盐被骨组织识别,在全身给药后,HPMA-PGE$_1$ 能把 PGE$_1$ 递送到坚硬组织,一旦和骨组织结合,通过前组织蛋白酶原 K(cathepsin K)催化特定多肽连接物的水解和 1,6-消除,PGE$_1$ 选择性地在高骨降解的部位释放。HPMA 共聚物骨架含有前组织蛋白酶原 K 可降解的寡肽片段,另一端连接天冬

氨酸的八肽或者 PGE_1 的前药。众多研究表明高分子药物选择性聚集在炎症组织,尤其是炎症关节炎组织,这一现象被定义为 ELVIS(Extravasation through Leaky Vasculature and thesubsequent Inflammatory cell-mediated Sequestration),使得高分子药物尤其适合炎症类疾病的治疗。Ghandehari 等学者合成了 HPMA-抗利什曼虫药共聚偶合物,并用 N-酰化的甘露糖胺作为靶向分子,取得了良好的抗利什曼虫疗效。

聚合物酶脂质体疗法(PELT)与上述方法类似,但聚合物-酶偶合物用以促进脂质体降解,随后药物从脂质体中释放出来。HPMA 共聚物-磷脂酶 C 和脂质体 DOX 的初步研究证实了这种方法的有效性。最近,开发了一种糊精-磷脂酶 A2 偶合物。这种偶合物用作抗癌剂以及 PELT 策略的一部分,尚需体内研究证实这种新型偶合物的临床应用前景。

第三节　高分子药物的现状和未来

一、高分子药物的市场现状

高分子药物是最早成功的纳米药物,某些高分子药物已成为市场最畅销的药物,例如 Copaxone® and Neulasta®。90 年代初期第一种聚合物-蛋白质 Zinostatin stimalmer(苯乙烯-马来酸酐新制癌菌素,SMANCS)在日本进入市场。PEG-adenosine deaminase(腺甙脱氨酶)Adagen® 和 PEG-asparaginase(天门冬酰胺酶)Oncaspar® 的上市在高分子药物历史上具有里程碑意义。PEG 是现在公认的药物修饰工具,PEG 修饰药物时通常和药物的比例为 1∶1。目前,出现了许多改进的合成路线并开发了治疗多种适应证的临床产品,如抗病毒药物、抗癌药物、化疗佐剂、治疗关节炎的药物、治疗痛风和年龄相关的退行性疾病。FDA 在 2000 年批准了两种聚乙二醇干扰素偶合物(PEG-Intron®;PEG-ASYS®)。通过皮下注射治疗慢性丙型肝炎,这两种药物的成功增强了市场对高分子药物的信心。聚乙二醇-干扰素 α-2b 还可用于治疗其他适应证,2011 年 FDA 批准 PEG-interferon α-2b(Sylatron™)成为治疗高危黑色素瘤的佐剂。聚乙二醇干扰素-β-1a 偶合物治疗多发性硬化症正在进行第三期临床试验。

PEG 化可以优化蛋白质、多肽和适配体这些药物的体内药动学参数,例如增加半衰期和增强吸收等,降低这些药物的外源性和免疫原性。PEG 分子质量,药物偶联位置,连接分子选择,针对的临床适应证这些因素都将影响 PEG 化高分子药物的药效和安全性。尽管 PEG-Intron® 和 PEG-ASYS® 都可与利巴韦林(ribavirin)联用治疗乙型肝炎,PEG-Intron® 和 PEG-ASYS® 的组成有很大差别。PEG-ASYS® 是将人重组 alfa-2a 干扰素分子偶联到分子量 40 000 g/mol 的分支状 PEG 分子上,而 PEG-Intron® 是将人重组 alfa-2b 干扰素分子偶联到分子量 12 000 g/mol 的链状 PEG 分子上。对于 PEG-Intron® 和 PEG-ASYS® 药动-药代学相关的安全性和有效性现在仍然存在争议。PEG 化的重组粒细胞集落刺激因子(G-CSF)Neulasta® 中 PEG 分子量为 20 000 g/mol,相比于未修饰的 G-CSF,Neulasta® 在体内的循环时间显著延长。2002 年,美国 FDA 批准皮下注射 Neulasta® 用于减少癌症患者化疗引起的嗜中性白血球减少症。Neulasta® 在体内循环时间长,一个化疗周期只需注射一次,而原来的 G-CSF 每天需要注射 10 次。

　　临床对于 PEG 化高分子偶联物已有超过 20 年的使用经验和大量相关的市场数据。大部分情况下,PEG 化的优势能抵消 PEG 材料本身的缺点。尽管一些观点认为高分子药物的生产成本会阻碍高分子药物的商品化,药物经济学研究证明 PEG 化药物的收益远远超过其生产成本。最早上市的 PEG 化药物的专利临近到期,这些药物的良好疗效和经济效益使他们的仿制药已进入临床研究,例如 DA-3031 是 PEG 化的 G-CSF 药物。但对纳米药物仿制药的生物等效性、安全性、有效性评价体系和法规需要进一步完善,对于这些纳米药物仿制药不能简单地套用评价小分子药物生物等效性的方法和标准,而是应该得到标准的工业化生产过程控制,更好的纯化技术和分析认证方法。

　　PEG 使用确实存在安全性问题。例如,静脉注射含有 PEG 的 Doxil® 可引起输液反应,其临床发生率低于 10%,在临床上易于补救。某些聚乙二醇-蛋白质结合物会引起超敏反应,可能是由于预先存在的或诱导产生的抗 PEG 抗体。最近提出了使用免疫抑制策略尽量减少 PEG-重组尿酸酶(Krystexxa®)输液治疗痛风患者出现输液反应的风险。少量患者出现输液反应的原因尚不清楚。有研究认为,PEG 组分诱导 PEG 抗体 IgM 的产生。然而,另一些研究认为大多数针对 PEG 抗体的实验测试是有缺陷的和缺乏特异性的。标准化的 PEG 抗体检测和其标准有待建立。除了 PEG 抗体,药物本身的多样性、PEG 分子质量和连接方式等也会直接影响高分子药物的毒理学特性。

　　也有某些 PEG 化偶合物在临床试验中显示高毒性而导致失败。PEG-左旋门冬酰胺酶(Oncaspar®)是儿科用于急性淋巴细胞白血病(ALL)的一线药物。但在把 Oncaspar® 用于晚期卵巢癌的治疗时,在患者的Ⅱ期临床试验中,聚乙二醇-门冬酰胺酶的耐受性很差,导致临床试验失败。尽管对比研究表明在接受静注或肌注 PEG-天冬酰胺酶的患者身上发生了相同程度的过敏反应,但给药途径一般是影响过敏反应的发生及其程度的主要因素。PEG-天冬酰胺酶使用过程中的过敏反应在临床上是可以控制的。一种新的 PEG 化的促红细胞生成素刺激肽(OMONTYS®,Peginesatide)用于治疗血液透析的慢性肾脏病,在患者贫血时发现有更严重的毒性。这个药物包含一个赖氨酸分叉状的聚乙二醇链(分子量约 40 000 g/mol),通过亚氨基二乙酸和 β-丙氨酸交联剂偶合含 21 个氨基酸多肽的二聚体。在临床试验中 OMONTYS® 显示出类似于促红细胞生成素的活性而且在透析病人中显示良好的安全性,但非透析患者的不良心血管事件发生比率较高。该产品于 2012 获得 FDA 批准,但由于上市后 13 例严重致命的过敏反应报告,于 2013 年被召回。大数据显示,有 0.2% 的患者有严重的过敏反应,有 0.02% 的患者出现致命过敏反应。PEG 化的促红细胞生成素刺激肽有许多优点,尤其是不需要频繁的注射、易于合成(不需要重组 DNA 技术)和生产成本低,但最终却因为毒性原因而失败。虽然 OMONTYS® 的毒性机制目前并不完全清楚,但这个案例警示高分子药物的毒性是否与其具体的设计特征、批次间的可重复性和质控,或者多肽的设计有关。相关机制的研究将有助于改进 PEG 和其他聚合物偶联药物的设计。同时,识别患者体内导致 PEG 过敏反应的生物标记物将有利于帮助那些从高分子药物治疗中获益的患者。

二、高分子药物未来的发展方向

　　20 世纪七八十年代是第一代创新药物输送系统/纳米药物的黄金时代。在这期间取得了大量的科学进展,有效地确定了许多技术的关键特征,如安全性和有效性,带来新的合成和制造路线,并开发了第一个体外和体内筛选方法。目前小分子量的化学实体从实验室到临床的转化率较高,且研究团队庞大,而药物输送领域的研究,尤其是高分子疗法则相对较少。有些观点认为高分子药物从实验室层面转化到产品的过程过于冗长,但发展一类新型药物需要实用的制造技术、合理的特性、配方以及学习临床使用的最佳时间和剂量,这整个过程并不容易。同时也要考虑在新药高淘汰率下,90%～95%进入一期临床试验的药物最终没能上市。尽管人们想尽办法来改善新药的高淘汰率,在过去十年中的一期临床试验失败率仍有所上升。这种现状急需全世界的相关工作者继续共同努力,进而提高药物从实验室层面到成品的转化率。

高分子治疗剂逐渐在临床上得到接受和重视,一些大型制药公司继续寻求高分子药物的创新以及许多由于纳米药物的普及而兴起的交叉学科的发展也迅速趋同,高分子治疗的新黄金时代才刚刚开始。从1984年至今,在Pubmed以关键词搜索"高分子疗法/高分子聚合物"有关的出版物增加了10倍,还有许多相关研究隐藏在"纳米"和其他主题下。近十年来又出现了一系列新的混合交叉技术,例如聚合物药物联合治疗学,复杂高分子聚合物组装成纳米颗粒,新的聚合物化学物质和尝试利用纳米材料(例如包括金棒,量子点等)独特的物理化学行为的组合物。通过逐渐增加的对纳米药物研究的投资,可以预见未来其对健康保健事业的好处。科研投资的小幅增长可以促进供临床发展的候选药物的产生(包括聚合物疗法),但回顾过去十年却未有高分子候选药物的产生。关于癌症纳米药物的文章很多,新型抗癌药却很少,新抗癌药物从研究层面到产品转化存在诸多障碍。成功的转化既依赖于良好的科学创造和创新,也需要在临床发展过程中的战略眼光。未来应该更多地关注真正的科学而不要去担心历史会怎样议论这个领域缺乏一个通用的术语。好的科学才是推动一个领域前进的唯一方式。这是药物领域的一个挑战,好科学→然后发生奇迹→对社会有益。任何事情的完成都可以分为几个阶段,没有第一阶段就什么都没有,但是达成第一阶段后却没有再思考第二阶段该如何发展就永远不会抵达成功的彼岸。

好的科学思维和强大的科学方法缺一不可,但是急于发文章的心态往往让这两点很难执行。温伯格曾在讨论对于人类基因组计划承诺的保健福利预期不足时提出"假设第一"的评论,成德·杜夫(一个药物输送系统创始人,2013年逝世)曾经也说过:在进行研究时,观察总体,诚实应对分析事实,提出一切可能的假设,计划好实验方法来验证这些假设。不要以证明理论为目的进行研究,而是如果它应该是错误的,要证明其不合理性。他还说:要特别注意仪器和使用技术的质量和可靠性以及相应的处理能力。有学者对已发表的临床前研究中的可重复性进行定量研究,一项研究显示在选定的"标志性"文章中,只有11%的结果可以确认重现,这样的低重复率很难取得成功的临床试验。此外,即使结果研究无法复制,他们仍然继续研究,发表相关的第二篇文章或出版物,这往往造成无用的教条,误导在该领域的研究方向。

(一)策略:学习课程,提出正确的问题

在这里根据以往的经验,罗列了一些有助于增加成功转化概率的策略。

(1)建立具有共同目标的强大的多学科背景团队:这需要与每个相关科学的专家达

成平等的合作伙伴关系,同时也要具备强大的跨学科领导力。如果把研究开发的过程当作"接力赛",举例来说从高分子化学家到生物学家到药物科学家再到临床医生的过程中,接力棒就很可能会下落。所以团队领导者在早期的研究阶段,要有最终临床定位和实验室开发到首例体内研究过程意识,这有利于加快研究进程,而不是单一的一环扣一环,走走停停。

(2)临床目标和目标产品概况的定义:首先必须提出问题,想要做什么,为什么? 要将产品所应具备的关键设计特性牢记于心,如给药途径和频率、目标患者人群(性别/年龄)及临床使用设定(在家还是在医院使用等)。

(3)了解目前治疗的护理标准:了解目前治疗方案的局限性(毒性、疗效、药代动力学、所需剂量等)、产品在临床发展的概况以及之前已经尝试过但失败的研究(搞清楚为什么)。这对于任何新技术进行标杆管理是非常重要的,有利于避免重复失败,搞清楚在这个热门领域是否有有效的专利保护。现在很少有论文(即使在 JCR 中)在开头提供新假说的细节和解释等信息,阐明为什么他们的新技术可能会更好。此外在列举临床研究、特定疾病的立场等医药科学期刊上也存在这样一个普遍的失败之处。

(4)在合适的临床使用情况下,选择和设计合适的聚合物(从安全性、制造实用性、配方等多方面考虑):许多建议用于生物医学用途的材料其实是完全不适合的,10 年"纳米医学"研究也在反复提醒化学家选择正确的应用材料的重要性。大量的天然聚合物衍生物和创新高分子化学物质的合成,产生了大量的新兴材料,但每一种材料都有其最适合的技术应用,并不是所有新兴材料都是适合用于生物医药和医学应用的。

(5)确定聚合物治疗的关键质量属性–如原料药和最终配方,即与产品效果息息相关的指标包括药品的组成(如就药物效能而言药物的承载能力,有效的受体介导靶向所需的配体含量)、聚合物的分子量和多分散性、胶束的大小和大小分布及与之相关的药代动力学参数(这些将决定安全性和有效性)、在相关的生物环境和制剂组分中的稳定性、大分子杂质对性能的潜在影响等等。对于每个关键质量属性,即使是临床前研究,批次间差异应该控制在合理范围内。

(6)了解从实验室开发到市场批准过程的要求:相比以前,现在能够更加容易获取这些关于从实验室层面到首例体内研究再到进入市场所需满足的监管要求信息以及其中引用的反思文件。基础研究人员不需要成为医药管理法律方面的专家,但指导文件和反思文件(例如关于发展的嵌段共聚物胶束药物 JointMHLW / EMA 反思文件)通常篇幅是较短的,便于阅读,而且以科学为基础。它们可以帮助研究人员在研究和后来的转化的过程中,了解每种技术的关键特征和可能有助于解决重要科学问题的方法。另外,理解聚合物毒性/生物相容性之间的区别,特定药品的安全性(依赖于许多其他因素而不仅仅是携带药物有效载荷的安全性、管理路线和频率)也很重要。药品的监管过程是服务社会的,包括质量的综合评估(简单地说,瓶子里有什么)、安全性和有效性确保主动管理风险和收益。监管体系的建立可以确保及时提供安全有效的药物。它是让所有年轻科学家了解药品监管的基本伦理和原则的一个很好的学习曲线。

(二)科学的进步提高转化成功的机会

1. 医疗需求

尽管大部分聚合物治疗开发的目的是抗癌,但其临床应用范围已经有了显著的拓宽,例如抗感染剂,肌肉骨骼疾病的治疗,组织再生和修复的,以及治疗中枢神经系统疾病等。鉴于未来人口老龄化所产生的医疗保健需求,以及目前低收入国家贫困人口希望得到更好疾病治疗的需求,不断的情况变化是了解医疗需求变化的切入点。1975 年,英国一名女性被诊断为乳腺癌 10 年存活概率为 40%,而今天的统计数据表明,由于诊断和治疗技术的改善,这个概率提高到了 80%。同样的,前列腺癌 10 年前生存率从 20% 到今天的 70% 左右。这得益于许多疾病的分子机制、健康和疾病的潜在病理生理学以及药物毒性和抗性的多种机制等研究的迅速发展。当确定聚合物优化设计的基本原理时,不要仅仅将目标精确到某一个特定的点,也要同时考虑到疾病发展阶段,最终的临床建议和使用情况。如果有已知的生物标志物,也可以将目标定位在患者的亚组织。设计一种高分子药物来规避耐药性也是一个很好的研究方向。

2. 选择最适合的聚合物和药物

目前,只有一小部分聚合物化学合成物进入临床试验阶段。成功的关键在于上文所述用于未满足的医疗需求和特定给药途径中明智地选择一种合适的高分子。口服聚合物(烯丙胺盐酸盐)为基础的多价螯合剂 Renagel® 和 Welchol® 以及以赖氨酸为基础局部应用的树枝状聚合物 Vivagel® 就是值得借鉴的例子。

对非生物降解聚合物的深入了解以及对产品精确定位的要求引起了对可生物降解高分子和重组技术合成共聚物的兴趣。聚合化促红细胞生成素(ErepoXen®)用于治疗慢性贫血,目前正处于Ⅲ期临床研究阶段。PASylation 是使用重组技术将脯氨酸,丙氨酸,或丝氨酸与蛋白质或肽连接而成的聚合物,取代 PEG 化,非生物降解材料聚合物可引起溶酶体增多,使细胞空泡变性,提高这方面的认识并优化聚合物设计可以使这类风险最小化。

在 20 世纪 80 年代初期,柔红霉素和阿霉素合成抗癌 HPMA 聚合物-药物偶联物,这些蒽环类药物是新批准的药物。当时还有很多研究使用"老药物"作为生物活性成分。总结现在一系列成功和失败的现代药物,包括靶向于特定通路或药理学受体的低分子药物,新型生物制药和创新药物组合,存在很大的机会合成新的结构,产生更多有希望的临床试验候选药物。最近一篇在 Journal of Controlled Release 发表的论文列举了多种聚合物的例子,包括旨在治疗自身免疫性脑脊髓炎的肽-透明质酸偶合物,用于预防在家族性淀粉样变性多发性神经病的甲状腺素蛋白积累所产生的细胞毒性的 PEG-RAGE 肽偶合聚集体和基于 HPMA 共聚物的抗癌组合疗法,其中 HPMA-环巴胺偶合物对癌症干细胞有优先毒性。

3. 表征和分析的工具

高分子化学给控制合成和批间重复性带来了特殊的挑战。虽然在研究论文中给出聚合物的生物学性质评估有很多的表征,但具体细节仍然不足。这对于前面提到的临床前研究的重现性非常不利,生物学性质的影响因素包括储存和测定条件下的分子量和多分散性、胶束尺寸和尺寸分布以及共轭和胶束稳定性。对于药物的分布、靶向配体或成像剂倾向于形成单分子胶束(比较典型的是亲水性聚合物携带疏水性药物)或分子内聚集体。对于通过一定的构造携带的药物,污染或游离药物含量(一般在检测限以下)对所得结果特别是在体外测定中会产生显著影响。所以学者们尝试更好地解决这些复杂的问题。例如,在 PAMAM 树状聚合物制剂中药物和配体的均一性过程中描述了一种定量方法,用来测定 HPMA-叶酸结合物由叶酸受体介导的摄取效果。

复杂的分析技术(包括那些更常用于软物质研究的分析技术)如小角度中子散射(SANS)、2D^{1}HNOESY 和 TOCSY 核磁共振(NMR)和脉冲梯度 NMR 等用来确定聚合物药物和 PEG-蛋白质共轭物的基本溶液性质。有助于更好地定义聚合物在生物环境中的构效关系。新型分析工具还可以对用于临床治疗的复杂聚合物进行表征。在药物开发过程中引入"质量源于设计的理念"和相关分析方法,以及生产过程中发展的用于控制药物可用性分析的新技术可以提高转化的成功率。

4. 临床相关的临床前模型

构建临床前模型如人体组织作为生物标志,用于评估药物安全性、功效和耐药性。虽然体外和体内的模型对高分子药物治疗研究是有益的,但很难定性到特殊高分子治疗机制有关的生物标记物。然而现在发生了一些变化,大型制药公司对抗体共聚物(ADC)兴趣的增加和其他纳米药物的研究推动了临床前模型构建的进程。最近有人指出,设计 ADC 比简单的 Meccano 游戏更复杂,需要完备的抗体组合、连接物质和具有靶向、抗癌活性的药物。这些观点同样适用于聚合物/胶束药物共聚物。肿瘤组织的靶向受体和许多其他因素最终共同决定抗癌聚合物治疗的效果。在细胞水平上,这些因素通常包括:①有效的内吞性能;②有效的细胞内运输到胞质或溶酶体,并能达到引发药物释放的条件(如蛋白酶 B 或低 pH 值);③受体介导靶向细胞的多个受体,它们的内化,回收和流失率也很重要(这些均会影响浓度/剂量依赖性和临床治疗方案设计)。

体内药代动力学应考虑的因素包括:①避免 RES 的快速清除;②避免肾脏的快速清除;③避免非靶部位毒性累积;④选择性的肿瘤靶向作用。被动靶向 EPR 效应主要依赖增加对肿瘤脉管系统生成血管的渗透性。而受体介导的靶向则依赖肿瘤细胞上受体表达的均一性以及高分子偶合物能够穿透肿瘤细胞外基质旁路结合位点屏障。

小分子细胞毒性药物和它们相应的聚合物-药物偶联物的细胞药代动力学的差异使体外细胞毒性 IC50 值在筛选药物的过程中参考价值变小。因此,使用体内肿瘤模型成为进行 PKPD 机制评估必不可少的工具。两个探针-伊文思蓝和 HPMA-多柔比星共聚物用来研究肿瘤的种类和大小对 EPR 介导的肿瘤定位的作用。运用药物偶合物,可以测量组织蛋白酶 B 介导的药物释放率。溶酶体酶组织蛋白酶 B 能通过特定机制细胞内释放药物,如通过降解聚合物-药物偶合物和 ADCs 之间的连接物质或降解偶合物中 PGA 骨架如 Opaxio®。实验中观察到显著的差异,如 EPR 的差异约为 12 倍,而药物释放率的差异约为 200 倍。肿瘤大小依赖性只存在于某些肿瘤模型中,不具有普遍性。新型的组织蛋白酶 B 荧光探针为体内肿瘤的组织蛋白酶 B 功能监测提供了新的可能。最近有研究制备了一种含有 HPMA 和 PTX/SQ-Cy5(一种自淬灭的近红外荧光探针)的共聚物和紫杉醇的聚合物,可提供深层组织实时组织蛋白酶 B 活性(与药物递送息息相关)并成像。

内吞摄取方式是所有聚合物药物的共同特征,在大多情况下决定药物是否有效,并在所有情况下都影响药物的安全性。De Duve 和他的同事率先提出溶酶体递送的概念和设计出亚细胞分离和溶酶体酶分离的分析方法,为今天的研究打下了基础。内吞和转运与细胞类型有关,因此不能将适用于一种细胞中与内吞和转运有关的构效关系(例如电荷,分子量,大小,形状作用等)直接应用到另一种细胞。疾病中的细胞内吞和运输往往会出现失调,如肿瘤,这会改变细胞对大分子药物的内化率并产生内化阻力。溶酶体膜蛋白作为细胞调控因子在健康和疾病中发挥着重要的作用和功能,溶酶体功能受损成为许多疾病例如帕金森病的关键因素。例如在溶酶体贮积病中,天然产物会发生积累,或是药物递送载体在溶酶体中可以改变囊内 pH 值,打乱转运途径。这可能会限制内吞作用/溶酶体递送系统。目前研究不断优化使用体外分析方法记录内吞作用,使之定量更加准确,与体内情况更加相符。细胞培养条件(例如,当细胞在流动下或在 3D 矩阵中生长时)会影响在特定种类细胞中内吞作用的速率测量。荧光显微技术已被广泛应用于可视化细胞摄取和贩运,改善了对绝对吸收率和细胞内定位的定量,提高了对结构-活性关系的认识,从而帮助提升聚合物治疗的设计和效果。

对药物体内靶向和控释有关的药物动力学方面的定量和定义也是十分重要的。早期研究使用 HPLC 和放射性标记技术有效定量聚合物-药物偶合物的临床前和临床药代动力学,第一台伽马照相机探头也被用于临床前和临床成像。近年来,荧光逐渐成为监测药物体内进程的重要工具。但是荧光缺乏定量全身组织分布,显示消除路线和/或决定代谢平衡的逆行反应能力。这个问题和药物在体内循环、目标组织中释放等都对高分子药物的设计和优化很重要。由于转化新兴纳米药物和 ADC 成为研究热点,药代动力学的定量也不断发展。从量化 ADC 的体内行为方法(包括建模)中学习并吸取教训,监测已经进入临床使用的特定 ADC 结合物完整的 ADME 特性。越来越多临床前药代动力学研究数据库能够对不同种类的纳米药物进行参数的对比。

最后,要注意比较临床前结果(药代动力学、毒性和疗效)与临床对聚合物治疗。可以在药物筛选中帮助确定最合适的模型和种类。HPMA 共聚物-蒽环霉素(FCE28068,FCE28069)-铂酸盐(AP5280,AP5346)偶联物和线性的环糊精-聚乙二醇(CD-PEG)共聚物偶合物自组装成纳米颗粒(以前称为 IT-101 的 CRLX101)有良好的药代动力学特性和低毒性,展现了良好的临床前-临床相关性,在一些参与 I 或 II 期研究的患者中显示抗肿瘤活性。

5. 使用相关的患者生物标志物和相关诊断改善临床试验设计

临床开发中药物的失败通常归因于缺乏功效、高毒性、药代动力学和生物相容性有关问题以及商业和财务问题。能够重复制造出高质量的产品,必须在有效性和安全性方面有合理的规范,聚合物治疗的成功转化无疑是得益于制药的现代化发展过程(靶标确定、患者个体化治疗的生物标志物、系统药理学和毒理学等)和科学规范方面取得的进展(这是一种确保科学整合到药物管理的各个方面的新方法)。

在发展低分子化学实体的过程中,药理靶点的确认一直是临床前和早期临床试验的主要目标。但是,大分子生物制药和纳米药物的出现使人们日益意识到验证与有效性和安全性有关的药代动力学参数的重要性。当把 ADCs 从实验室转化到临床时,有生理基础的药代动力学需求以及 PK-PD 建模的好处显得更加突出。更好地筛选那些最有可能在临床试验中有效地响应纳米药物的工具也正在开发中。例如,最近的一项研究调查了一群患者服用 Doxil® 药代动力学的差异性并识别与药物清除率有关因素(如年龄,性别和单核细胞数)。众所周知,这些因素会影响药物效果,经过对治疗方案的纠正,这些生物标记物将有助于 Doxil® 实现个体化治疗。

在抗癌聚合物-药物偶合物研究成为热门的情况下,20 世纪 80 年代,开发了伽马成像系统对已进入一期二期临床试验的 HPMA-多柔比星(FCE28068)共聚物和 HPMA 共聚物-多柔比星-阿霉素(FCE28069)共聚物进行显影。目标是验证 FCE28068 通过 EPR 效应对肿瘤的定位作用,并随着这种 gal 靶向蒽环类偶联物的剂量的递增,使受体饱和,从而有助于制定 FCE28069 的给药方案。这种做法在当时是超前的,因为对"伴侣诊断"(体外诊断设备和患者成像剂)投资最近才受到重视。在不同的肿瘤类型和发展阶段,其血管生成和血管渗透性会存在差异。所以对于任何依赖 EPR 效应介导的被动靶向的抗癌纳米药物,对患者成像确认肿瘤的血管通透性是科学的,而且在选择治疗之前进行检查也是必不可少的,所以关于优化成像探针来辅助高分子药物治疗这个方案也正在讨论中。事实上,通过受体验证的伴侣显像剂已经在临床开发中,例如,叶酸受体-靶向治疗(Vintafolide®)及其伴侣 SPECT 显像剂 99 mTc-Etarfolatide®。总体来说,在制药发展过程中,体外诊断设备已经在药理目标的确认、基因分析评估治疗风险-收益、患者治疗方案选择和修正中扮演了重要的角色。大大增加了临床发展的效率,并带来了患者个性化治疗,如 ADC(2013)被 FDA 批准作为体外伴侣诊断工具。目前很多相关人员在大范围地调查和定制具体应用于与聚合物治疗机制有关的体外诊断,如与药物释放有关或内吞功能失调有关的生物标志物的验证(如患者肿瘤活检组织中的组织蛋白酶 B 水平)。这些工具与一些更复杂、更适合临床的聚合物成像探头,包括牙科诊断学和聚合物为基础的 PET 显像剂联合应用将在未来临床聚合物治疗中发挥重要的作用。

全球监管体系正在迅速演变以减少创新疗法转向患者所耗费的时间。FDA 的"突破性治疗"计划就是其中一个例子,一些药物在"初步临床证据"中比现有疗法在一个或多个点上有实质性的改善,显示足够的治疗效果。在欧洲,加快临床试验授权的新机制和临床试验结果的透明化的措施将很快到位,从而大大加快创新药物的发展。最后,有必要向大家强调生物药物(无论是天然还是合成的)应用的多样性(例如用作生物材料,药物容器和施用装置,药物赋形剂和医药产品)。认识各个具体应用的监管要求,包括设备、药品和联合治疗之间的差异,是从好文章转化为真正的临床发展候选药物必不可少的。

(张　楠)

第八章 细胞动力学和细胞内靶向

第一节 细胞动力学

一、概念

随着不断研究,发现一些药物存在药动学与药效学不相关的问题,尤其一些抗肿瘤药物及其纳米递药系统。随着分子生物学和分子药理学的发展,药物作用的靶点的研究也逐渐深入。发现不少药物作用的靶点位于细胞内,包括 DNA、各种激酶、核受体和代谢酶等,相对应的药物有紫杉醇、阿霉素、阿奇霉素、氯喹和小檗碱等。这些药物,靶点位于细胞内,必须先克服体内的多重生物屏障才能进入细胞,转运到相应的作用靶点,与其结合才能发挥药效。这些生物屏障主要涉及药物跨细胞膜的转运即细胞摄取,还有细胞内靶向转运到细胞质或细胞器等。因此细胞内药物的处置过程及药物在细胞器的处置过程是决定这些药物治疗效果的重要因素。针对作用靶点位于细胞内的药物,对其细胞内及细胞质与细胞器内的药物动力学研究比对血浆药物浓度进行研究更有实际意义。细胞药物动力学,是对药物在细胞内或细胞器内的摄取、分布、代谢和排泄过程的动力学进行定量研究,并建立数学模型阐明药物在细胞内及细胞器的处置规律,科学地评价药物的药效。

二、研究方法

纳米递药系统的载体材料、纳米粒的性质、纳米粒的表面特征及不同材料的修饰等都会对其细胞摄取以及胞内分布与滞留等过程产生较大的影响。目前纳米递药系统的细胞内处置动力学主要采用经典药物动力学模型,如隔室模型。隔室模型主要适合线性动力学特征的药物,而纳米粒的细胞摄取一般有受体介导,有的药物存在细胞外排现象等,显然采用一级反应动力学进行拟合是不合理的。目前有研究者采用 Michaelis-Menten 方程对纳米粒的细胞摄取动力学和消除动力学进行拟合。不过此方程存在局限性,无法通过对细胞动力学的拟合来推测各种生理因素对纳米粒细胞摄取及其胞内消除的影响。有研究者推荐采用生理药动学模型对该过程进行拟合。这方面还有待进一步的研究。

三、主要研究内容

细胞药物动力学通过研究细胞内及细胞器的药物动力学变化规律,阐明药物进入细胞的方式以及摄取动力学,胞内及细胞器等靶点处药物分布与滞留等处置动力学,可有效地评价新型细胞内靶向药物及其成药性,指导设计靶向药物制剂,降低毒副作用,阐明细胞内的药物发挥药效的机制,为临床合理用药提供科学依据。细胞药物动力学涉及的主要研究内容包括耐药外排现象及其影响、药物在靶向细胞器的分布及细胞内靶向纳米递药系统的研究等。

（一）耐药外排

肿瘤的临床治疗中常常会出现多药耐药的现象（multidrug resistance，MDR），而且随着抗肿瘤化疗药物的广泛应用，MDR 问题日益突出，是肿瘤治疗成功的决定性因素之一。MDR 与一些外排转运蛋白的表达上调直接相关。多药耐药相关蛋白（MRP1）和 P-糖蛋白（P-gp）等这些外排转运体，具有非常广泛的底物特异性，能够将底物如抗癌药药物分子泵出细胞，降低药物在细胞内的浓度以及细胞对药物的敏感性而产生耐药性，同时也会引起药物在细胞内的转运和分布的改变。如多柔比星（doxorubicin，DOX），其靶点位于细胞核内，对 DOX 耐药的细胞的细胞膜及核膜上均高表达 P-gp，并形成"双重屏障"。研究发现，DOX 在敏感型乳腺癌细胞（MCF-7/S）和耐药型乳腺癌细胞（MCF-7/A）中的摄取动力学行为具有显著性的差异。相比 MCF-7/A，MCF-7/S 摄取 DOX 速度较快，总量较多，特别是细胞核内分布较多。维拉帕米和人参皂苷 Rh2 则能克服"双重屏障"抑制耐药，显著增加 DOX 在细胞 MCF-7/A 内及细胞核、线粒体与胞浆内的分布浓度，尤其是细胞核内的增加最为显著。对于产生耐药的药物，根据其耐药蛋白存在的位点以及药物作用的靶点，研究其细胞及其细胞器动力学，提高细胞摄取效率和靶点部位的分布与滞留，并探索耐药的物质，从而提高药效。

（二）靶细胞器的分布

细胞内靶向药物，其靶点存在于细胞质或细胞器。药物在这些靶细胞器的分布和其药效密切相关。如 PARP 酶（一种主要位于细胞核内 DNA 修复酶）抑制剂 HDM 和 HDR，被肿瘤细胞摄取进入细胞，尽管这两种抑制剂在胞内的浓度没有显著性的差异，不过 HDM 在细胞核内的浓度显著高于 HDR，导致抗肿瘤效果显著不同，HDM 高于 HDR。表明在靶点的药物浓度高低直接决定了药效的强弱，与血药浓度没有直接的关系。又如临床长期使用存在一定的肝损伤的抗乙肝病毒（HBV）的临床一线药物恩替卡韦，其在细胞内抑制病毒 DNA 的药理作用部位是胞浆及细胞核，与国内临床一类保肝药物甘草酸二铵联合使用，尽管其血浆中药物动力学参数并未发生显著改变，但是甘草酸二铵显著提高其在胞浆及细胞核内的分布和浓度，显著增强疗效，且相应地降低给药剂量，减少肝损伤。

（三）细胞内靶向纳米递药系统研究

靶点在细胞内的药物，其药效与药物在靶点及其周围的浓度密切相关，也就是说与药物在胞内、细胞浆及细胞器的分布浓度及其滞留密切相关。因此这些药物要转运到细胞内及细胞器等必须克服两大障碍，即细胞摄取和胞内靶向细胞质及细胞器的转运，这也是细胞药物动力学研究的重点内容。纳米递药系统的种类、载体材料、表面靶向修饰、制备方法和性质等因素直接影响着两大障碍，即直接影响细胞药物动力学。因此探讨这些因素对细胞药物动力学的影响规律对提高靶点在细胞内的药物的转运效率和药效具有重要的意义。如采用可生物降解制备的紫杉醇胶束，与游离紫杉醇相比，能显著增加细胞摄取,具有很强的胞浆靶向性,还具有抑制外排转运体的功能逆转肿瘤耐药,能显著抑制肿瘤细胞的生长,体内能显著抑制肿瘤的生长,延长其存活时间,体内药效明显优于市售制剂泰素。对不同的抗肿瘤药物纳米制剂进行细胞药物动力学的研究,探讨其影响因素,不仅能提高药物的向细胞内细胞质及细胞器的靶向转运,更能提高药物的疗效,并降低毒副作用,同时对细胞内纳米递药系统的设计也具有重要的指导意义。

目前细胞药物动力学的研究理论还不够完善,还需要发展与体内组织与肿瘤的生理特性更为相近的细胞模型代替单层细胞模型进行研究,从而全面反映在体内肿瘤组织等的细胞内及细胞器的转运情况。细胞药物动力学的研究是细胞内靶向药物研发的重要技术,同时也会极大地推动细胞内靶向药物的纳米递送系统的研究。

第二节　细胞内靶向转运

传统的靶向递药系统主要靶向分布到特定器官/组织的细胞内,随着疾病学研究从组织学水平和细胞学水平向分子水平的深入发展,靶向递药系统携带药物不仅要求到达靶组织/靶器官的细胞内,而且还要求能靶向细胞质或细胞器,即进入靶细胞后分布到细胞内靶细胞器并控制释药。用于肿瘤治疗的药物,作用靶点通常是一些功能性生物大分子,如蛋白质、核酸、酶和受体等,而这些生物大分子则主要存在于细胞内不同的细胞器中。因此,纳米递药系统要发挥疗效,就得携带药物先浓集到肿瘤部位,通过一定的靶向机制和技术如配体-受体的结合、抗原-抗体的结合及阳离子吸附等靶向到达细胞膜,继而以内吞、融合、扩散或磷脂交换等途径穿透细胞膜靶向到达胞浆或细胞器,并释放药物于靶点。对于靶向纳米递药系统,除了采用一定的靶向技术,避免巨噬细胞吞噬或调理素和脂蛋白的吸附作用到达靶组织和靶细胞外,还得借助一定的靶向机制和技术到达细胞内的细胞质或细胞器,并有效释放药物于靶点,才能发挥理想的疗效。如果载药纳米粒靶向到达靶组织/靶器官的细胞后,在胞外释放药物,则药物以游离方式进入细胞,一般很难靶向递送到胞内的靶部位,从而影响药效的发挥。

靶向细胞器的纳米递药系统,在体内靶向转运和胞内靶向分布的过程中涉及一些主要的障碍,一是细胞靶向摄取,二是溶酶体逃逸,三是细胞器靶向。其中细胞靶向摄取是纳米递药系统实现细胞器靶向的前提。纳米递药系统的细胞摄取率直接影响细胞器靶向给药的效率。纳米载体可通过被动转运和内吞途径被细胞摄取。其中内吞途径包括胞噬和胞饮。胞饮则是细胞摄取纳米载体较常用的一种方式,包括网格蛋白介导的内吞(clathrin)和小窝蛋白(细胞膜穴样凹陷)(caveolae)分别介导的内吞、非网格蛋白介导的内吞和大胞饮。纳米载体最常见的内吞途径是特异性受体网格蛋白介导的内吞。在细胞膜表面存在网格蛋白形成的小窝能与相应配体(纳米载体)结合形成复合体,进入到细胞内表面有网格蛋白存在的质膜区形成小窝,小窝逐渐向内凹陷,与质膜发生脱离进入细胞浆而形成内体。内体成熟后与其余内体或溶酶体进行融合。内吞物质包括药物经溶酶体内的低pH值环境和存在的酶消化和降解后进入胞浆。网格蛋白介导的纳米载体的内吞是无法逃逸溶酶体的,这对非溶酶体靶向的药物是非常不利的。同样大胞饮入胞的纳米载体也无法逃避溶酶体。小窝蛋白介导的内吞途径可使内吞物质逃避溶酶体进入胞浆,避免内体/溶酶体体系对药物的消化和降解而保护药物。由上可知,纳米载体经细胞摄取后有的经溶酶体进入细胞质,有的逃避溶酶体进入细胞质,如果将药物靶向转运到细胞器,前提是克服细胞质膜屏障,并采用一定的靶向机制和技术才能实现。纳米粒的种类、物化性质(如粒径、表面电荷、表面粗糙程度等)及表面修饰的分子等因素不仅对细胞的摄取和滞留有影响,还会改变细胞摄取方式和细胞内的转运,从而影响药物在靶点(细胞质或细胞器)的分布和浓度。

一、细胞质转运

细胞质是细胞质膜包围的除核区外的一切半透明、胶状和颗粒状物质的总称。细胞质是由细胞质基质、内膜系统、细胞骨架和包涵物组成的。细胞质基质又称为胞质溶胶,是细胞质中均质的半透明的胶体部分,充填于其他有形的结构之间,其中存在多种药物作用的靶点,如糖皮质激素受体、siRNA 和蛋白等。细胞质基质为一些生化活动提供场所,也为各种细胞器提供维持其正常结构所需要的环境及完成各自功能活动所需的相应底物。

细胞质基质中存在多种药物作用的靶点。对需要到细胞质基质或是特定细胞器才发挥作用的药物,首先必须通过一定的跨膜机制被肿瘤细胞有效摄取进入胞内,而细胞内吞的摄取物大多会进入溶酶体中被各种酶系消化和降解。因此纳米载体有效的胞浆基质转运必须克服两个重要的障碍,即纳米载体有效的细胞摄取及溶酶体逃逸。

(一) 仅有效细胞摄取

纳米载体主要利用细胞膜表面高度表达的靶向分子实现对肿瘤细胞的靶向及有效摄取,这方面已进行了广泛的研究。常用的靶向细胞膜的分子有叶酸、透明质酸、转铁蛋白、凝集素和各类抗体等,此外近几年来的研究发现一些新的机制使纳米载体靶向细胞膜或细胞质。

(二) 仅溶酶体逃逸

pH 值敏感纳米载体进入细胞内在溶酶体中会发生结构变化,与内体膜发生作用并破坏膜的稳定性,从而释放药物到细胞质中,达到溶酶体逃逸的目的。pH 值敏感载体的构建采用的 pH 值敏感材料主要包括融合肽、pH 值敏感聚合物和 pH 值敏感脂质材料等。

1. 融合肽

融合肽是病毒侵染宿主细胞时能使膜融合的重要疏水性片段,其修饰的载体可使多种基因转染效率明显提高。目前主要机制是其构型随 pH 值变化而改变。如来源于流感病毒红细胞凝集素亚单位 HA-2 或者人工合成的融合肽(GALA 和 KALA),在中性环境中呈现随机的螺旋态构型,一旦进入酸性环境(pH 值=5.0)便转变成两亲性的 α 螺旋构型插入到内体或溶酶体膜的双分子层中,通过聚合形成跨膜螺旋孔,并使膜趋于不稳定,破坏溶酶体,避免基因药物的降解,提高基因转染效率。如 GALA 和 KALA 等融合肽修饰阳离子脂质体、阳离子 β 环糊精聚合物和 DNA/聚乙酰亚胺复合物等,均可提高基因转染效率。

2. 去膜稳定的阴离子聚合物

通过破坏内体或溶酶体膜的稳定性而进行溶酶体逃逸的聚合物主要是离子聚合物，包括阳离子聚合物和阴离子聚合物。如各种羧基聚合物、马来酸共聚物、甲基丙烯酸共聚、N-(2-羟丙基)甲基丙烯酰胺聚合物等阴离子聚合物，它们通过去膜稳定性而增强药物和生物大分子的内体或溶酶体逃逸。

3. 羧化聚缩水甘油

羧化聚缩水甘油是聚缩水甘油经酸酐修饰得到的高分子材料。经羧化缩水甘油修饰的载药纳米粒被细胞内吞后进入内含体/溶酶体，与内含体/溶酶体的双分子层结构相互融合，避免了药物被溶酶体降解，并使药物进入细胞质。膜融合可能与载体骨架的疏水作用有关，也可能与羧基和内含体磷脂膜中的磷酸基团之间形成氢键有关。

4. pH 值敏感材料

根据 pH 值敏感材料构建的纳米递药载体，进入细胞后，在溶酶体 pH 值键发生断裂、电荷反转或质子化等使药物溶酶体逃逸，释放进入细胞质。这样的 pH 值敏感材料，常用的有原酸酯、胺及其衍生物和马来酸衍生物等。

原酸酯是在同一碳原子上连接 3 个烷氧基的有机化合物，在中性环境中稳定，而在酸性环境中可分解为羧酸和醇类。这种性质可应用到胞内 pH 值 敏感释药及溶酶体逃逸。如以原酸酯键为连接臂，将阳离子脂质头部或烃链与其他的脂质连接而得到新材料，以此构建载基因的 pH 值敏感纳米粒。在溶酶体中原酸酯键发生化学断裂，水解生成油酸与油酰化羟基季铵盐或二油酰甘油与羟基季铵盐，其中氨基质子化带正电破坏内含体膜，提高了基因进入胞质的量，减少或避免了 DNA 的损失。

胺及其衍生物中含有 N 含孤对电子，在弱酸性环境中与 H^+ 结合形成铵带正电，能与带负电的生物膜结合，使质膜破裂以致载体内药物在胞内分布改变。若以胺及其衍生物构建载体制备纳米递药系统，被细胞摄取进入细胞内，此结构中含有的胺及其衍生物结构，在溶酶体酸性环境发生质子化而带正电，增强与溶酶体生物膜的亲和性，促进疏水链插入到质膜，引起内含体或溶酶体膜不稳定，产生溶酶体逃逸，并释放药物到细胞质中。如以结构中含有伯胺和仲胺基团 L-精氨酸月桂醇酯(L-argininelauril ester，AL)制备牛血清蛋白纳米脂质载体(BSA-AL-NLC)，在体外能使 MCF-7 细胞中溶酶体的膜破裂并将药物释放进入细胞质，而 BSA-NLC 却不能发生溶酶体的逃逸。在体内 BSA-AL-NLC 具有显著的抗肿瘤效果。

(三) 既细胞有效摄取又溶酶体逃逸

1. 细胞穿膜肽(Cell pentrating peptides，CPP)

CPP 是一类具有细胞穿透能力的，长度为几个至几十个不等的带有正电荷的氨基酸序列。CPP 能够双向穿越细胞膜，进入细胞质甚至细胞核。CPP 一般分为 3 类：蛋白衍生肽、模型肽和合成肽。其中蛋白衍生肽是蛋白转导结构域中的一个小片段，如 TAT 多肽(TATp)、腹果蝇触足肽(antennapedia，Antp)、同源结构域的 penetratin 和基于信号序列的多肽等。模型肽是模拟已知的 CPP 穿膜性能的多肽，主要有模型两亲性螺旋肽(MAP)

等。合成肽则是将来源不同的亲水性和疏水性结构域融合后得到的多肽,如转运子和MPG 等。这些穿膜肽中,MAP 的细胞摄取最快,摄取效率最高,其次为转运子和 TATp。CPP 介导的细胞摄取可能有多种机制。其中 TAT 介导的大分子和纳米粒的细胞摄取具有能量依赖性和溶酶体逃逸功能。而单独 CPP 或 CPP 介导的小分子都主要借助静电作用和氢键穿膜,不需要能量。

CPP 可增强不同的纳米载体或多种分子如纳米粒、脂质体、DNA、寡聚核苷酸、多肽和蛋白等细胞摄取。如表面 TATp 修饰的超顺磁氧化铁纳米粒,能高效安全地被肿瘤细胞摄取,从溶酶体逃逸进入胞浆甚至细胞核内,而单纯使用磁性纳米粒借助电磁力入胞容易使细胞内重要基因发生改变和丝状肌动蛋白发生聚集。TATp 可使人自然杀伤细胞、HeLa 细胞和鼠淋巴细胞等多种细胞对超顺磁纳米粒的摄取率提高约 100 倍。TATp 能缩短纳米粒在体内的半衰期,使其在网状内皮系统中的分布改变,未 TATp 修饰的纳米粒主要分布在肝血管内皮和 Kupffer 细胞内,而 TATp 修饰的超顺磁氧化铁纳米粒则主要在肝实质细胞内分布。用 TATp 或 penetratin 修饰脂质体,其细胞摄取能力与表面修饰的穿膜肽分子数量有关,摄取动力学特征除了与细胞株有关外,还与穿膜肽的种类有关。如用Antp 修饰脂质体,当脂质体表面 Antp 修饰达到一密度时,才能在肿瘤细胞以及树状突细胞中产生有效的细胞摄取,摄取量较未修饰的脂质体明显增加。这些都为 CPP 作为纳米载体靶向肿瘤细胞摄取的进一步应用提供了基础和依据。

2. 纳米载体表面性质

纳米载体结构的两亲性质,以及带电性和疏水性等因素直接影响肿瘤细胞对纳米载体的摄取。当表面活性剂修饰纳米载体时,表面活性剂通过嵌入细胞膜扰乱其正常液晶态,使其稳定性下降,从而改变膜的通透性,这有利于纳米载体的细胞摄取和溶酶体逃逸。其中表面活性剂对阳离子纳米载体如脂质体的细胞摄取有明显的改进。如司盘修饰的阳离子脂质体能明显提高其介导的反义寡核苷酸的体外细胞摄取率。其中司盘 40 在司盘系列中增强细胞摄取能力最强,由此提示 HLB6-7 的表面活性剂修饰的纳米载体使其表面特性有利于细胞的内吞。此外卞泽 35 修饰的脂质体,其细胞摄取和胞内转运特点与司盘类似。

3. 阳离子聚合物

通过破坏内体或溶酶体膜的稳定性而进行溶酶体逃逸的聚合物主要是离子聚合物,包括阳离子聚合物和阴离子聚合物。阳离子聚合物代表是聚乙亚胺(polyethylenimine,PEI)。PEI 是内体或溶酶体逃逸的代表性聚合物,其具有"质子海面"效应,能使内体或溶酶体在渗透压的作用下膨胀,导致内体或溶酶体膜的破裂,使携载药物分子重新进入胞浆。PEI 带有大量的正电荷,能压缩和保护 DNA,增加载体与细胞膜的相互作用,提高纳米载体的细胞摄取水平,是基因给药中常用的阳离子转染试剂。

二、细胞器转运

目前纳米递药系统关于细胞内靶向细胞器的转运研究较多的是细胞核靶向转运和线粒体靶向转运。细胞内对细胞器的靶向转运主要和药物的作用靶点有关。

（一）入核方式

存在多种药物的作用位点，如 DNA、反义寡核苷酸和 DNA 插入剂等。细胞核膜由两层膜构成，膜上存在核孔复合物（NPC）。进入细胞核的方式一般有两种，即经 NPC 的被动转运和核定位信号（nuclear localization signal，NLS）修饰的主动转运，前者主要适合直径小于 9 nm 的载药纳米粒以及分子量在 40~45 kDa 以下的药物，而后者主要适合大分子量的药物如核糖体合成的核酶和核 RNA 及其较大粒径（直径 30~50 nm）的纳米粒，因为主动转运时 NPC 通道可扩大。NLS 是一种没有专一性的信号肽，一般含有 4~8 个氨基酸，都有一个带正电荷的胎核心，可以引导亲核蛋白进入细胞核。如核质蛋白 NLS 修饰的粒径约 39 nm 的金纳米粒，能转运到核内，若继续在金纳米粒表面修饰核定位信号的受体蛋白即输入蛋白 α 和 β，粒径约 43 nm，仍能转运到核内。

（二）线粒体靶向转运

线粒体是促进细胞能量转换、参与细胞凋亡等重要生化过程的重要细胞器。线粒体功能的失调与一系列的疾病直接相关，如肿瘤、肥胖症、糖尿病和心血管疾病和神经退行性疾病等。相应的，治疗不同疾病的药物在线粒体的靶点也有所不同。如有的药物靶点在线粒体外膜，如抗肿瘤药物、抗心肌梗死后所致大面积凋亡的凋亡诱导剂或凋亡抑制剂等，有的药物靶点在膜间隙和内膜，如与呼吸链有关的蛋白及辅酶等，有的药物靶点在线粒体基质上，如 DNA 和治疗性 ODN 等。

纳米载体或药物进入线粒体的方式与自由扩散有关，在线粒体外膜存在电压依赖性阴离了通道，适合 5 000 Da 以下的极性药物分子通过。另外利用线粒体高的膜电位进行靶向转运。线粒体是细胞内膜电位最高的细胞器，电位高达 150~180 mV，内负外正，内环境呈弱碱性，pH 值为 8.0。因此线粒体既可以富集阳离子型透膜物质，又对阴离子形式弱酸也具有亲和性。还有利用靶向线粒体的分子进行靶向转运。靶向线粒体的分子有三苯基膦（triphenylphosphine，TPP）、多肽/蛋白靶向序列、地喹氯铵、罗丹明类、聚羟基丁酸酯等。其中较常用的是 TPP，它是一种非定域的亲脂性阳离子，可以穿过线粒体膜，在带负电的线粒体中高度聚集。

（三）其他胞内转运

溶酶体靶向转运和内质网靶向转运研究较少。除小窝蛋白介导的内吞外，其他方式的内吞都涉及溶酶体过程，因此溶酶体是一个联系细胞内外的门户，这对需要靶向至溶酶体的药物来说是非常有利的。酶体中单一或多种酶缺失，会引起由于酶作用底物未能被降解而产生病理积蓄，即导致 40 多种遗传病，称为溶酶体贮存病（LSDs）。通过将酶包裹于脂质体等纳米载体中，可以起到保护和稳定作用，再经由内吞途径将酶被动靶向至溶酶体，进一步提高了治疗效果。内质网膜（ER）是由内膜构成的封闭的网状管道系统，主要功能是合成分泌性蛋白和跨膜蛋白等蛋白质和脂类，与膜结合分子和水溶性分子的细胞外排有关，也参与细胞生长和分化的信号转导。由于 ER 合成蛋白的错误折叠或聚集以及 ER 的功能异常均可导致一系列的疾病，如阿尔茨海默病和纤维囊泡症等的发生。目前 ER 的靶向给药研究较少。用与 ER 成分类似的脂质材料（如 1,2-二月桂酰磷脂酰胆碱、L-α 磷脂酰丝氨酸、1,2-二月桂酰磷脂酰乙醇胺和 L-α 磷脂酰肌醇和 PC 等）制备的脂质体具备 ER 靶向的功能。如将内质网 N-糖基化抑制剂 N-丁基脱氧野尻霉素包载于 pH 值敏感的脂质体(由 DOPE 和胆甾醇半琥珀酸酯组成)内,成功抑制了小鼠黑色素瘤细胞酪氨酸的活性,大大减小了给药剂量。

　　纳米载体靶向肿瘤组织/器官的细胞方面的研究较多,也取得了很大的研究进展,但靶向细胞器的研究尚处于初始阶段,目前具有细胞器靶向功能的材料或靶分子研究报道较少。因此需要探索特异性识别细胞器的新材料、靶分子或结构序列,结合纳米载体到达靶点前需要的多重屏障,对纳米载体表面进行多功能修饰,以实现对各种细胞器的靶向递药。随着肿瘤分子生物学和纳米技术的发展,设计和研究多功能胞内靶向纳米载体必将成为药剂学热点之一。

第三节　肿瘤细胞内响应释药的材料

　　载药纳米粒根据肿瘤细胞内和正常细胞内的特征差异实现载药纳米粒主要在肿瘤细胞内响应释药,而分布到正常组织细胞中的载药纳米粒则不释放或少释放药物,避免载药纳米粒在全身产生较大的毒副作用,提高抗肿瘤药物的药效的同时降低其毒副作用。那么对肿瘤细胞内环境能响应的材料是实现载药纳米粒细胞内释药的关键。

一、对 ATP 响应的材料

　　ATP 是生命活动的直接供能物质,在胞内胞外都是广泛存在的,不过胞内的浓度(1~10 mmol/L)远远大于胞外的浓度(< 5 mmol/L),尤其在代谢旺盛的肿瘤细胞中更加明显。因此,利用肿瘤细胞内外明显的 ATP 浓度差异,构建 ATP 响应型纳米载体实现抗肿瘤药物在胞内的可控释放。对肿瘤细胞内 ATP 响应的常用的物质是核酸适配体。如用 ATP 响应的核酸适配体作为连接臂,将多个片状 DNA-氧化石墨烯纳米片层层偶接在一起,构成了结构稳定的杂化纳米粒,用于抗肿瘤药物阿霉素(DOX)的胞内 ATP 响应控制释放,即该纳米粒在高浓度 ATP 环境下,ATP 核酸适配体与纳米粒脱离,杂化纳米粒的骨架分离,加快了 DOX 从 GO 纳米片中的释放。

二、对 ROS 响应的材料

　　活性氧(reactive oxygen species,ROS),机体氧化应激时产生的主要分子之一,主要是从细胞内线粒体呼吸链中内生性地产生的,参与多种生理和病理过程,并都起着重要的作用。生物体内的 ROS 在正常情况下始终保持着极低的水平,而当肿瘤和炎症组织等多种疾病发生时,在这些病变部位的细胞的线粒体中 ROS 水平远大于正常细胞。基于靶细胞与正常细胞之间的 ROS 含量差异,采用 ROS 敏感材料构建 ROS 响应型智能纳米药物载体,用于药物分子的胞内控制释放。目前常用的 ROS 响应性基团一般都含有硫、硼和碲这三种元素。常见的 ROS 响应性基团主要有聚硫化丙烯(PPS)、硼酸酯、硫醚酯、硫缩酮、二茂铁、花青素、蛋白质屏蔽基团等。PPS 具有疏水性,易被氧化。当将其作为胶束的疏水性内核协载药物时,在硫化丙烯中的硫原子 ROS 氧化作用下氧化生成硫的氧化物,亲水性增加,导致胶束解体从而释放药物。硼酸酯可以设计成聚合物的骨架物理包载药物,也可以设计成聚合物的支链通过化学键连接抗肿瘤药物,在生理条件下这两种连接方式制备的胶束都很稳定,在肿瘤细胞内才会对 ROS 响应释药。如芳基硼酸脂在 ROS 环境 H_2O_2 刺激下降解变成苯酚基团,将疏水链芳基硼酸脂-聚(氨基酯)与亲水链 PEG 进行偶联而合成一种 ROS 响应材料,以此构建 ROS 响应聚合物胶束。其在 ROS 环境 H_2O_2 刺激下疏水链降解,胶束解体,实现包封药物的胞内可控快速释放。

三、对谷胱甘肽响应的材料

在正常的生理组织中细胞内外氧化还原的环境是处于平衡状态的。当一些肿瘤发生时,这一平衡状态被打破,使肿瘤微环境还原性更强。肿瘤细胞内存在一些还原性物质,如谷胱甘肽(Glutathione,GSH)、二价铁离子(Fe^{2+})、硫氧还原蛋白还原酶、溶酶体硫醇还原酶(GILT)和半胱氨酸等。其中在纳米递药系统中常用的还原性物质是 GSH。GSH 在谷胱甘肽还原酶和还原型辅酶 II(还原型烟酰胺腺嘌呤二核苷酸磷酸,NADPH)作用下维持还原态,是细胞内主要的抗氧剂。对于正常细胞,GSH 胞内浓度(约 2~10 mmol/L)是胞外浓度(2~20 μmol/L)的 100~1 000 倍。肿瘤细胞内的 GSH 浓度更高,至少是正常细胞内浓度的 4 倍,尤其在一些耐药肿瘤细胞中,GSH 要高出至少 10 倍。因此,根据肿瘤细胞内外 GSH 浓度差异设计还原响应型纳米载体可以实现肿瘤细胞内响应性可控释药,提高药效的同时降低纳米载体在正常细胞内的释药,降低了全身的毒性。常见的对 GSH 响应的还原敏感化学键主要有二硒键(Se—Se)、琥珀酰亚胺-硫醚键和二硫键(S—S)等。其中应用最为广泛的还原敏感纳米药物载体是通过二硫键构建聚合物胶束。其中二硫键的位置可位于亲水链段与疏水链段之间的连接处形成连接臂,或者作为交联剂位于药物与载体材料之间连接处、两亲性高分子材料的疏水链段之间及高分子材料内部基团之间,可实现纳米递药系统如胶束在肿瘤细胞内的响应性可控快速释药,或者提高其稳定性等。如通过二硫键(SS)作为连接臂构建疏水脱氧胆酸(DOCA)和亲水性长链透明质酸(HA)的偶联聚合物 HA-SS-DOCA,其在水溶液中可自组装形成胶束,在正常体液条件下能稳定存在,在 GSH(20 mmol/L)还原条件下二硫键快速断裂使胶束破坏,实现紫杉醇(PTX)在肿瘤细胞内还原敏感响应性可控释药,减少在正常细胞的释药,降低其毒副作用。

四、对 pH 值响应的材料

在肿瘤细胞内,pH 值与肿瘤细胞外相比有所降低,溶酶体的 pH 值降低到 4.5~5.0,载药纳米载体被肿瘤细胞摄取后,入胞后内涵体的 pH 值则为 5.0~6.5。因此根据胞内外的 pH 值差异设计 pH 值响应型纳米载体,主要可实现胞内快速释药以及质子海绵作用促进内涵体/溶酶体的逃逸等。常见的 pH 值 敏感键主要有酰腙键(pH 值<5)、缩醛／缩酮键(pH 值<4~5)、腙键(pH 值<4)和原酸酯键等。常用的肿瘤细胞内 pH 值响应的材料主要有马来酸衍生物、羧化聚缩水甘油、丙烯酸衍生物等,如由 30 个氨基酸组成的 pH 值响应性 GALA 肽,其结构随 pH 值的变化而改变。其在中性条件下呈无序结构,在弱酸性(pH 值 6.0)条件下结构发生转变呈 α 螺旋结构与质膜结合,并在较高浓度下在质膜上形成小孔,有利于内涵体/溶酶体的逃逸。根据 pH 值响应性 GALA 肽可以构建肿瘤细胞内 pH 值响应型可控释药的纳米递药系统。如外泌体封装药物分子在胞内释放存在效率

低的难题,为此采用阳离子脂质和 pH 值响应性 GALA 肽 对外泌体进行修饰,并用来封装药物。GALA 肽和正电性修饰可增强肿瘤细胞的摄取效率,入胞后 GALA 在内涵体(pH值5.5)中可转变成螺旋状态发挥膜致孔效应,促进内涵体逃逸与外泌体的膜裂解及快速释药,有效克服了外泌体在胞内释药效率低的难题。

此外还有用于制备 pH 值敏感脂质体的 pH 值敏感脂质材料,主要是含有磷脂酰乙醇胺和含酸性基团(羧基)的脂质。研究最多的是二油酰磷脂酰乙醇胺(dioleoyl-phosphati-dylethanolamine,DOPE),在正常生理条件下稳定,在低 pH 值下可发生 $L\alpha-H_{II}$ 相转变,促使脂质体与内体膜发生融合,导致药物释放至细胞浆中。如将抗肿瘤药物吉西他滨包封到含 DOPE 的脂质体中,发现与非 pH 值敏感脂质体相比,pH 值敏感脂质体组的细胞死亡率显著提高,细胞凋亡率大约为 10%,而非 pH 值敏感组只有约 1%。

（郭新红）

第九章　口服纳米给药系统

　　口服给药简便安全,临床患者尤其是长期用药患者较易接受,而且口服药品及制剂的生产成本较低,因此,在新药和制剂的研发中,口服是首选的给药途径。对于一些药物来说,传统的口服给药剂型,如片剂、胶囊等,能在药物治疗的安全范围内维持药动学和药效学所需的平衡,为患者提供有效的临床治疗。然而,大部分治疗药物由于水溶性差、膜渗透性低、或易在胃肠道发生降解,导致其口服生物利用度极低,大大限制了其口服剂型在临床上应用。尤其是蛋白多肽类药物和疫苗药物等,极易在胃内酸性环境或蛋白酶作用下水解而失活。

　　近年来,基于纳米载体的递药系统的开发与应用,为解决以上口服递药的问题提供了可能。其中,纳米粒(nanoparticles,NPs)作为一种极具潜力的新兴给药技术,已应用于蛋白多肽类、抗原类及其它口服吸收差的药物。通过构建合适的口服 NPs,能解决许多口服递药难题,如防止蛋白多肽类药物被胃肠道的酸和酶破坏,减少药物对胃肠道的刺激性,也可通过靶向修饰达到定位释放的目的。但由于 NPs 口服进入胃肠谐后,影响吸收的因素很多,且这些因素又相互制约,使其提高药物口服吸收的效果并不尽如人意,严重阻碍了口服 NPs 的临床转化。此外,生物技术类药物如蛋白多肽类和疫苗类药物,由于其分子量大、膜渗透性低和体内稳定性差,也为应用口服 NPs 递药提出了难题。目前,关于口服 NPs 的载体材料、制备工艺和药效学等研究都已取得了较大进展,而阐明 NPs 在胃肠道吸收的关键环节和相关机制对于提高其生物利用度,早日应用于临床具有重大的指导意义。因此,本章介绍了 NPs 胃肠道吸收的生物学屏障、吸收机制、影响因素及解决办法,并着重阐述了生物技术类药物,如蛋白多肽类药物和疫苗类药物的口服递药的现状和瓶颈,并针对如何利用纳米载体或相关技术手段改善其口服生物利用度提供了一些见解。

第一节　口服 NPs 的胃肠道吸收

　　纳米粒是由天然或合成高分子材料制成的粒径在 10~1000 nm 的固态胶体粒子,可分散在介质中形成近似胶体的溶液。本节系统地阐明了口服 NPs 在胃肠道吸收的生物学屏障、口服吸收机制以及吸收的影响因素,在此基础上,讨论并综述了利用 NPs 跨越胃肠道生物学屏障从而提高药物口服生物利用度的策略。

一、胃肠道生物学屏障

　　NPs 口服进入胃肠道后,需要跨越的生物屏障(图 9-1)依次为酶代谢屏障、黏液扩散屏障和上皮细胞吸收屏障。NPs 需要维持在酶屏障中稳定,继而穿透肠黏液层,最终到达上皮细胞表面并被细胞有效摄取吸收入血,才能完成体内有效递药,从而提高药物口服生物利用度。目前,应用 NPs 改善药物在胃肠道中的稳定性和肠上皮细胞的通透性等已取得较大进展。然而由于这些 NPs 缺乏同时克服肠道黏液扩散和上皮细胞吸收两种屏障的能力,无法真正解决纳米载体进入胃肠道后有效递药的难题,提高药物口服吸收的效果仍然不尽如人意。这些都是由于克服这三大屏障,对 NPs 表面性质(粒径、电荷)等的需求截然不同导致的。因此了解胃肠道生物学三大屏障的组成、构造以及影响因素,对构建新型 NPs 达到有效穿越胃肠道屏障的目的,具有十分重要的理论意义。

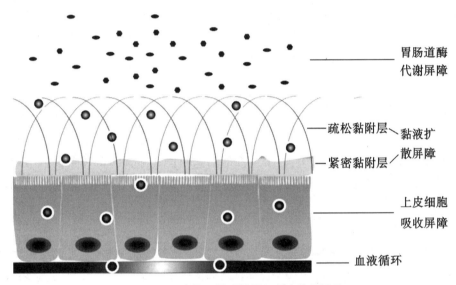

图9-1　纳米粒口服后的胃肠道生物学屏障

（一）胃肠道酶代谢屏障

口服药物进入胃肠道后,在胃肠道酶作用下,使吸收进入体内的原型药物减少,该过程即肠代谢,也是首过代谢的一部分。广义来说,胃肠道酶屏障不仅包括药物暴露在胃肠腔环境中发生的代谢,即胃肠腔内的酶代谢屏障,也包括药物被上皮细胞吸收后,在胃肠细胞胞浆内发生的酶代谢,即胃肠细胞胞浆内酶代谢屏障。这两种酶代谢屏障含有的酶种类、作用部位和对药物的降解作用各有区别,只有跨越这两层酶屏障的药物才能被递送至血液,发挥全身循环作用。

1. 胃肠腔内的酶代谢屏障

胃肠系统可以将食物与酶类混合、消化和吸收营养以维持生命系统。胃液含有以胃蛋白酶为主的酶类和0.4%左右的盐酸,并保持在 pH 值 1~3 的酸性环境。这是造成很多蛋白多肽类药物口服后快速分解失效的重要原因。肠腔内含有通过胰腺分泌到十二指肠中的胰蛋白酶,包含胰淀粉酶、胰脂肪酶和肽酶等。肠腔内还含有肠道菌丛产生的各种酶类,如结肠部位寄存着多种独特的细菌,可特异性产生纤维素酶、硝基还原酶和偶氮还原酶等,用来降解某些特定的聚合物。因此,胃肠内丰富的消化酶可催化多种药物或材料的水解,而且大部分酶类在刷状缘浓度很高,使药物或材料在到达上皮细胞前即被水解失效。值得一提的是,口服前药的设计原理之一就是制成增加药物溶解度的前药,前药在胃肠道酶的水解作用下,在到达上皮细胞前,释放原型药物,利用原药的脂溶性被细胞吸收入血液循环。然而,胃肠腔内的酶代谢屏障仍然是酯类(如阿司匹林)、酰胺类、氨甲酸酯类的药物以及蛋白多肽类药物生物利用度低的重要原因。

2. 胃肠细胞内的代谢酶

肠道黏膜上皮细胞也具有肝内存在的很多药物代谢酶,如 CYP450、葡萄糖醛酸转移酶、乙醇脱氢酶及酯酶等。其中,细胞色素 P4503A4 同工酶(CYP3A4),是人体胃肠道中占主导地位的代谢酶。CYP3A4,是小肠黏膜上皮细胞微粒体 CYP450 的主要形式,一般存在于肠绒毛成熟上皮细胞内,最高含量在刷状缘膜下,能代谢多种结构的化合物。其表达在整个小肠是连续的,但表达水平随部位而变化,从十二指肠到空肠、回肠依次降低,即在近端小肠具有最高代谢活性。

因此,如果 NPs 在胃肠转运过程中,要达到提高包载药物的稳定性,克服胃肠道酶屏障的目的,需要满足以下条件:①构建 NPs 用到的纳米载体材料不易在胃肠道内降解,如采用白蛋白或脂质类载体,则容易被胃肠蛋白酶或脂酶降解,在胃肠道内释放药物,很难有效递药;②NPs 具有缓释药物的作用,使在胃肠道内游离药物的释放量低,有效避免其降解。即,NPs 理想的递药状态是,在胃肠道内稳定的包载药物,并以完整的 NPs 形式跨越胃肠道细胞入血。

(二)胃肠道黏液屏障

为了降低各种机械刺激对黏膜的损伤,保护胃肠道黏膜的完整性,胃肠道表面,即覆盖于上皮细胞与胃肠液之间,有一层水界面层,约 $30 \sim 100 \ \mu m$ 厚,主要包括水、黏液和紧挨肠壁的糖外被。其中,黏液层是由杯状细胞分泌用于保护上皮细胞的一层具高黏弹性的水凝胶,大约由 95% 的水和 5% 的糖蛋白组成,还混合有少量的电解质、肽类和脂类等。其中,黏液中的糖蛋白(黏蛋白)直接影响着黏液的厚度。黏蛋白和多糖构成了黏液的紧密黏附层,与上皮细胞直接相连。而紧密黏附层之上又覆盖着疏松黏附层。黏液层具有高黏弹性和动态流动性,能快速清除病原体和外来颗粒从而保护暴露的胃肠上皮表面。但它强大的捕获和快速清除外源颗粒的能力,也成为 NPs 扩散到达上皮细胞吸收的重要关隘。黏液的厚度随肠段部位变化,该厚度决定了黏液对上皮表面的保护能力和 NPs 在该部位的扩散能力。人胃肠道黏液最厚的部位是胃($40 \sim 450 \ \mu m$)和结肠($110 \sim 160 \ \mu m$),以保障机体不受胃酸及结肠中细菌的侵害。黏液在胃肠道各处的 pH 值也不同。胃黏液的 pH 值为 1 ~ 2,到十二指肠 pH 值逐渐局部中和,在之后的肠段中 pH 值稳定升高,在结肠和直肠为 $7 \sim 8$。

近年来研究发现,纳米粒表面性质不同,黏液对其具有不同的捕获清除能力,并对其递药能力产生明显的影响。表面亲水性和接近电中性的 NPs 具有较低的黏液亲和性和较高的黏液穿透性,而疏水表面的粒子或正电荷的粒子容易陷入黏液层,快速被清除,无法进一步扩散到达细胞表面。

(三)胃肠道上皮细胞吸收屏障

与毛细血管内皮细胞间构造不同,肠道上皮细胞的细胞间隙具有紧密连接。其主要是通过肠细胞侧面和与其相邻的吸收细胞或夹层杯状细胞(黏液分泌细胞)形成连接复合体,主要存在于细胞侧膜上部。肠上皮细胞吸收屏障则是由肠柱状上皮细胞间紧密连接组成的一道生理性屏障。该屏障主要功能是将相邻细胞间紧密连接在一起,从而表现出与完整细胞膜相似的生物膜屏障,防止腔道内成分通过上皮细胞间隙扩散进入血液循环。正常紧密连接的水孔道孔径在10Å左右,要使NPs通过细胞间隙吸收入血,十分困难。即使打开紧密连接,其细胞间隙也仅有10~15 nm,因此,要使完整NPs通过细胞间隙大量吸收,从而提高药物的口服生物利用度,是不可行的。

要使NPs有效跨过上皮细胞屏障,一方面可以通过打开紧密连接,使游离药物通过细胞旁路转运;另一方面可以经内吞作用等途径实现药物的跨膜吸收。打开紧密连接可以使用吸收促进剂或者可逆打开紧密连接的载体材料。而经内吞作用的NPs则需要考虑其与肠上皮细胞顶侧细胞膜的作用力,即细胞膜亲和力。细胞膜亲和力决定了NPs跨上皮细胞吸收入血液循环的能力。因为细胞膜表面具有亲脂性和负电性,在一定范围内,表面疏水性或正电性越强的纳米载体,与肠上皮细胞膜的亲和力越强,促进药物跨上皮细胞吸收的效率越高。

二、胃肠道吸收机制

目前已报道的口服NPs胃肠道吸收机制主要包括:①细胞旁路通道转运;②肠道上皮细胞跨膜吸收;③经回肠内集合淋巴结(Peyer's patches,PP)的微皱褶细胞(Micro fold Cells,M细胞)吞噬。以上几种机制在某种程度上可同时存在,由于PP部位的黏液较为稀疏,有利于NPs突破黏液屏障,在目前研究中也被认为是口服NPs的主要吸收途径。

(一)细胞旁路通道转运

细胞旁路通道转运是指溶质或药物不通过上皮细胞,在细胞之间的转运。一般来说毛细血管内皮细胞之间的细胞连接存在间隙,从而允许小分子通过细胞间隙进行旁路转运。该转运方式不需能量,是一种依赖于药物浓度梯度的被动转运形式。但肠道上皮细胞的细胞间隙具有紧密连接,大部分外源性小分子药物都难以通过紧密连接进入系统转运。一些脂溶性药物只能通过被动扩散经上皮细胞转运通道入血。而水溶性药物,如果不能经过紧密连接的水孔道扩散,又和细胞膜亲和力较差,经上皮细胞的转运效率大大降低。然而值得注意的是,上皮细胞间的紧密连接结构是动态的,可以通过对肌动蛋白和肌球蛋白环的收缩、细胞外Ca^{2+}螯合作用及对磷脂酶C介导的紧密连接物的调节等使紧密连接松弛。因此,可以采用具有打开紧密连接作用的聚合物材料构建NPs,使NPs释放的游离药物经旁路通道实现口服吸收,如壳聚糖通过可逆上/下调紧密连接蛋白claudin-4基因的表达,从而可逆打开紧密连接,提高蛋白质等药物经细胞旁路转运的通透性。聚丙烯酸酯显著降低细胞外游离的Ca^{2+}浓度,从而促进NPs的吸收。值得注意的是,打开紧密连接在增加肠上皮通透性的同时,也可能会使细菌内毒素或其他毒性大分子易位进入血液循环,导致全身炎症反应的发生。而且释放出的游离药物也可能会被胃肠道酶屏障迅速降解,难以进入血液循环。因此,NPs经细胞旁路转运虽然可增加吸收,但转运效率很低。

（二）肠上皮细胞跨膜摄取

细胞对 NPs 的摄取作用包括膜间转运、吸附、融合和内吞等多种方式。目前，大部分研究发现内吞是 NPs 吸收的主要机制。内吞的过程首先是 NPs 在调理素介导下被识别后与细胞质膜结合，然后这部分质膜将 NPs 包在其中，内陷入细胞内成小泡囊，并从质膜上分离下来，小泡囊可进一步和细胞质的溶酶体融合，逐步酶解或水解释放药物。根据其所形成囊泡的大小或者吞噬内容物的不同，内吞可分为吞噬作用和胞饮作用。吞噬作用主要指直径大于 500 nm 的固态粒子；胞饮则是指当直径小于 500 nm 且为液态或溶质的粒子进入细胞的途径。根据参与蛋白的不同，胞饮作用可分为网格蛋白介导的内吞、小窝蛋白介导的内吞和巨胞饮等。

除了以上非特异性识别的细胞转运，NPs 还可以通过载体或受体介导的细胞转运吸收入血。载体介导的转运是指 NPs 和细胞膜表面的专一性转运器或载体的相互作用，从肠黏膜上皮细胞基底膜表面释放进入血液循环。如，胆酸转运体和氨基酸转运体介导的细胞转运等。受体介导的转运是指 NPs 被细胞膜表面的受体识别从而通过细胞膜内吞作用进行转运的过程。如，核黄素、叶酸和维生素 B12 受体介导的转运等。

由于肠上皮细胞顶侧膜的肠道药物外排泵 P-糖蛋白（P-gp）能将已吸收的药物泵回肠腔，如果游离药物是 P-gp 的底物，则吸收进入细胞后，极易被其识别并外排出去，使药物的口服吸收大大降低。而如果将药物包载入 NPs 进而转运入细胞，则可以避免 P-gp 的识别和外排，从而提高药物的口服吸收。此外，肠上皮细胞上有很多蛋白水解酶，而 NPs 也可能通过聚合物的保护作用而使药物免受酶解作用。

（三）肠道 PP 的 M 细胞吞噬

PP 是小肠中与免疫相关的特定组织区域，约占整个肠道黏膜面积的 25% 左右。研究表明，PP 具有明显的淋巴上皮、淋巴组织和多量的淋巴滤泡，其中覆盖滤泡的上皮细胞被称为 M 细胞，这种滤泡称为滤泡相关上皮（Follicle-associated epithelial，FAE）。M 细胞作为一种活化的吞噬细胞，主要功能是摄取并转运抗原至位于其下方的组织。与普通黏膜上皮细胞不同，M 细胞具有以下特性：①表面没有细密的刷状纤毛，而是稀疏的绒毛状结构；②顶端呈褶皱状并具有丰富的囊泡；③表面无黏液覆盖，可直接与肠道内容物接触，而且细胞表面的水解酶活性较低。M 细胞的特点及其特有的穿上皮囊泡转运功能，使其成为 NPs 重要的进入通道。NPs 被吞噬后，可以通过囊性转运方式转运到 M 细胞基底面凹腔释放出来，此时 NPs 以游离状态，或以被巨噬细胞吞噬的状态，随淋巴循环进入血液循环，最后分布到各组织器官发挥疗效。在这一过程中，NPs 是以完整结构形式被吸收入血的，有效避免了胃肠道消化酶对蛋白质的降解和肝脏对药物的首过效应，因此，PP 的 M 细胞吞噬构成了 NPs 非受体转运的主要途径。这对在胃肠道中易降解的药物、首过代谢强的药物的吸收以及抗癌药的定向淋巴转运有着重要的临床意义。

三、NPs 胃肠道吸收的影响因素

口服 NPs 在胃肠道内的吸收不仅与胃肠道自身生理环境条件（如 pH 值、食物的存在、排空时间、消化道内酶的活性及 P-糖蛋白（P-gp）和代谢酶的表达等）有关，还受到

NPs 本身的理化性质(如表面电位和粒径大小)的影响。此外,NPs 的递药效率还与包载药物的大小、油水分配系统、渗透性等也有很大关系。对以上因素进行透彻的理解,对构建高效提高药物口服吸收的 NPs 具有重要的指导意义。

(一)胃肠道生理因素

1. 胃酸及胃肠道酶的影响

当 NPs 进入胃内强酸性环境(pH 值在 1~3 之间),其表面性质可能发生改变,使 NPs 沉淀、破碎或强烈吸附于胃黏膜表面,从而大大降低递药效率。如,用壳聚糖等阳离子材料制成的 NPs,口服后在胃酸的作用下,NPs 表面带强正电荷,极易使表面材料互相排斥从而破碎;另一方面,壳聚糖 NPs 极易黏附在胃黏膜表面,大大降低了其到肠段的转运效率。因此采用此类材料进行口服应用时,一般需要肠溶包衣,以避免胃酸对口服递药效率的影响。

此外,胃肠道中存在着胃蛋白酶、胰蛋白酶和弹性蛋白酶等多种酶。这些酶对药物,特别是蛋白质类药物等,具有快速降解作用,导致其丧失生物活性,即使将这些药物制成 NPs,也很难避免酶的降解作用。有研究者报道了人工胃液对氨苄西林聚氰基丙烯酸乙酯 NPs 药物释放的影响,发现在人工胃液中仅有 30% 药物牢固结合在 NPs 上,有 70% 的氨苄西林迅速释放并被酸性胃液降解。此外,胃内酶也会对聚合物材料降解,降低 NPs 稳定性。如聚乳酸 NPs 口服后,在胃内酶作用下会被先降解或破碎,再被肠道吸收。

2. 胃肠道吸收部位的影响

药物在胃肠道各个部位的吸收速率也不一样。有研究者研究了载胰岛素的 NPs 在大鼠体内的口服吸收机制,发现回肠是最佳吸收部位,这可能与 PP 主要分布于肠段的回肠部位有关。另外,有研究者采用胆酸修饰 NPs 以提高药物的口服生物利用度,发现其在回肠部位吸收率高达 65%,而其他肠段吸收显著低于回肠部位。这可能与回肠细胞相对高表达的胆酸转运体有关。

3. 胃肠道蠕动作用

胃肠道蠕动能力主要通过影响 NPs 的吸收和转运时间,从而影响其胃肠道吸收率。在口服给药设计中,除了需要考虑药物自身结构特性,还需要考虑其在胃肠道内的有效转运时间,从而评估药物及纳米粒在胃肠道内的稳定性和转运效率。由于 NPs 的主要吸收部位在小肠,当胃排空加快,会减少其与胃内酸和酶的接触时间,缩短到达小肠部位所需的时间,有利于其吸收。胃排空时间主要与胃内容物的体积、食物类型、药物和体位有关。

(二)NPs 的性质

1. NPs 的结构

根据制备工艺和材料的不同,NPs 可分为骨架实体型的纳米球和膜壳药库型的纳米囊。一般认为纳米囊比纳米球的口服生物利用度高,主要因为纳米囊中的药物被完全包裹,从而可以保护药物在胃肠道吸收前,避免被胃酸或酶降解。而纳米球中大部分药物吸附在其表面,当进入胃肠道后,药物极易释放降解。如,以具有完整聚合物结构的聚氰基丙烯酸烷酯 NPs(粒径小于 300 nm)口服给予糖尿病大鼠,大鼠血糖并未降低,主要是由于大部分胰岛素吸附在载体表面,在胃肠道中迅速释放而被破坏。

2. 粒径和形状

粒径也是影响 NPs 胃肠道吸收的重要因素,只有粒径适宜的 NPs 才能明显促进药物吸收。NPs 的胃肠道吸收途径存在粒径依赖性,只有小于 500 nm 的 NPs 才能通过细胞转运途径吸收到达血液循环,粒径更大的 NPs 则更多通过 PP 的 M 细胞吞噬。此外,NPs 的胃肠道吸收效率也与其粒径密切相关。给大鼠分别口服粒径为 50 nm、100 nm 和 200 nm 的聚苯乙烯 NPs,发现 50 nm 粒子的细胞摄取量显著高于其他粒径范围的粒子。但值得注意的是,胃肠道对 NPs 的吸收存在一个最佳粒径范围,并不是粒径越小吸收越有效。由于粒径太小势必会以牺牲载药量为代价,只有制备出粒径适宜的 NPs 才能满足临床需要。此外,粒径对 NPs 吸收后的组织分布也有显著影响。如,用粒径范围在 50 nm 到 3 μm 的荧光标记聚苯乙烯 NPs 灌胃后,约有 7% 的 50 nm 和 4% 的 100 nm 粒子分布在肝、脾和血液等组织,肾脏里未检出大于 50 nm 的粒子,心脏和肺里未检出粒子。

当粒径相同时,NPs 的形状对其口服吸收也具有显著影响。有研究者考察了粒径均为 100 nm 左右的球形、杆状和圆盘状 NPs 的肠段吸收,结果表明棒状 NPs 的肠段吸收最多,约为球形和圆盘状 NPs 的两倍,推测可能是由于棒状 NPs 具有较大吸收面积所致。尽管如此,与一般的球形 NPs 相比,棒状 NPs 的制备较为复杂,成本和时间耗费较大,也是 NPs 应用时需要考虑的因素。

3. NPs 表面性质

NPs 可通过不同的聚合物材料以不同工艺制备而得,其表面性能会呈现很大差异,而 NPs 的表面性质对其胃肠道吸收具有较大影响,其中表面疏水性和表面电荷性是两个主要的影响因素。在一定范围内,表面疏水性或正电性越强的纳米载体,与肠上皮细胞膜的亲和力越强,促进药物跨上皮细胞吸收的效率越高。因为疏水性强易被生物黏膜黏附并且对上皮细胞和 M 细胞的细胞膜有更强的亲和力。如羧基化的 NPs 因带负电荷,对肠上皮细胞尤其是 M 细胞的亲和力非常低,一般不易被肠系淋巴组织摄取,造成胃肠道吸收性较差。又如,PP 对荧光标记聚苯乙烯 NPs 疏水性较强具有较强的摄取效率。

然而,亲水性表面修饰的 NPs 具有较低的黏液亲和力和较高的黏液扩散力。如由 PEG 化磷脂制备的纳米脂质载体(PEG-NLCs)对黏液的扩散力发现,PEG-NLCs 穿透力显著强于无 PEG 修饰的纳米载体。但值得注意的是,当 PEG-NLCs 穿透黏液到达上皮细胞后,亲水性 PEG 的修饰减弱了其与细胞膜的亲和力,进入上皮细胞吸收的能力大大降低。此外,对于某些黏性可溶的膳食纤维类材料,如果胶瓜尔豆胶和羧甲基纤维素钠等,则可能会增加黏液层的厚度,因此在以该类材料设计纳米粒的时候也需要考虑其对黏液屏障的影响。

对于纳米载体来说,克服黏液扩散和克服上皮细胞吸收屏障对其表面性质(亲疏水性和带电性)的需求存在矛盾。鉴于此,有研究者以亲水性 N-(2-羟丙基)甲基丙烯酰胺共聚物(pH PMA)包裹胰岛素-穿膜肽复合物,发现穿越黏液过程中亲水性 pH PMA 可逐渐脱落,从而暴露穿膜肽携带药物进入细胞,一定程度上克服了黏液和上皮细胞两种屏障。然而,由于亲水性 pH PMA 在黏液环境中脱落的机制尚不明确,穿透黏液后到达上皮细胞表面及时脱落 pH PMA 的能力还有待进一步研究。由此可见,如何精准调控纳米载体智能呈现穿越黏液和跨细胞屏障所需的表面性质,逐级穿越两种屏障达到高效的药物吸收,是应用纳米载体提高药物口服生物利用度必须解决的问题。

四、促进 NPs 口服吸收的策略

虽然 NPs 口服后具有诸多优势,但其较低的吸收率是开发口服纳米递药系统的最大障碍。针对此问题,目前提出的策略主要是从提高 NPs 对肠道上皮细胞的亲和力和提高 NPs 克服黏液屏障的能力两个方面考虑。

(一)提高 NPs 对肠道上皮细胞的亲和力

目前,提高 NPs 对肠道上皮细胞的亲和力主要有细胞黏附型 NPs 和靶向修饰 NPs 两种递药策略。细胞黏附型 NPs,主要采用具有一定的疏水性和上皮细胞亲和性的载体材料,增加 NPs 口服后对肠上皮细胞的黏附,延长其吸收时间,从而提高药物的吸收总量。影响细胞黏附型 NPs 口服吸收的主要因素及其作用见表 9-1。有研究表明,与聚 N-乙烯基乙酰胺链修饰的聚苯乙烯 NPs 相比,表面包覆聚 N-异丙基丙烯酰胺、聚乙烯胺和聚甲基丙烯酸的鲑鱼降钙素聚苯乙烯 NPs 通过胃肠道的速率缓慢,能有效地提高降钙素在大鼠体内的吸收。这可能是因为表面疏水性强的 NPs 与上皮细胞亲和力强,易细胞黏附,而具有强亲水链表面的 NPs 不易细胞黏附。海藻酸钠和壳聚糖也是良好的生物黏附剂。研究表明,以壳聚糖、聚丙烯酸及海藻酸钠包衣的载有依降钙素的 NPs,口服给予 Wistar 大鼠后,与未包衣的 NPs 及依降钙素溶液相比,壳聚糖包衣的依降钙素 NPs 能显著降低血钙水平,且持续时间达 48 h。

然而,普通脂质载体或聚合物载体材料构建的 NPs 对相应的底物无特异性,在胃肠道给药中容易引起药物的过早失活,限制了药物在特定吸收部位的停留时间。因此,近年来,大量研究集中在构建具有特定靶向作用的配基修饰的 NPs 用于口服给药,从而提高药物口服吸收。采用具有肠上皮细胞靶向作用的配基对 NPs 进行结构修饰,不仅能提高肠上皮细胞的靶向性,也能从一定程度上提高 NPs 的黏膜黏附性,延长其在胃肠道特定吸收部位的转运时间,从而提高药物的胃肠道吸收。

表 9-1　影响细胞黏附型 NPs 口服吸收的主要因素

影响因素	作用
亲/疏水性	疏水性强,细胞黏附力强,吸收好,但可能因黏液黏附干扰吸收
表面电荷	带正电粒子可增强细胞黏附,带负电粒子细胞黏附力减弱
粒径	1 μm 以下的粒子随粒径减小,吸收增加

常用于修饰 NPs 表面结构的物质有凝集素、糖类和维生素 B_{12} 等。凝集素是一种结合特异糖类的蛋白质或糖蛋白,作为一种受体介导的生物黏附剂,能特异性识别并结合具有受体特征的上皮细胞结构,还可靶向于 PP 和结肠病变组织。胃及十二指肠前段的黏膜黏液中寡糖侧链的糖基,可与外源凝集素如番茄凝集素等发生特异结合。通过载体携

带外源凝集素,可与胃肠道特定部位的黏蛋白集合,实现靶向黏附的胃肠道黏膜给药。Jones 等以 Caco-2 细胞为细胞模型,研究了凝集素介导的 NPs 的胃肠道吸收和跨细胞转运作用的影响因素。发现凝集素介导的 NPs 的黏附性受其表面凝集素的密度的影响较大,而凝集素种类和粒子大小对其无显著影响。此外,凝集素对上皮细胞的黏附性在中性 pH 值条件下较强,在偏酸性环境中减弱。进一步研究发现,将番茄凝集素共价结合在聚苯乙烯 NPs 上,发现 NPs 在大鼠肠段的吸收率是无凝集素修饰的 NPs 的 40 多倍。说明凝集素有显著促进 NPs 胃肠道吸收的作用。此外,偶联凝集素的 NPs 还具有肠段吸收特异性,小肠绒毛的吸收量比肠系淋巴组织高 15 倍。有研究者基于维生素 B_{12} 与黏膜上的造血内因子能特异性结合,将维生素 B_{12} 偶联在 NPs 上,利用其在小肠的定位吸收来提高胃肠道对 NPs 的摄取。并采用人结肠癌细胞(Caco-2 细胞)模型考察该 NPs 的胃肠道吸收情况,发现维生素 B_{12} 具有显著促进 NPs 吸收的作用,并且维生素的浓度越高,促吸收作用越显著。研究者们还利用肠道特殊菌群的性质巧妙构建靶向 NPs 来提高口服吸收,如将从肠炎沙门菌中提取的鞭毛蛋白偶联到 NPs 上,发现鞭毛蛋白具有促进 NPs 吸收的作用。有 50% 的 NPs 在回肠的转运时间超过 3 h,给药 30 min 后,NPs 富集于 PP,对 M 细胞具有很强的靶向性。此外,由于抗体具有高度的特异性,在 NPs 表面接上某种抗体,具有对靶细胞分子水平上的识别功能,也可提高 NPs 的靶向性。然而该方法是在表面连接或吸附抗体,抗体暴露在胃肠道环境中的稳定性需进一步考察。

(二)提高 NPs 的克服黏液屏障能力

如前所述,PP 处的黏液层厚度较胃肠道其他部位低,而且富含 M 细胞,构成了口服 NPs 的重要吸收途径。然而,其他部位的黏液屏障极大限制了大部分 NPs 在 PP 结的靶向积聚,而且 PP 结只占肠道吸收总表面积的 1%,促进药物吸收总量有限。因此,克服肠道的黏液屏障,实现 NPs 在整个肠段的有效吸收,是促进其口服转运的有效途径。针对此问题,研究者们提出了两种完全不同的思路及给药策略。

1. 黏液黏附型 NPs

黏液黏附型 NPs 在 19 世纪 80 年代就被提出,基于不同黏附型材料的微粒给药系统也被构建和报道。黏液黏附型 NPs 旨在通过提高粒子和黏液层间的作用力,而增加微粒通过不同腔道时的滞留时间,降低被清除的速率。有大量数据表明,增加粒子的滞留时间,可以显著提高局部的药物浓度和黏膜吸收效率。黏液黏附 NPs 一般借助黏液与微粒间的多种分子间作用力,包括静电作用、疏水作用和范德华力等,从而提高药物吸收。黏附性材料的特点和纳米粒表面性质是影响黏液黏附作用的两大参数。促进口服吸收的优势有以下几个方面。①延长药物在黏液表面的滞留时间。NPs 的黏附能力与材料性质有关。通常带正电荷的壳聚糖的黏附特性强于聚乙烯醇和海藻酸钠。由于壳聚糖 NPs 的黏液黏附特性,采用壳聚糖包衣的 NPs 对降钙素的降血钙效应可提高数倍,并能显著降低血钙水平,持续时间达 48 h,但其黏膜黏附效应无显著的部位特异性。②避免胃肠道酸性环境和酶对药物的降解作用。如聚乙二醇修饰的聚乳酸 NPs 不仅可以减少大分子药物在胃肠道环境下的酶解和聚集,同时显著增加药物在小肠上皮的跨膜吸收。③NPs 独特的黏附特性有利于药物在体内的摄取。研究表明,NPs 可以直接被 PP 的 M 细胞摄取,在小肠绒毛部位实现跨膜转运。当小肠上皮细胞与具有 M 细胞类似功能的细胞共培养后,200 nm 的聚苯乙烯 NPs 的转运可增长数千倍。

黏液黏附型 NPs 主要有聚合物黏液黏附型、pH 值敏感黏液黏附型和脂类黏液黏附型 NPs。

聚合物黏液黏附型 NPs,一般由常用的聚合物,如聚乳酸(PLA)、聚癸二酸(PSA)、聚乳酸-乙醇酸共聚物(PLGA)和聚丙烯酸(PAA)等构建而成。聚合物黏液黏附型 NPs 可通过氢键、疏水相互作用或其他机制达到黏液黏附。如胰岛素会在胃肠道环境中迅速降解,服用胰岛素溶液后,体内血糖水平无明显降低。若将胰岛素包封在黏液黏附 NPs 中,与胰岛素溶液相比,胰岛素的降解大大降低并且提高了胰岛素的吸收,可使大鼠空腹血糖显著下降。NPs 的疏水性是影响其黏液黏附的主要因素,一些疏水性聚合物如聚苯乙烯、聚甲基丙烯酸甲酯和聚羟基丁酸酯比低疏水性乳酸和甘醇酸聚合物 NPs 的黏液黏附强度约为亲水性纤维素聚合物的 100 倍。除了疏水性,NPs 的表面电荷也影响口服给药的吸收效率。如带正电荷的 NPs 表面和带负电荷的粘蛋白糖基静电作用,会导致强烈的黏液黏附,促使 NPs 接近上皮细胞,增加粒子的肠内 PP 摄取。但值得注意的是,疏水或表面电荷的相互作用在发挥黏液黏附作用的同时也是黏液渗透的一大障碍。

pH 值敏感黏液黏附型 NPs 基于整个胃肠道的 pH 值变化的复杂性,提出采用 pH 值依赖型膨胀的聚合物以实现 pH 值敏感型黏液黏附,达到延长 NPs 在特定部位的转运时间。如聚甲基丙烯酸在胃液环境中保持折叠状态,在进入肠道后随 pH 值的升高而膨胀;聚甲基丙烯酸可根据特定的 pH 值范围实现生物降解等。除了聚丙烯酸类,Lin 等构建了一种由壳聚糖、聚 γ-谷氨酸、三聚磷酸钠和镁多种离子组成的新型 NPs,包载胰岛素后,可以转运胰岛素穿过 Caco-2 细胞单层膜,实现在小肠中的胰岛素给药。还有研究者构建了 pH 值敏感型的壳聚糖/聚 γ-谷氨酸 NPs 用来包载速效胰岛素类似物,实现在低 pH 值条件下缓释而在高 pH 值条件下速释药物的目的。

脂类黏液黏附型 NPs 因脂类与胃肠道黏液中的黏蛋白等成分具有较好的亲和力,从而使得脂质类剂型口服后进入胃肠道具有物理性的黏液黏附作用。目前已有脂质为基础用于口服给药的纳米给药系统,包括脂质体、混合胶束、和固体脂质 NPs 等。脂类黏液黏附型 NPs 提高药物口服生物利用度的优势在于:①提高药物溶解度,而且具有高度分散性;②脂类 NPs 接触肠黏液表面后,可产生具有固化作用的生物黏附力,延长滞留时间。其中,固体脂质 NPs(SLNs)是以生物可降解的固态天然或合成的类脂为载体,具有毒性低和生物相容性好的优势。而且 SLNs 凭借其粒径小(10~1 000 nm)的特性,不仅具有胃肠道的黏液黏附作用,还能进入绒毛间隙增加其在胃肠道的停留时间,提高生物利用度。如口服包载有环孢霉素的 SLNs,由于黏液黏附作用可以延长药物停留时间,显著提高了药物的生物利用度。

2. 黏液穿透 NPs

近年来的研究表明,黏液层是影响 NPs 在黏膜吸收效率的重要屏障。有部分研究者认为,基于黏液层具有强大而迅速地自下而上的更新能力,如果增加 NPs 在黏液的黏附性反而可能会因为降低了纳米粒与上皮细胞的接触而降低 NPs 的上皮细胞吸收效率。因此,提出了另一种与黏液黏附型 NPs 相反的策略,即通过降低 NPs 与黏蛋白之间的相互作用来提高 NPs 在黏液层中的渗透性,从而克服黏液屏障。

最早研究者提出提高 NPs 黏液穿透能力的方法,是应用"渗透增强剂"来提高胃肠道中的药物传递,即应用黏液溶解剂,如乙酰半胱氨酸等,来溶解肠道上皮细胞表面的黏液,从而提高 NPs 的黏液穿透能力。但此策略对健康黏膜的影响尚不清楚。现在已经应用较少。

黏液穿透 NPs 的设计灵感来源于病毒侵袭肠黏膜的行为。黏膜是很多病毒的主要感染途径。一些病毒具有黏液惰性的表面性质以避免其困在黏液层。病毒的穿黏液特性主要与其 3 个特点相关:①体积足够小,能够穿越黏蛋白的网格结构;②具有不含疏水结构域的黏液惰性表面;③表面呈现强亲水特性并整体呈电中性。基于这些原理,有研究者通过在纳米粒表面共价修饰高密度的低分子量 PEG,使其表面具有一层亲水性的、近电中性的 PEG 外壳,提高了 NPs 在黏液中的穿透性。这种黏液穿透 NPs 透过未稀释的人黏液的速度是传统疏水纳米粒的 1 000 倍,且其在黏液中的穿透速度仅略低于其在水中的扩散速度。与黏液黏附型 NPs 相比,黏液穿透 NPs 可以穿透进入更新速度较慢的深层黏液,具有更多与上皮细胞相互作用的可能性。

基于亲水性 PEG 修饰 NPs 的研究结果,研究者们开始尝试用其他亲水性材料修饰 NPs,以提高其黏液穿透效率。如泊洛沙姆修饰的脂质体 NPs 穿透肠黏液的速率是未修饰 NPs 的 7 倍左右。研究还发现,NPs 的粒径、电荷和溶液体积均是影响其黏液穿透效率的因素。如带有相同表面电荷的聚苯乙烯 NPs 在猪肠黏液及人工配制的肠黏蛋白中的扩散速率相似,但在这两种黏液中,带正电荷 NPs 均比带负电荷 NPs 扩散慢。此外,外界因素如增大灌肠液的体积,可一定程度上降低黏液黏性,使 NPs 通过水通道迅速转运到上皮细胞,并且相对于高浓度溶液,在压力的驱动下,低浓度 NPs 溶液更易穿透黏液屏障。

目前,对胃肠道黏液穿透 NPs 的研究大多采用宫颈黏液、猪肠黏液或人工黏液。由于人工黏液没有加入脂质、蛋白质和细胞等成分,以其为体外模型的数据可能与动物模型的数据有较大差异。为重现体内环境,必须采用最低稀释度的新鲜黏液,如较为常用的猪肠黏液和人子宫颈阴道黏液。在以后的黏液穿透机制研究中,黏液的选择及和人体内的相关性都是需要深入关注的方面。

五、前景与展望

口服 NPs 载药系统及其胃肠道吸收的研究正日益深入,虽然在促进药物胃肠道吸收方面已经取得了一些进展,但同时也存在几个需要加强研究的方面:首先,NPs 口服吸收后的机制还有待于深入研究,比如不同表面性质的 NPs 口服吸收后在不同脏器的分布特征等仍缺乏可以参考的数据,而且现有的研究 NPs 口服吸收机制的研究多停留在动物(多为大鼠)和体外细胞模型水平上,因为人和大鼠胃肠道基本生理构造虽然类似,但还是有很大区别,比如,大鼠胃肠道胆汁分泌较少,没有胆囊,大鼠肠段菌群和人体也有很大不同。因此,口服 NPs 取得的成就能否顺利应用于人体还有待于进一步研究。其次,NPs 对药物的口服吸收的促进作用,基本建立在其对药物的包载保护的基础上,因此,如何维持 NPs 在胃肠道内的稳定性,是提高其促进药物吸收的关键。最后,如何通过口服途径吸收进入血液循环从而实现有效的胃肠道外器官靶向给药,也是值得深思的问题。虽然相比于注射给药,口服更易被患者接受,然而对于很多经注射给药具有极大疾病靶向潜力的 NPs 来说,口服后可能无法保持完整的 NPs 形式进入血液从而无法到达作用靶点。即使 NPs 能透过胃肠道的多重屏障,进入循环系统的药物浓度也极其有限。此外,以蛋白、抗体等为配体修饰的药物、口服后,靶头在胃肠道内极易被降解,从而失去靶向效力。

尽管口服纳米载药系统的研究还需要进一步深入,但其在保护多肽蛋白类及抗原类药物在胃肠道中不被破坏,减轻药物的不良反应和胃肠道靶向给药等方面具有独特的优势,相信它作为一种新型药物载体有着广阔的应用前景,并且随着以后对口服纳米给药系统的研究的深入,这些问题将最终得以解决,相信其作为稳定的药物载体用于临床已为期不远。

第二节　蛋白多肽类药物的口服吸收

近些年来,随着重组 DNA 和现代合成技术方面取得的巨大进展,蛋白多肽类药物的低成本大量生产成为现实,使其在多种疾病的治疗中得到越来越多的应用。目前在临床应用中,90% 以上的蛋白多肽类药物以注射途径为主,鲜有以非注射给药存在的蛋白质多肽类药物。长期频繁注射给药所造成的肌体损伤和经济压力往往令患者难以承受。因此,开发蛋白多肽类药物的非注射途径给药势在必行。口服给药是一种最为简便且患者依从性比较高的给药方式,蛋白多肽类药物口服给药也是当前生物技术药物最热门的研究开发方向之一。因此,了解蛋白多肽类药物的发展现状、结构功能和口服吸收机制等,并在此基础上阐明提高蛋白多肽类药物口服吸收的手段,对研究多肽蛋白类药物的口服吸收,并早日应用于临床具有重大的指导意义。

一、蛋白多肽类药的发展现状

目前为止,在已上市和正在开发的生物技术药物中,蛋白多肽类药物占了绝大多数。主要包括重组细胞因子药物例如干扰素、白细胞介素、集落刺激因子、肿瘤坏死因子和生长因子等;重组激素类药物;重组血液制品和治疗酶;治疗性抗体等。根据文献中对美国、日本和欧洲等上市的多肽蛋白类药物进行的总结整理,截止到 2014 年年底,全球上市的化学合成多肽为 68 个,非化学合成(DNA 重组技术等)多肽 19 个,蛋白类药物 95 个,单克隆抗体 44 个。部分常见的蛋白多肽类药物已上市信息见表 9-2。与天然或合成的小分子药物相比,蛋白多肽类药物大多数为内源性物质,与体内正常生理物质十分接近,具有剂量小、药理活性强和毒副作用低的治疗优势,其在肿瘤、自身免疫缺陷病及心血管疾病中发挥着不可替代的作用。据报道,有 27% 的国外制药公司已经开展了蛋白多肽口服给药研究。然而其极低的口服生物利用度大大限制了其口服给药的应用。造成生物利用度低的主要原因是蛋白质的物理化学性质(如相对分子质量大和理化性质不稳定等)和生物局限性,如膜渗透性差和体循环前酶代谢等。

表 9-2　已上市的一些常见蛋白多肽类药物

产品名称	主要临床适应证	FDA 批准时间	CFDA 批准文号	剂型	公司
注射用促皮质素	活动性风湿病等胶原性疾患	1970.4.22	H310022101	注射剂（冻干）	上海第一生化药业有限公司
注射用恩夫韦肽	抗 HIV 治疗	2004.4.13	H20143159	注射剂	成都圣诺生物制药有限公司
鲑降钙素注射液	骨质疏松症	1986.7.3	H20000178	注射剂	上海第一生化药业公司
鲑降钙素鼻用粉雾剂	骨质疏松症	－	H20090354	鼻用粉雾剂	上海秀龙中药有限公司
依替巴肽	预防血管成型介入治疗不稳定性心绞痛前后的缺血并发症	1985.5.18	H20120093	注射液	江苏豪森药业股份有限公司
奥曲肽	治疗门脉高压引起的食管静脉曲张出血等	1988.11.25	H20150364	注射液	进口
醋酸去氨加压素	轻中度血友病甲、尿崩症等	2008.5.8	H20103403	口服片剂（也有注射剂）	海南中和药业
还原型谷胱甘肽	放、化疗保护	－	H20100093	口服片剂（也有注射剂）	重庆药友制药有限责任公司

在 2016 年 FDA 最新批准上市 22 种生物技术类药物。其中，蛋白多肽类药物有 8 种，均是通过非口服途径给药；核酸类药物有 3 种，化药有 9 种，放射型诊断制剂 2 种。表 9-3 列出了 22 种药物中的 8 种蛋白多肽类药物的名称和适应证。

蛋白多肽类药物成功口服应用的前提，是其在胃肠道环境中保持稳定性。因此，口服应用时，一般需要采用一定的手段将蛋白多肽类药物保护起来，比如联用非特异性蛋白酶抑制剂或进行化学修饰来增强对酶降解的抵抗力。近年来，研究者们也正在尝试改进处方来保护蛋白质药物避免被胃肠道中的酶降解，如脂质体或微球，或者对结肠或直肠进行定位给药从而避开不利的胃肠道环境。另外，使用吸收促进剂、载体或者前药等技术手段也正在探索中。

表9-3　2016年FDA批准的蛋白多肽类药物

产品名称	性质	主要临床适应证	给药方式	公司
Obiltoxaximab(Anthim)	针对炭疽杆菌的保护性抗原的单抗	炭疽杆菌	静脉注射	Elusys Therapeutics
Ixekizumab(Taltz)	IL-17A 的拮抗剂	中重度斑块型银屑病	皮下注射	Eli Lilly
Reslizumab(Cinqair)	IL-5 拮抗剂	重度哮喘	静脉输注	Teva
Atezolizumab(Tecentriq)	PDL1 抑制剂	晚期膀胱癌	静脉输注	Genentech
Daclizumab(Zinbryta)	IL-2 靶向单抗	复发性多发性硬化症	静脉注射	Biogen
Lifitegrast(Xiidra)	GLP1 受体拮抗剂	II 型糖尿病	皮下注射	Shire Pharmaceuticals
Olaratumab(Lartruvo)	PDGFR 封闭单抗	软组织肉瘤	静脉输注	Eli Lilly
Bezlotoxumab(Zinplava)	梭菌单抗	抗艰难梭菌感染	静脉注射	Merck & Co.

二、蛋白多肽类药物的结构和生物学特点

为了设计合理的处方使蛋白多肽类药物可以成功口服,全面了解其结构和功能是十分重要的。氨基酸是组成多肽和蛋白质类药物的基本单元。大多数氨基酸含一个氨基和一个羧基。根据侧链结构的不同,氨基酸可以分为脂肪族、芳香族和杂环氨基酸;根据侧链结构亲水性不同,氨基酸可以分为极性和非极性氨基酸;而又根据电荷不同,氨基酸可分为正电性和负电性氨基酸。

多肽类一般是含有10个以上氨基酸组成的肽,相邻氨基酸以肽键相连。蛋白质一般是指含有约50(相对分子质量8 000)到8 000(相对分子质量1 000 000)个以上氨基酸残基组成的多肽。每个蛋白质分子都是由氨基酸通过肽键有序连接形成的聚合物。和传统的小分子化学药物不同,肽类尤其是蛋白质药物的结构较复杂,有一级、二级、三级和四级结构。其结构中的化学键包括共价键和非共价键,前者包括肽键和二硫键,后者包括疏水键、氢键、范德华力和配位键等。一级结构是指多肽链中氨基酸的组成与线性排列顺序,主要由共价键构成;蛋白质的二、三、四级结构统称为高级结构,主要是由二硫键和非共价键来维持。

蛋白质的生物活性是由组成多肽链的氨基酸的特殊排列顺序(一级结构)及蛋白质特殊的三维结构(构象)决定的。因此,为了保证其生物活性,维持蛋白质的稳定性十分重要。蛋白质的化学降解除了与其本身的结构和性质有关,与外界环境中温度、pH 值、离子强度和氧化剂的存在等密切相关。蛋白质分子中共价键的破坏一般包括水解、氧化、消旋化及二硫键的断裂与交换等。蛋白质在酸、碱、酶的催化下可发生肽键的水解与脱酰胺基作用,产生多肽片段、氨基酸或氨基酸残基等;在氧化剂存在下,蛋白质分子中的某些氨

基酸侧链很容易被氧化,使蛋白质失活或聚集等;加热可引起二硫键的断裂或者交换,严重影响蛋白质的生物活性。蛋白质分子中非共价键的破坏可引起蛋白质的变性,即在一些物理或化学条件下,蛋白质的一级结构未破坏但高级结构受到破坏,引起蛋白质生物活性的损失和物化性能的改变。原因是外界条件引起蛋白质分子伸展成线状,分子内的疏水区暴露,不同分子间相互疏水作用,形成低聚物或者高聚物(肉眼可见的沉淀)。影响蛋白质变性的因素包括温度、pH值、化学试剂、机械力和光照等。值得注意的是,蛋白多肽类药物对界面也非常敏感,如果制备过程中暴露于气/液或液/液界面或者有较多气泡产生,都可能引起其变性。

作为与传统小分子化学药品迥然不同的大分子药物,蛋白多肽类药物的发现给多种重大疾病的治愈带来新的希望。然而,蛋白多肽类药物源源不断的上市,也给药物制剂的研究带来了巨大的机遇与挑战。蛋白多肽类药物具有其独特的优势,大多数为内源性物质,在体内有明确的代谢路径,临床使用剂量通常较小且药理活性强。如临床上常用的干扰素、白细胞介素、胰岛素和生长激素等。但由于其结构的关系,此类药物一般稳定性差,在酸、碱环境中容易破坏,在体内酶的作用下极易失活;分子量大,经常以多聚体的方式存在,因此渗透性差,生物利用度低,一般难以口服给药,常用的只有注射给药,对于需要长期给药的患者来说非常痛苦。例如胰岛素依赖性糖尿病患者,用药10年,每天3次算,累积需皮下注射胰岛素10万针。此外,一般此类药物的体内生物半衰期很短,从血中清除很快,因而给药频繁,患者顺应性更差。开发有效的口服给药制剂,改善患者依从性,是我们药学工作者在蛋白多肽类药物研发中需要解决的重大问题。

三、蛋白多肽类药物的口服吸收屏障

尽管口服给药是最安全简便的给药途径,但应用于蛋白多肽类药物受到了很多限制。在正常情况下,大多数肽类、蛋白类药物很少或不能经胃肠道吸收。其主要原因是胃肠道吸收屏障及其自身的性质。

（一）酶屏障

因为胃肠道中环境中存在大量肽水解酶和蛋白水解酶,使得蛋白多肽类药物口服后容易降解而失去活性。大多数蛋白质口服后不能以原型吸收,而是在胃肠道内首先被分解为氨基酸或二肽和三肽。胃蛋白酶可以水解部分消化的蛋白质。这些部分消化的蛋白质进入肠道后再被水解酶类(胰蛋白酶、糜蛋白酶、弹性蛋白酶和羧肽酶等)继续分解成可以吸收和转化成能量的氨基酸。但同时它们也会降解蛋白多肽类药物。因此,我们可以针对这些酶的功能和分泌场所,制定保护蛋白质药物不被降解的策略。改善蛋白多肽类药物的口服吸收,必须克服以上提到的酶屏障。

（二）物理屏障

因为肠上皮细胞之间存在紧密的细胞缝隙连接,蛋白质多肽类药物在肠细胞间的转运受限。蛋白质的转运取决于其所带电荷和分子大小。由于蛋白质多肽类药物与肠黏液存在相互作用,携带净正电荷的蛋白质多肽类药物具有更好的通透性。例如环孢素比较容易透过肠黏液层而扩散。通常可以采用化学修饰的方法来调整分子所带电荷或者溶解

度。如疏水性修饰可以增强分子的跨细胞转运,而亲水性修饰则有利于分子的细胞旁路转运。

(三)pH 值屏障

胃肠道的 pH 值梯度变化,不仅影响蛋白质的解离程度,还影响蛋白质的水解概率,从而影响其吸收。蛋白质的稳定性、整体构象及溶解度都取决于其分子中弱酸或弱碱性氨基酸的离子化状态,而这种离子化状态又受到了胃肠道 pH 值水平的影响。蛋白质分子离子化状态的改变及各组成亚单位间氢键的相互作用均可以显著影响其三维立体构型,通常可以使蛋白质进入一种非活性状态并且增加其水解或酶解的概率。

四、蛋白多肽类药物的口服吸收机制

蛋白多肽类药物的口服吸收与其穿过胃肠道膜的通透能力有关。分子跨膜有两个不同的机制:细胞间转运和跨细胞转运。细胞间转运在分子通过上皮细胞间的紧密连接中进行,为被动扩散的过程。跨细胞转运可以是被动扩散、主动转运、内吞作用或淋巴集结转运。

(一)细胞间转运

肠上皮细胞间转运的主要屏障是细胞间的紧密连接。紧密连接含有许多分散的亲水性孔道,其表面带负电荷,与阳离子具有亲和力,因而阳离子通过紧密连接扩散的速度比阴离子快。亲水性孔道的半径(约为 10Å)是限制蛋白多肽类药物细胞间转运的关键因素。大部分亲水性小分子和离子能通过细胞间途径扩散,而多肽和蛋白质的扩散则因体积较大受到限制。

促进蛋白多肽类药物细胞间扩散的手段之一是应用促进剂来增加紧密连接间亲水性孔道的半径。用于增加肠膜通透性的吸收促进剂主要有两类:表面活性剂,通过与细胞膜的相互作用而打开紧密连接,如胆酸、十二烷基硫酸钠等;钙的螯合剂,通过降低钙离子的浓度,导致紧密连接的开放,如 EDTA 和柠檬酸盐等。但采用促进剂打开紧密连接的同时,需要关注其可能引起对紧密连接不可逆的损伤。一般来说,吸收促进剂作用越强,越容易造成紧密连接的不可逆损伤。如,离子表面活性剂的促进作用较非离子表面活性剂强,但其毒性也相应增强。

(二)跨细胞转运

由于多肽和蛋白的分子较大,在正常生理环境下难以通过紧密连接的亲水性孔道。大部分蛋白多肽类药物通过细胞小泡的液相内吞作用、受体介导的内吞作用或胞转作用跨肠腔细胞转运进入血液循环。跨细胞转运的主要过程是内吞作用。内吞是药物在细胞外液被吞细胞上皮膜的小泡中,细胞膜向内凹陷形成囊状结构,形成含有本来在细胞外的大分子的小泡。大部分通过小泡进入细胞内的大分子无法进一步进入组织和血液循环,使大分子往返于融合有溶酶体的内涵体中,发生降解。未降解的药物通过内吞作用直接进入血液循环或者经淋巴转运进入血液循环,即大分子和微粒可以内吞并转运至淋巴系统。

五、改善蛋白多肽类药物口服吸收的方法

现有研究主要采用避免酶降解和靶向给药两种策略,从而提高其口服吸收利用度。常用的手段有采用聚合物作为药物载体、使用酶抑制剂、进行化学修饰(前药)及结肠、直肠给药等。此外还可联用吸收促进剂来促进蛋白多肽类药物的口服吸收。

(一)避免酶降解的策略

1. 联用酶抑制剂

要促进口服多肽和蛋白质类药物在胃肠道中的吸收,必须克服酶的屏障作用。蛋白酶类抑制剂为该类药物克服酶屏障提供了一条可行的途径。在蛋白质与肽类药物的肠道吸收中,多种酶类如氨基肽酶、内肽酶、血管紧张素转换酶和金属肽酶等参与该过程。如果处方中同时含有药物及其代谢酶抑制剂,则能减少药物代谢增加药物吸收。因此,多种蛋白酶或肽酶抑制剂被用于增强蛋白多肽类药物的口服吸收。有文献研究了甘氨胆酸钠、甲磺酸卡莫司他、地衣杆菌素、大豆胰蛋白酶抑制剂和抑肽酶等 5 种蛋白酶抑制剂对大鼠肠道内胰岛素代谢的影响。在小肠中,这些蛋白酶抑制剂没有显著的效果,这可能是由于小肠中有多种酶大量分泌,单一使用酶类来避免小肠对药物的降解作用甚微。此外,在体外抑制大鼠盲肠内容物对胰岛素的降解作用时,其抑制效果如下:抑肽酶=甲磺酸卡莫司他>大豆胰蛋白酶抑制剂>甘氨胆酸钠。

2. 微粒给药系统

除了上述酶抑制剂对蛋白多肽类药物的保护,也可以将该类药物载入微粒给药系统从而避免胃肠道的降解。微粒给药系统主要是采用可生物降解的材料作为载体,来减弱体内酶对蛋白多肽类药物的降解,延缓释放,增加吸收。在选择聚合物作为载体时,主要考虑其毒性、刺激性、过敏性以及是否可生物降解。一般选择可生物降解、毒性小的天然高分子聚合物或合成高分子聚合物。天然高分子聚合物主要有淀粉、海藻酸盐、脱乙酰壳聚糖(CS)和明胶等;合成高分子聚合物主要有聚酯类、聚酸酐、聚原酸酯、聚己内酯和聚氨基酸等。聚合物作为载体可制备成 NPs、微乳及复乳给药系统等。载药 NPs 可通过内吞的途径,被组织和细胞吸收。一般来说,粒径越小越易吸收,且具有被动靶向性。纳米粒还可由细胞间转运药物到血液系统。如载胰岛素的壳聚糖 NPs,可逆打开紧密连接,促进胰岛素通过细胞间扩散吸收入血液循环。

微乳具有渗透力强并可根据分散相的量及环境温度的改变而转相以致药物从微乳中释放的特点。在蛋白多肽类药物的口服给药方面,微乳具有许多优点:①保护多肽、蛋白质类药物避免胃肠道中酸和酶的降解;②微乳口服后可经淋巴吸收,克服肝首过效应;③促进药物的吸收,提高药物的生物利用度;④微乳室温下易于制备,微乳化过程不会显著改变多肽、蛋白质类药物的生物活性。如 Sharma 等以溴代双二十八烷基铵为表面活性剂,1,2-丙二醇为助表面活性剂,三乙酸甘油酯为油相制备了胰岛素微乳,药动学结果表明,胰岛素包裹于微乳后,其口服生物利用度是同剂量胰岛素溶液的 10 倍。糖尿病大鼠模型体内的药效学结果表明,此微乳在 20 IU/kg 剂量下 6 h 内能使血糖降低 37.5%。

脂质体作为转运肽类和蛋白质的工具,也具有显著优势,它可以保护不稳定的化合物

不被降解,或者促进吸收较差的化合物的摄入。近年来脂质体被广泛应用于蛋白质口服的研究中,如已有多篇文献报道载胰岛素的脂质体可以明显地降低血糖水平。有人用非溶剂乳化滴加法制备了胰岛素–DEAE 葡聚糖复合物脂质体,动物实验表明复合物脂质体于大鼠十二指肠或结肠给药,可分别使血糖下降 12% 和 22%。然而,具有磷脂双分子层结构的脂质体,在胃肠道中容易降解发生药物泄露,而且对 pH 值变化、胆酸盐和脂肪酶较敏感。

3. 化学结构修饰

由于大多数天然蛋白多肽药物是亲水性化合物,分配系数较低,造成其胃肠道吸收较差。除了上述聚合物微粒给药系统,也可采用化学结构修饰,改变亲疏水性或者酶稳定性,从而改善药物的吸收。一般常用的化学修饰方法有 3 种,化学类似物、不可逆的衍生物和前药。当药物由于体内稳定性差而导致吸收较差时,可应用不可逆衍生物和类似物的方法进行化学修饰可以其不被水解,但化学修饰可能也会降低药物的生物活性。如对胰岛素分子内的多个位点进行化学修饰都可以增强酶稳定性,但由于这类变化可能会改变蛋白质的三维结构,导致修饰后的胰岛素活性降低。

在改善肽类的吸收方面,前药是使用最为广泛的化学修饰方法。与类似物和不可逆衍生物相比,前药方法的优势是在优化药物在脂溶性和降解方面的物理化学性质同时不改变母体药物内在的生物活性。一般来说多肽的前药无活性,进入体内被吸收后,便转化为有活性的肽(通常是在酶的作用下)。如依那普利作为多肽的前药,其口服吸收很好并可在肝脏中代谢为它的活性形式,从而改善了母体药物的口服吸收。

(二) 靶向给药的策略

1. M 细胞靶向给药

蛋白多肽类药物的靶向给药研究报道多见于十二指肠、回肠、结肠和直肠部位。如回肠部位具有较多的 M 细胞,集中分布在黏膜淋巴组织上方的上皮细胞中。绝大部分口服多肽、蛋白类药物需经由 M 细胞吸收,其低吸收率与 M 细胞摄取效率有关,因此可以采用靶向策略提高 M 细胞对药物的吸收。如 M 细胞表面具有凝集素受体,将载有肽类或蛋白质药物的微粒给药系统用外源凝集素修饰,不仅可以有效防止药物在小肠腔内的降解,还可以作为专一的靶向配体,有利于肽类或蛋白质药物通过 M 细胞而摄入。然而该受体是否也在人 M 细胞上表达还需要进一步研究,如何建立人体 M 细胞模型是研究的关键。其次,虽然这些靶向系统都显示出了对 M 细胞很高的亲和力,但在体内实验中,M 细胞靶向的给药系统对微粒的摄取或者药效学方面并未得到理想的结果,体内外相关性也是亟待解决的问题。

2. 结肠给药

对于多肽和蛋白类药物来说,结肠提供了有利于药物吸收的条件:肽酶缺乏,碱性 pH 值环境,药物停留时间延长。因此,可以利用胃肠道 pH 值的多样性,使用 pH 值敏感性药物聚合物递送系统将多肽蛋白类药物递送至结肠。一般可以选择多聚糖类,如纤维、壳聚糖等作为此类药物的包裹材料;或者可选择使用溶解度具有 pH 值依赖性的肠包衣材料,使药物释放延迟足够的时间。虽然结肠上皮细胞所吸收的极性药物比小肠上皮细胞所吸收的要少,但可以通过药物在结肠部位较长的停滞时间(例如包衣片在结肠停留时间约为 17~24 h)来弥补。此外,也可以利用微生物降解机制,实现肽类和蛋白质药物的结肠定位给药。将多肽蛋白类药物用芳香偶氮基团包衣,避免药物在胃和小肠中消化。当聚合物包衣的肽类和蛋白质药物到达结肠后,结肠细菌可以切断偶氮键并破坏包衣膜,药物释放至结肠而吸收。

值得注意的是,肽类和蛋白质的结肠定位给药也存在一些缺点:①结肠黏膜的吸收表面积要远远小于小肠。②结肠中的细菌(主要是厌氧菌)浓度比小肠中高得多。高浓度的细菌会加快一些药物的降解。

3. 直肠给药

与结肠给药类似,蛋白多肽类药物的直肠给药具有酶活性较低、pH 值偏中性的优势。此外,直肠给药还可避过肝首过效应。然而直肠由于吸收面积较小,又适合脂溶性小分子的吸收,使得亲水性的蛋白多肽类药物的转运吸收较差。直肠给药时,一般需要联合应用吸收促进剂。研究表明,白蛋白、生长抑素类似物和胰岛素等多肽蛋白类药物与促进剂(胆酸、卵磷脂等)同时直肠给药时,吸收显著增强。

(三)联用吸收促进剂

因为大多数多肽和蛋白质药物的肠膜通透性较差,也可口服联用吸收促进剂来增强该类药物的吸收。目前用作该类药物口服吸收促进剂的有胆盐、非离子表面活性剂、阴离子表面活性剂和卵磷脂等。常用吸收促进剂的作用机制包括如下几种:①具有酶抑制作用,从而避免药物的降解,如胆酸盐等;②具有扰乱或溶解黏液水层的作用,从而降低黏液对蛋白多肽类药物的清除作用,促进吸收,如卵磷脂等;③具有分散剂的作用,可以阻止肽类和蛋白质分子在溶液中聚合,从而增加药物的溶解度;④带正电荷的促进剂与带负电荷的上皮细胞膜相互作用,中和膜表面电荷,而且能够增加细胞膜的流动性,开放细胞膜上的水通道,从而增加蛋白质的吸收。尽管促进剂具有促进蛋白多肽类药物吸收的显著优势,但大部分促进剂对膜有刺激作用,且其长期毒性尚未清楚。理想的促进剂应可逆特异地提高药物的通透性、无毒、可以再生、作用机制明确、具有合理的理化性质以及价廉易得。

壳聚糖是一种经典的大分子药物吸收促进剂。壳聚糖是一种具有生物相容性、生物可降解性、低毒的带正电荷的天然高分子多糖,具有生物黏附和可逆打开上皮细胞间紧密连接的特性,可促进药物经细胞旁路快速吸收。但壳聚糖只有在酸性条件下才能溶解,无法提高药物在小肠的吸收,限制了其作为吸收促进剂的应用。有研究者将其壳聚糖部分季铵化,得其衍生物 N-三甲壳聚糖。该衍生物可以在中性和碱性条件中溶解,并能在生理肠液中保持稳定。与壳聚糖类似,都具有生物黏附性。Caco-2 单层细胞模型的实验结果表明,N-三甲基氯化壳聚糖能够降低上皮细胞的电阻值,提示其有打开上皮细胞间紧密连接的作用。因为细胞间紧密连接打开,能够促进细胞间物质的吸收。亲水物质如甘露醇和 PEG400 的吸收增加也证实了此实验结果。多篇文献已报道 N-三甲基壳聚糖可以增加蛋白多肽类药物,如奥曲肽、胰岛素等,在十二指肠内或空肠给药后的吸收。

六、前景与展望

尽管与注射途径相比，口服给药方便，患者更易于接受，但肽类和蛋白质类药物的口服非常困难，目前给药仍以注射为主。2016 年 FDA 批准的药物中，没有可以通过口服给药的多肽蛋白类药物。多肽蛋白类药物有许多不利的理化性质，包括庞大的分子结构极易被酶降解、半衰期短、免疫原性及容易聚集、吸附、变性以及胃肠道生理变化等严重影响其口服生物利用度。设计合适的蛋白多肽类药物的口服给药系统仍存在巨大的挑战。传统的口服给药剂型(片剂等)，会使药物暴露在胃肠道内 pH 值环境和大量的蛋白酶下，使药物迅速失活。即使一小部分蛋白多肽可以吸收入血液，又要经过肝首过代谢作用，使得药物经口服后几乎丧失疗效。现有研究基础上，最好的方法可能就是通过淋巴集结的 M 细胞进行扩散，直接将扩散物质运送至淋巴系统。这种快速通过的方法可以最大限度避免酶对药物的降解。此外，研究抗原透过肠壁的转运机制，并应用于肽类和蛋白质的转运，也是一个比较有前景的途径。

第三节　口服疫苗

疫苗，是针对疾病的致病源或其相关的蛋白、多糖或核酸，用微生物或其毒素、酶、人或动物血清、细胞等原料制成的供诊断、预防和治疗的生物制品。疫苗的使用对象是健康人群，是预防控制传染病最经济有效的手段，有效降低了死亡率和提高了人均预期寿命，为保护全人类的健康方面起着巨大作用。疫苗有多种给药途径，如注射、喷雾和口服等。其中，口服免疫作为一种简单安全的免疫方式，更易被公众接受。迄今为止，疫苗的开发虽已取得了诸多成果，但仍有很多疾病不能预防，而且口服给药的疫苗品种甚少。本文对疫苗研发的历史和现状、口服疫苗的免疫机制和存在的问题、口服疫苗载体及微粒载药系统的开发和应用作一概述，以促进疫苗新剂型的开发和应用。

一、疫苗的发展历史和研究现状

在疫苗临床使用前，传染病的发病率和病死率都很高。如天花，由天花病毒感染人引起的一种烈性传染病，在 20 世纪 60 年代前每年导致约 1 000 万人死亡。自 1978 年起，天花疫苗已累计挽救了 3.75 亿人的生命，也使得天花成为至今在世界范围被人类消灭的唯一一个传染病。此次胜利为后人对疫苗的研究打开了通道，也促使疫苗成为防控传染病的优先选择。1881 年，路易斯·巴斯德使微生物减毒制成了减毒活疫苗，为减毒活疫苗的后续开发奠定了技术基础。1886 年，科学家们证明了加热灭活的鸡霍乱菌同样具有免疫力，并首创了灭活疫苗。此后疫苗的品种不断扩大发展。例如，脊髓灰质炎疫苗的大规模使用，几乎根除了小儿麻痹。

至今，疫苗已发展为预防性疫苗和治疗性疫苗两大类，根据其研究发展过程可分为 3 代：第一代疫苗为减毒或灭活的致病性微生物，常见的有脊髓灰质炎、麻疹和带状疱疹等病毒类疫苗及结核和百白咳等细菌类疫苗；第二代疫苗为含生物体抗原的有效天然成分或重组而成,如乙肝亚单位疫苗等;第三代疫苗是基因疫苗,以含编码目的基因的 DNA 或 RNA 为原料,开发了预防肺炎、脑膜炎、乙肝和人乳头瘤病毒等疫苗。

目前,全球约有 70 多种疫苗上市销售,能够预防白喉、破伤风、百日咳、炭疽、结核病、b 型流感嗜血杆菌(Hib)、脑膜炎球菌、肺炎链球菌和鼠疫等 11 类细菌性疾病,以及甲肝、乙肝、戊肝、脊灰、流感、狂犬病、乙脑、黄热病、麻疹、腮腺炎、风疹、水痘、带状疱疹、轮状病毒感染、HPV 感染和天花等 16 类病毒性疾病。全球疫苗市场稳步增长,2015 年全球疫苗销售总额达到 296 亿美元,辉瑞、默沙东、赛诺菲、葛兰素史克、诺华五大巨头占据市场销售额的 85% 以上,多种疫苗产品取得较好销售成绩。

近年来,我国疫苗市场规模在迅速增长,疫苗生产企业产品种类不断丰富,疫苗研发能力逐渐增强。我国目前可生产约 60 种疫苗,有效预防 30 多种传染病,其中国家免疫规划疫苗共 14 种,如麻疹疫苗、脊髓灰质炎疫苗、百日破制剂、卡介苗、乙脑疫苗、流脑菌苗、乙肝疫苗和流行性腮腺炎活疫苗等,可预防多种传染病。2015 年我国疫苗市场产值达到 183.7 亿元,2015 年疫苗批签发数量达到 7.04 亿瓶。

近期,我国研发的重组埃博拉病毒疫苗取得了重大突破。该疫苗是我国独立研发并具有完全自主知识产权的疫苗。该疫苗的重大突破体现在两个方面:①全球首个基因型疫苗:采用了国际先进的复制缺陷型病毒载体技术和无血清高密度悬浮培养技术,可同时激发细胞免疫和体液免疫,同时保证了安全性和良好的免疫原性;②全球首个冻干制剂的埃博拉病毒疫苗:突破了病毒载体疫苗冻干制剂的技术瓶颈,与此前液体制剂相比,更加稳定,在 37 ℃环境下可稳定储存两周以上,适合在疫苗冷链条件难以保障的地区广泛使用。2015 年 10 月,重组埃博拉疫苗正式启动在塞拉利昂的 Ⅱ 期临床试验,这是我国自主研制的埃博拉疫苗首次获得境外临床试验许可。临床研究结果表明,其具有很好的安全性和免疫原性。

此外,2015 年 6 月 30 日,我国研究人员历时近 30 年,自主研制的国家 1.1 类创新疫苗产品 Sabin 株脊髓灰质炎灭活疫苗正式上市,打破了发达国家对脊髓灰质炎灭活疫苗生产的垄断。此外,我国批准自主研发的预防用生物制品 1 类新药——肠道病毒 71 型灭活疫苗已生产注册申请。在国内外尚无同类疫苗研发上市的情况下,我国研究人员突破了疫苗二倍体细胞规模化生产和质量控制关键技术的瓶颈,该疫苗的研发及使用对预防和控制手足口病流行至关重要。

二、口服免疫的优势和免疫机制

疫苗的接种途径有很多种,因接种途径不同,疫苗可产生不同的免疫效果和副反应,所以不同的疫苗制剂应采取不同的接种方法,以使机体获得最好免疫效果。对接种途径的选择,应按照生产者已有推荐的和已被批准的接种途径进行。与注射接种等途径相比,口服免疫的优势在于:

(1)给药途径简单方便、安全性好和成本相对较低。口服免疫避免了注射疫苗引起的疼痛、不适以及使用的严格标准,不需要高度专业训练的卫生人员,即可同时开展大量人群的免疫。而且,口服免疫具有较好的依从性,尤其对于儿童,是更为理想的免疫途径。由于婴儿黏膜免疫系统的发育要早于全身免疫,口服免疫已被确定为儿童免疫计划的首选途径。如美国 FDA 批准的默克公司的人轮状病毒疫苗 RotaTep、欧盟批准的英国葛兰素史克公司的婴儿用轮状病毒疫苗 Rotarix 都以口服形式给药。此外，口服免疫的抗原提纯要求相对较低，无须在极其严格的条件下生产，大大降低了成本费用。

（2）口服免疫具有模仿自然感染途径的优势，能够保证大部分黏膜表面区域接触疫苗，提高防治效果。流感、结核、艾滋病等传染病，都属于经由病原体入侵黏膜发生的疾病。诱导黏膜表面产生的分泌型 IgA 抗体（sIgA），是防止黏膜感染的关键。sIgA 可以阻止微生物在肠道内的繁殖以及进入上皮层。胃肠道外给药虽然能够引发全身免疫，但通常无法诱导黏膜 sIgA 抗体的产生，有效诱导黏膜免疫只有通过黏膜表面接种疫苗才能达到。肠道黏膜免疫是机体由 sIgA 介导的第一道防线。尤其对于消化道感染，口服疫苗产生的黏膜免疫具有更好的免疫效果。如脊髓灰质炎疫苗，当经皮下注射进行免疫时，虽然可以诱导产生高滴度的血清抗体，但预防效果并不理想。其口服剂型循环抗体的滴度低，但预防效果却显著提高。

（3）除了黏膜免疫，口服免疫可以通过共同膜机制遍布全身，有效地诱导膜系统的特异性免疫力，产生全身耐受性，从而产生有效的免疫应答和免疫耐受，有效消除病原体。可以通过口服途径预防呼吸道、泌尿生殖道等部位的感染，还可以抵抗特异 T 细胞介导的迟发性炎症反应，具有口服抗炎的巨大潜力。而且对一些病原体进行口服免疫可以产生群体免疫。

与传统的注射免疫等途径相比的诸多优势，促使药剂工作者们在口服免疫疫苗的开发做了大量工作。因为口服免疫可经不同的免疫通路，产生与传统的注射免疫方式相似或更好的作用，简要阐明肠道黏膜免疫的作用机制，将对我们药剂工作者设计口服疫苗载体及递药系统有很大帮助。

一般的免疫接种过程会诱发特异性免疫应答，对抗原性物质进行识别和清除，主要包括抗原呈递细胞对抗原的加工、处理和递呈，抗原特异性淋巴细胞对抗原的识别、自身活化、增殖、分化及产生免疫效应的全过程。从参与细胞分类来讲，免疫应答分为体液免疫和细胞免疫。其中，细胞免疫不能通过血清转移，只能通过致敏淋巴细胞传递。黏膜的淋巴细胞及黏膜相关淋巴组织（MALT）等构成了人体内的黏膜免疫系统。肠相关淋巴组织（GALT），含有大量的小肠的淋巴细胞，是 MALT 的重要组成成分。对于经由病原体感染黏膜发生的传染性疾病，肠道黏膜免疫是机体非特异性免疫的第一道防线。口服接种后，免疫保护主要由宿主的肠内 T 细胞和 B 细胞免疫来实现。具体过程如图 9-2 所示。抗原首先被具有转运抗原特性的 M 细胞通过 PRRS（non-clonal pattern recognition receptors）如 TLRs（tool-like receptors）识别，并进行抗原呈递，MALT 内的抗原刺激不同程度地激活树突状细胞、T 细胞亚群，向 B 细胞发出第一信号，最终导致 B 细胞活化，使其经淋巴和外周血迁移，至分泌效应部位产生第二信号。第二信号诱导血管外 B 细胞局部增殖和终末分化。以这种途径产生的大量浆细胞分泌含有 J 链的二体 IgA，与分泌成分结合在一起，形成 sIgA 分泌至黏膜腔。口服黏膜免疫所产生的免疫应答的最大特点就是产生特异性的 sIgA。sIgA 与抗原、微生物及其毒素结合，穿越黏膜表面，随着循环淋巴细胞穿过 PP 到达肠腔，产生局部免疫反应，也可以通过 PP 让一些直径小于 300 nm 的颗粒从肠腔进入体内，介导全身免疫。因此，除了抗原接触的局部黏膜，远处效应器官的黏膜组织也可检测到相应的 sIgA,从而形成黏膜免疫防御的第一线。

除了免疫应答,口服免疫耐受是黏膜对接种抗原的另一种免疫反应过程,即抗原不能激活 T 与 B 细胞完成特异性免疫应答。肠黏膜免疫系统对食物中含有的大量抗原物质及黏膜局部环境中存在的正常菌群均不发生免疫应答的现象,也称为口服无反应性。但值得注意的是,病原体中的抗原则可以被机体免疫系统识别,启动上述免疫应答机制,产生强烈的细胞和体液免疫应答。因此,肠黏膜系统虽然对食物抗原维持耐受,但可以对病原体产生应答。另外,口服免疫耐受的产生与胃肠道的正常菌群密切相关。肠道缺乏细菌不能诱导口服耐受,一般认为是由于 PP 结内相关的 T 淋巴细胞明显减少所致。

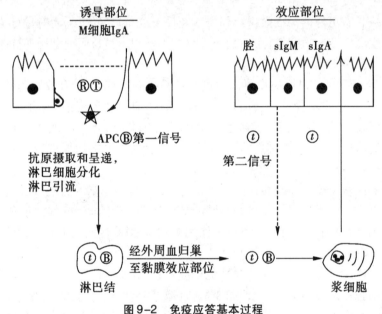

图9-2   免疫应答基本过程

三、口服疫苗的研发进展和存在的问题

(一) 口服疫苗的研发进展

口服疫苗尤其适合儿童给药,本节对口服疫苗的研发进展主要关注儿童用口服疫苗。目前已有 5 种预防儿童急性的口服疫苗获得许可生产,分别为脊髓灰质炎口服减毒活疫苗糖丸、霍乱疫苗、伤寒疫苗、口服轮状病毒疫苗和幽门螺杆菌疫苗。

1. 脊髓灰质炎疫苗

脊髓灰质炎感染多发生在肠黏膜,口服减毒活疫苗能诱导组织附着在肠上皮的一种抗体,从而预防其感染和传播。由 Albert Sabin 研制开发的口服脊髓灰质炎减毒活疫苗(OPV),是第一个获得许可的黏膜疫苗。它所使用的是具有生物活性的脊灰病毒的减毒株,通称 Sabin 株。OPV 产生了与 Jonas Salk 研制的可注射的脊髓灰质炎灭活疫苗(IPV)类似的保护性免疫应答。与 IPV 相比,OPV 不仅价格低廉,给药方便,而且在血清中能产生更高含量的特定病毒免疫球蛋白和诱导黏膜 IgA,在血液中和肠黏膜均可产生免疫应答。因此既可预防感染在中枢系统传播,也可阻止病毒在胃肠道复制从而通过粪便和唾液传播。尽管 OPV 疫苗具有疗效和使用方面的显著优势,但其可能逆转并引起神经毒力和麻痹(疫苗相关的麻痹脊髓灰质炎),引起极少数的疫苗相关的麻痹性脊髓灰质炎病例。从 2000 年起,OPV 疫苗在美国和英国相继停止使用,OPV 疫苗的安全性仍待提高。

2. 霍乱疫苗

霍乱是由霍乱弧菌引起的急性腹泻病。含有灭活霍乱弧菌的注射疫苗效果较低,接种后具有较强不良反应,如局部硬结、红肿和全身不适等。为了克服注射疫苗的局限性,相继研发了口服全菌体死疫苗和口服减毒活疫苗。然而全菌体 B 亚单位疫苗的工艺复杂、产量低、成本高,不适于在霍乱流行地区推广使用。随后采用基因重组技术制备得到口服霍乱灭活全菌体加重组 B 亚单位疫苗(WC/rBS)。经实验证实,该疫苗无明显不良反应,且具有较高的保护率。目前国际上该口服霍乱疫苗只在瑞典和我国正式获得了生产执照。我国的 WC/rBS 疫苗是与 2000 年由中国军事医学科学院生物工程研究所马清钧等研制成功的,获得正式生产文号。口服疫苗还可以针对产肠毒素大肠杆菌引出交叉免疫保护反应。

3. 伤寒疫苗

目前使用的疫苗有以下两种,一种是含 Vi 多糖疫苗的可注射性疫苗,不良反应低,储存稳定。但由于 Vi 多糖是非 T 细胞依赖性抗原,婴幼儿对其不产生免疫应答,而且对一般人群的保护率较低,仍需进一步改进。另一种是口服含 Ty21a 菌株的减毒活疫苗,副反应低,已在多个国家批准应用,但其培养菌株产量低,难以批量生产,而且基因背景不够清楚。因此,科学家继续研发了新的组成表达 Vi 多糖的多种菌株,目前正在试验中,以期达到和 Ty21a 一样具有良好耐受性以及更强的免疫原性。作为口服活疫苗或者活载体也正处于临床研发的不同阶段。

4. 口服轮状病毒疫苗

轮状病毒是引起严重脱水性腹泻的主要病原体。诱导肠道 IgA 是抵制轮状病毒肠胃炎最重要的保护作用。第一个获得许可的抗轮状病毒口服疫苗是称为 Rotashield 的 4 价减毒活疫苗,该疫苗在预防腹泻和轮状病毒感染上效果显著,但具有肠套叠或者肠梗阻的风险而被撤出市场。2006 年批准口服轮状病毒减毒活疫苗 RotaTeq,2008 年批准减毒活疫苗 Rotarix。Rotarix 能有效地预防肠胃炎而不会增加肠梗阻的风险。而 RotaTeq 预防轮状病毒肠胃炎非常有效。目前 RotaTeq 和 Rotarix 疫苗在中国尚未被批准使用,只有兰州生物制品研究所有限责任公司生产的单价羊 RV 疫苗(LLR 株)罗特威于 2001 年 1 月 21日被批准上市。

5. 幽门螺杆菌疫苗

幽门螺杆菌(Helicobacter pylori,Hp),是慢性胃病的直接病因。由于幽门螺杆菌培养困难,口服重组幽门螺杆菌疫苗是采用基因工程技术制成的基因工程疫苗。该疫苗用于预防幽门螺杆菌感染,克服了幽门螺杆菌其他类型疫苗需要多次免疫及添加佐剂的缺点,是保护率最高的疫苗。该项目由我国第三军医大学研制成功,是全球第一个获得新药证书的幽门螺杆菌疫苗,已完成的Ⅲ期临床研究结果在 2015 年国际著名医学期刊《柳叶刀》杂志发表。该口服重组幽门螺杆菌疫苗在受试人群中具有良好的安全性和免疫原性,其刺激机体产生血清特异性 IgG 和唾液特异性 slgA 抗体在体内能维持较长的保护性水平,有效降低由幽门螺杆菌感染引起的胃炎、胃溃疡等发病率,既能从源头上控制其传播与感染,又能大幅减少防治费用。

（二）口服疫苗递药存在的问题

由于一些微生物很难或是根本无法在黏膜表面存活,因而难以直接用来开发口服疫苗。口服疫苗递药存在的基本问题有两个,一是口服免疫效率较低,二是疫苗难以保持在胃肠道内的稳定性。

口服免疫效率较低的原因:①胃肠黏膜较大的面积使口服免疫所需的抗原量较大,而且胃肠黏膜对抗原呈递产生免疫的能力弱,使口服免疫的应用受到了很大的限制。②需要克服口服免疫耐受和口服无反应性。口服疫苗首先要克服的障碍就是口服无反应性,持续存在的可复制性抗原（如活病毒）及可直接通过黏膜表面的细菌和病毒才能成功诱导免疫应答。食物中存在的大量蛋白质类和多糖类抗原通过诱导产生 Th2 和其它调节性 T 细胞产生免疫耐受性,导致黏膜局部乃至整个机体免疫细胞对此不发生免疫应答。③对于灭活疫苗来说,口服免疫的效力很低,一般不宜使用口服免疫。

疫苗在胃肠道内的稳定性问题,主要来源于直接口服减活疫苗在通过胃肠道时,易因胃内酸性环境和酶的作用而失活,吸收效率低,患者仍需多次接种。如通过重组 DNA 技术和化学合成抗原与多肽这类疫苗,虽然避免了传统疫苗常有的副作用,但其在胃肠道环境中极易发生降解、口服吸收率低,造成单独使用无法产生有效的免疫保护。通常要与一定的佐剂或载体联合运用才能产生预期的理想的效果。此外,因接种疫苗的剂量、给药频率、间隔、分布部位以及代谢途径等不同,口服免疫在黏膜局部和（或）全身产生免疫应答或免疫耐受的程度不同。

四、口服疫苗传递系统的研究进展

口服疫苗的作用受其在胃肠黏膜的吸收及局部黏膜的抗原递呈细胞对抗原递呈效率的影响。因此,提高抗原在胃肠黏膜的递呈能力并引起有效的黏膜及系统的免疫反应是口服疫苗成功的关键。除了传统的应用良好的免疫佐剂,开发适用于不同抗原的口服疫苗传递系统也非常必要。构建成功的口服疫苗传递系统一般需要满足两个基本条件:一,递药系统能在胃肠道内保持稳定,保护包载的药物不被降解;二,递药系统具有缓释效果,可以持续释放抗原刺激机体产生有效的免疫反应。口服疫苗传递系统的研究可分为两个阶段,第一个阶段是基础的口服疫苗给药系统,如固体脂质纳米粒、脂肪乳、微球、脂质体和聚合物微粒等。第二个阶段是构建新型口服疫苗递药系统,又分为两类,一类是在基础给药系统上修饰靶标或改善载体材料的特性,使递药系统具有新的功能,如靶向、黏附和 pH 值敏感作用等;另一类是构建全新的递药系统,如纳米凝胶、花粉颗粒或者孢子仿生递药体系等。基于安全性考虑,构建疫苗给药系统,除了应考虑载体的毒性、刺激性、过敏性,以及是否可生物降解,还应避免使用减毒或基因修饰过的细菌或微生物为载体,使用无生命的材料构建给药系统则较为理想。

（一）基础的口服疫苗给药系统

基础的口服疫苗给药系统是借助于经典的给药体系包载疫苗,保护其在胃肠道内的稳定性,从而提高疫苗的口服吸收。常见的给药系统有脂质体、乳剂和聚合物微粒等。

脂质体不仅可以作为疫苗的载体,同时也具有免疫佐剂活性,可同时增强机体的体液免疫和细胞免疫。其作为疫苗传递载体具有以下优势:①类似生物双分子层的独特结构使其适于包封亲脂或亲水性抗原,生物相容性好,对膜无毒性和刺激性;②制备条件相对温和,尽量避免疫苗在制备过程中的失活;③粒径较小,易控制在 1 μm 以下,可被肠道单核巨噬细胞系统吞噬,吞噬后不断释放包裹的抗原,产生特异性抗体,诱导全身免疫反应。因此,将疫苗载入脂质体后口服给药,即在一定程度上避免其在胃肠道的降解,又能辅助增强免疫反应。但脂质体作为载体也有以下缺点:①由于疫苗大多为亲水性大分子蛋白质,脂质体的载药量较低。针对此,有研究者以 PEG 对载体材料进行修饰,合成两嵌段及三嵌段聚合物,可提高其载药量。②容易被胃肠道酸性环境或酶破坏,发生药物泄漏,使药物提前释放,降解失效。

乳剂也常用作口服疫苗的载体,但其口服后与脂质体类似,较易被胃肠道环境破坏而发生药物泄漏,造成降解失效。而且对于水包油类乳剂,亲水性的疫苗大分子类药物较难载药。乳剂也经常作为疫苗的佐剂来增强免疫力,如水包油乳剂,MF59 是继矾之后的第一个批准用于人体的佐剂。

针对脂质体和乳剂的缺点,研究者们进一步采用可生物降解材料将疫苗载入递药系统中,构建聚合物纳米粒和微球,从而有效避开胃肠道因素对疫苗的降解。此外,还能促进递药系统经 M 细胞的吸收,从而将高浓度抗原有效递入 PP 内,随着聚合物的降解而缓慢释放抗原,大大减少了接种次数。近年来,聚乳酸-羟基乙酸共聚物(poly(lactic-co-glycolic acid),PLGA) 纳米粒广泛应用于疫苗传递系统,PLGA 的分子结构见图 9-3。PLGA 具备良好的生物可降解性、生物相容性、无刺激性且可缓释药物等优点。许多抗原物质,如蛋白、多肽、病毒和 DNA 等,已经被成功制备成 PLGA 纳米粒。与疫苗溶液相比,PLGA 纳米粒口服给药后能保护抗原同时延长其药物释放,避免免疫耐受,增加抗原提呈细胞对抗原的摄取,产生更好的免疫应答。然而值得注意的是,PLGA 纳米粒结构功能较单一,表面缺少亲水基团,口服后黏液穿透能力差,大大限制了其口服递药效率。

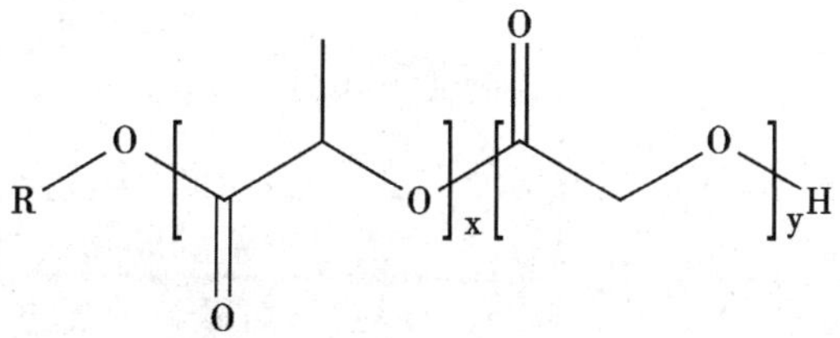

图9-3 PLGA 的化学结构

(二)新型口服疫苗给药系统

近年来,随着研究的深入,新型口服疫苗递药系统层出不穷。一类是在基础口服疫苗给系统表面修饰生物活性分子(凝集素、侵袭素、多肽等)或改善载体性质,从而使其具有特定的生物功能(黏膜黏附、黏液穿透、pH 值敏感定位释药、靶向给药等)。如,将黏附材料引入口服疫苗给药系统中,通过生物黏附延长疫苗在胃肠道黏膜的滞留时间,提高吸收效率。常用的安全、低毒的生物黏附材料有壳聚糖及其衍生物、卡波姆、羟丙基纤维素、羧甲基纤维素、透明质酸和聚丙烯酸等。如,调节系统表面的亲疏水性质,增强其黏液穿透力,从而增加药物的跨膜转运。有研究者在 PLGA 纳米粒表面修饰一些亲水性基团,如 PEG,有效提高其稳定性和黏液穿透性等;如,使用 pH 值敏感材料包裹疫苗或对微粒进行包衣,使疫苗在较高的 pH 值环境下或指定部位释放以避免疫苗过早释放或降解。现主要使用不同型号的聚丙烯酸树脂来达到定位释放的目的。有研究者采用牛血清白蛋白作为模型疫苗,在壳聚糖 NPs 表面通过静电吸收尤特奇包衣,从而有效抵抗了胃内酶和酸性环境对蛋白的降解作用。此外,也可以将细胞表面特异性受体或转运体作为靶点来设计靶向给药系统提高疫苗的口服吸收。如将 M 细胞表面特异性的受体作为靶点,以荆豆凝集素修饰脂质体作为靶向 M 细胞的口服载体,显著提高了疫苗的口服吸收。还有研究者在 PLGA 纳米粒表面修饰一些功能性基团,如叶酸和穿膜肽等,有效增强了 NPs 跨小肠上皮细胞屏障的转运效率,提高口服疫苗递送能力和免疫应答效应。

另一类是构建全新的递药系统,包括纳米凝胶、花粉或者孢子仿生微粒等。有研究者采用花粉颗粒作为抗原的载体,提高疫苗的口服递药效率。如将豚草花粉经过一系列化学处理去除花粉内部物质,可以用来包载抗原。载有抗原的微粒不仅可以提供高效的递药效率,还可以刺激上皮细胞和树突状细胞的免疫反应,释放炎症因子。这可能是与上皮细胞和树突状细胞对微粒的吞噬作用提高有关。

此外,还有研究者合成了聚(甲基丙烯酸羟乙酯/甲基丙烯酸)材料构建了 pH 值敏感纳米凝胶,使其口服后具有在肠道内 pH 值敏感释放药物的作用。进一步在其表面共价修饰甘露糖,以模拟抗原表面的碳水化合物结构域,提供抗原样性质,大大提高了 M 细胞对其摄取量。而且可以特异性靶向提呈细胞表面的 CLR 受体,从而提供补体激活反应,进一步提高了免疫效果。

近年来,量子点也被应用到了口服疫苗载药系统中。如有研究者构建了具有核壳结构的硫化锌量子点修饰的硒化铜纳米晶体,使其粒径可调控并且具有近红外探针的功能,将这些量子点载入 PLGA 纳米粒中,可以监控胃肠道内纳米粒的递药行为。

五、前景和展望

虽然疫苗口服接种与传统的注射接种方法相比具有很多优点,口服疫苗给药系统的研究表现出了广阔的前景,其应用还是有迫切需要解决的问题:首先,如何提高抗原微粒的吸收率是一个关键问题,研究者们采用减小粒径、对微粒表面进行修饰以增加疏水性、连接上靶向性分子、使用生物黏附材料以延长微粒的胃肠道转运时间等方法来提高微粒的吸收率,这些方法在动物体内取得了成功,但是否适用于人体还有待于进一步的研究。此外,虽然一些靶向系统显示出了对 M 细胞具有很高的亲和力,但微粒的体内口服摄取并未得到明显的提高,疫苗的口服递药效率仍未得到改善。这也是一个迫切需要解决的难题。其次,对疫苗开发中的新候选产品而言,较高的安全性以及耐受性至关重要。口服疫苗生产、贮存、使用过程中抗原的稳定性均有待提高。虽然口服的药物不要求消毒,但口服疫苗必须进行消毒,用于消毒的 γ 射线会使微球的分子量降低,使其降解速度加快,而且有些抗原在 γ 射线作用下可能会丢失部分抗原性。最后,对于目前不能满足治疗需要的疾病,如癌症、糖尿病、感染性疾病、阿尔茨海默病、HIV、丙型肝炎、高血压等,开发其疫苗项目非常必要,然而这些疾病的疫苗及递药系统至今仍然空缺。尽管这些问题都亟须解决,但口服黏膜免疫仍然是未来疫苗发展的一个重要方向,具有临床应用的巨大前景。

（张金洁）

第十章 分子生物药剂学的研究方法

第一节 细胞操作技术

一、细胞培养

(一)细胞培养基本概念

细胞培养技术是选用各种细胞的最佳生存条件对活细胞进行培养和研究的技术。涉及有细胞生物学、生物化学与分子生物学、动物学与植物学、病原学、肿瘤学、遗传学、生物工程学,甚至光学、物理学等学科,已经渗透到生命科学的各个领域。

体外培养(in vitro culture),就是将活体结构成分或活的个体从体内或其寄生体内取出,放在类似于体内生存环境的体外环境中,让其生长和发育的方法。包括:组织培养,即指从生物体内取出活的组织(多指组织块)在体外进行培养的方法;细胞培养,指将活细胞(尤其是分散的细胞)在体外进行培养的方法;以及器官培养,指从生物体内取出的器官(一般是胚胎器官)或器官的一部分在体外进行培养的方法(图10-1)。

体外培养细胞的生长方式包括贴壁生长和悬浮生长两种方式,贴壁生长的细胞包括成纤维细胞、心肌与平滑肌细胞、表皮细胞、骨与软骨细胞、肿瘤细胞等,悬浮生长的细胞包括脾脏、骨髓细胞及某些血液肿瘤细胞等。

体外培养细胞包括原代培养和传代培养。原代培养一般有一段潜伏期(数小时到数十天不等),在潜伏期内细胞一般不分裂,但可贴壁和游走。过了潜伏期后细胞进入旺盛的分裂生长期。细胞长满瓶底后要进行传代培养,将一瓶中的细胞消化悬浮后分至两到三瓶继续培养。每传代一次称为"一代"。二倍体细胞一般只能传几十代,而转化细胞系或细胞株则可无限地传代下去。转化细胞可能具有恶性性质,也可能仅有不死性(Immortality)而无恶性。

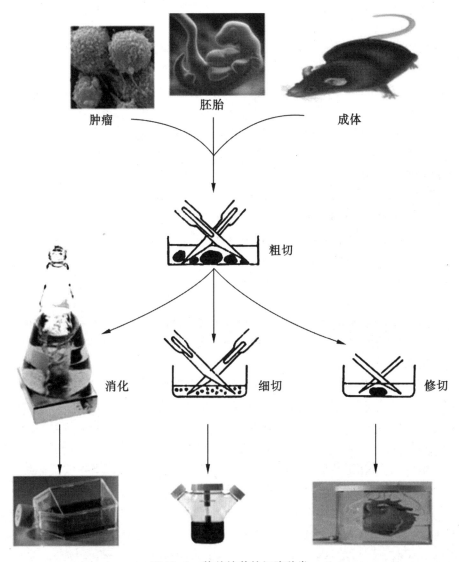

图 10-1 体外培养的细胞种类

(二)细胞培养过程

1. 准备工作

准备工作的内容包括器皿的清洗、干燥与消毒,培养基与其他试剂的配制、分装及灭菌,无菌室或超净台的清洁与消毒,培养箱及其他仪器的检查与调试。

无菌室一般由更衣间、缓冲间、操作间三部分组成,为保持无菌状态,通常采用每日(使用前)紫外照射(1~2 h),每周甲醛、过氧乙酸熏蒸(2 h)和每月新洁尔灭擦拭地面和墙壁一次的方式进行消毒。另外超净台的平均风速保持在 0.32~0.48 m/s 为宜;使用前开启超净台内紫外灯照射 10~30 min,然后让超净台预工作 10~15 min,以除去臭氧并保持工作台面空间呈净化状态;使用完毕后,要用70%乙醇将台面和台内四周擦拭干净,以保证超净台无菌。

细胞培养需要大量消耗性物品,如玻璃器皿、金属器皿、塑料、橡胶制品、布类、纸类等,学会清洗、消毒方法是从事细胞培养工作必须的技能。玻璃器皿的清洗一般经过浸泡、刷洗、浸酸、和清洗4个步骤。新玻璃器皿使用前得先用自来水简单刷洗,然后用5% HCl浸泡过夜;用过的玻璃器皿往往附有大量蛋白质和油脂,干涸后不易刷洗掉,故用后应立即浸入清水中刷洗,烘干后,通过酸液的强氧化作用清除器皿表面的可能残留物质,浸酸不应少于6 h,一般过夜或更长。浸酸后的器皿都必须用水充分冲洗,浸酸后器皿是否冲洗的干净,直接影响到细胞培养的成败。手工洗涤浸酸后的器皿,每件器皿至少要反复"注水-倒空"15次以上,最后用重蒸水浸洗2~3次,晾干或烘干后包装备用。新的橡胶制品洗涤方法:0.5 mol/L NaOH煮沸15 min,流水冲洗,0.5 mol/L HCl煮沸15 min,流水冲洗,自来水煮沸2次,蒸馏水煮沸20 min,50 ℃烤干备用。

微生物污染是造成细胞培养失败的主要原因之一,因此压力蒸汽灭菌是最常用的高温湿热灭菌方法。对生物材料有良好的穿透力,能造成蛋白质变性凝固而使微生物死亡。布类、物、玻璃器皿、金属器皿、橡胶和某些培养液都可以用这种方法灭菌。从压力蒸汽消毒器中取出消毒好的物品(不包括液体),应立即放到60~70 ℃烤箱内烘干,再贮存备用,否则,潮湿的包装物品表面容易被微生物污染。对于湿热不稳定的含药溶液,目前,大多实验室采用0.22 μm微孔滤膜除菌的方式。

目前,大多数实验室多采用合成培养基进行细胞培养,合成培养基主要成分是氨基酸、维生素、碳水化合物、无机盐和其他一些辅助物质,如TC199、MEM、RPMI-1640、DMEM等合成培养基。其优点是,合成培养基采用标准化生产,组分和含量相对固定,成本低,价格相对便宜。缺点是缺少某些成分,不能完全满足体外细胞生长需要,要想使细胞生长和繁殖,还需补充一定量的天然培养基(如胎牛血清)。在培养液配制后,培养液内常加适量抗生素,以抑制可能存在的细菌生长,通常是青霉素和链霉素联合使用。培养基内青霉素、链霉素最终使用浓度为每毫升100单位。

2. 细胞复苏(贴壁细胞)

实验开始前先将细胞培养室、超净工作台和其他仪器的灭菌工作做好。

(1)复苏前将新配制的5 mL含10%胎牛血清的完全培养基转入100 mL的培养瓶中,放入37 ℃,含5% CO_2 的培养箱中温育。

(2)从液氮罐中取出需要复苏的细胞冻存管立即置37 ℃的水浴中,并持续摇动直至液体完全融化(液体完全融化应控制在1 min内)。开盖前用75%的乙醇棉擦拭管口。

(3)将融化了的细胞悬液移入事先预热有2 mL完全培养基的离心管中,进行离心,1 000 r/min,5 min。

(4)用1 mL新配制的完全培养液重新悬浮细胞后,加入提前预热的培养瓶中,并标记细胞种类和日期。

(5)8~12 h后使用倒置显微镜(图10-2)观察,确定细胞贴壁(图10-3),次日换液,继续培养。

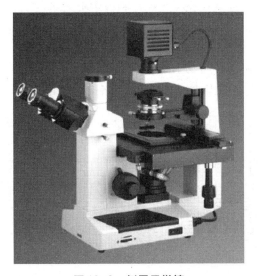

图10-2　倒置显微镜

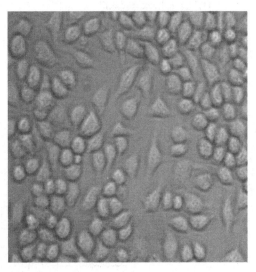

图10-3　倒置显微镜下观察的贴壁细胞

3. 细胞的消化和传代培养（贴壁细胞）

将细胞培养瓶从培养箱内取出，放入超净工作台中心。

（1）打开瓶口，倒掉原培养液，然后加入等量 PBS 缓冲液冲洗 3 遍，尽量洗去抑制胰蛋白酶活性的胎牛血清。

（2）加入 0.25% 的胰蛋白酶 1~2 mL，放置于超净工作台内 3~5 min，然后在倒置显微镜下观察。待细胞退缩变圆，立即给予少量含胎牛血清的完全培养基，终止消化。

（3）吹打贴壁细胞，动作要轻柔，并按一定顺序吹打，从瓶口开始往里（注意边缘和角落）。

（4）细胞吹打悬浮后，收集培养液置于离心管，1 000 r/min，5 min，倒掉上清液，将离心管底部细胞用新的培养液重悬，轻柔吹打，置于新的培养瓶中。

（5）补充培养液，吹打均匀，放入培养箱中培养。

4. 细胞计数

（1）将血球计数板及盖玻片擦拭干净，并将盖玻片放在计数板上（图10-4）。

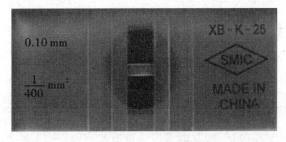

图10-4　计数板

（2）吸取少量细胞悬液,滴加在盖玻片边缘,使悬液充满盖玻片和计数板之间。

（3）静置 3 min,倒置显微镜下观察,计算计数板四大格细胞总数,压线细胞只计算左侧和上方（图 10-5）。按下式计算细胞数:

$$细胞数/mL = 4 大格细胞总数/4 \times 10\ 000$$

注意:成团细胞不得超过 10%,由两个以上细胞组成的细胞团按单个细胞计数。

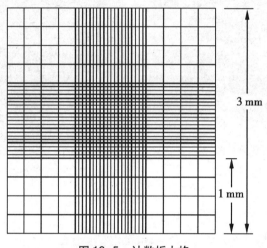

图 10-5　计数板大格

5. 细胞的冻存

冷冻前 1 天更换完全培养基,使细胞处于对数生长期。

（1）冻存液按培养基:胎牛血清:DMSO = 7∶2∶1 的比例配制成 1 mL 的冻存液,置于室温下待用。

（2）消化细胞,将细胞悬液收集至离心管中,按 1 000 r/min 的转速离心 5 min。

（3）弃去上清液,用完全培养基垂悬细胞,取少量细胞悬浮液进行计数,使细胞浓度为 $(1 \sim 5) \times 10^6$ cells/mL,将细胞分管,每管 1 mL。

（4）离心,加冻存液,混合均匀,装于冷冻保存管中,将口密封,注明细胞名称、代数、日期等。

（5）按下列顺序进行冻存:室温→4 ℃（20 min）→-20 ℃（30 min）→-80 ℃（1 h）→液氮。

二、细胞的凋亡

细胞凋亡是细胞在一定的生理或病理条件下,遵循自身程序,结束其生命的主动死亡的过程。细胞凋亡是涉及一系列基因激活、表达及调控等的主动过程,具有特征的形态和生化改变。

细胞凋亡的生化特征包括:胞浆内 Ca^{2+} 浓度升高;活性氧增多;质膜通透性增加;DNA 内切酶被激活,双链 DNA 在核小体之间切断形成 185 bp 为基数的有序片段;Ⅱ型谷氨酰胺转移酶、需钙蛋白酶、半胱天冬蛋白酶活性升高;磷脂酰丝氨酸外翻等。细胞凋亡的形态变化特征包括:胞膜完整,外形发泡装;胞质浓缩,细胞器紧聚;染色体紧缩呈月牙状,凝聚在核膜周围;形成膜包凋亡小体等。

针对凋亡的不同阶段有许多检测方法,包括 TUNEL 法、细胞形态学观察,DNA 凝胶电泳,流式细胞技术等,现在很多生物公司都有商品化的检测细胞凋亡的试剂盒,应用起来也很方便。

(一) 细胞凋亡的形态学检测

一般以细胞核染色后的形态学改变为指标来评判细胞凋亡的进展情况。常用的 DNA 特异性染料有:Hoechs33342,Hoechst33258,DAPI。3 种染料与 DNA 的结合是非嵌入式的,主要结合在 DNA 的 A-T 碱基区。紫外光激发时发射明亮的荧光。

以 Hoechst 染色观察为例,Hoechst 为膜通透性荧光染料,正常细胞和中早期凋亡细胞均可被 Hoechst 着色,但是正常细胞核的 Hoechst 着色的形态呈圆形,淡蓝色,内有较深的蓝色颗粒;而凋亡细胞的核由于浓集而呈亮蓝色,或核呈分叶,碎片状,边集。

操作步骤如下:①细胞学涂片制备单细胞片。②细胞固定液 4 ℃ 固定 5 min。③蒸馏水稍洗后,点加 Hoechst 染色液,染色 10 min。④蒸馏水洗片后,用滤纸沾去多余液体。⑤封片剂封片后荧光显微镜观察。

试剂及配制如下:①Hoechst33258 贮存液:称取 Hoechst3325 试剂 1 mg,用 20 mL 蒸馏水溶解后,0.22 μm 微孔滤膜滤过,4 ℃ 避光保存。用时蒸馏水 10 倍稀释成染色液。②封片液(pH 值 5.5):20 mmol/L 柠檬酸,50 mmol/L 磷酸氢二钠,50% 甘油。③细胞固定液:甲醇/冰乙酸(3:1),现配现用。

(二) 荧光染料染色-流式细胞测定凋亡细胞

细胞凋亡在细胞学上发生一系列特征性变化,如细胞周期停滞、细胞膜表面蛋白质分子表达的水平及类型发生改变、细胞膜皱缩引起光散射性质发生相应的变化等。因此,通过流式细胞仪检测细胞光散射的改变可以获得凋亡细胞的一些信息。但是,细胞的机械损伤的细胞及坏死细胞的前向角光散射能力也均表现下降。另外,晚期凋亡细胞,细胞膜表面蛋白可能丢失,凋亡细胞表型复杂化也使光散射能力的分析出现复杂的结果,因此单纯前向角光散射降低不是凋亡细胞特有的标志。

凋亡早期,细胞内膜的磷脂酰丝氨酸(PS)移位到细胞外膜,而荧光标记(如 FITC)或生物素偶联的 Annexin V(磷脂结合蛋白)极易检测处于外膜的 PS,以它作为探针来检测细胞膜表面的 PS,进而识别早期凋亡的细胞。碘化丙啶(propidine iodide,PI)是一种核酸染料,它不能透过完整的细胞膜,但对于凋亡中晚期的细胞和坏死细胞,PI 能够透过细胞膜而使细胞核红染。因此将 Annexin-V 与 PI 匹配使用,就可以将凋亡早晚期的细胞以及坏死细胞区分开来。

使用 Annexin V-FITC/PI 双染细胞后,通过流式细胞仪检测,可将结果划分四个象限(图 10-6),活细胞不能被 Annexin V-FITC 或 PI 染色(图 10-6 左下象限 Q3)。早期凋亡细胞因磷脂酰丝氨酸的暴露及具有完整细胞膜,故呈 Annexin V-FITC 染色阳性及 PI 染色阴性(左图右下象限 Q4)。坏死或晚期凋亡的细胞呈 Annexin V-FITC 及 PI 染色双阳性(左图右上象限 Q2)。机械损伤细胞呈 PI 单染(左图左上象限 Q1)。

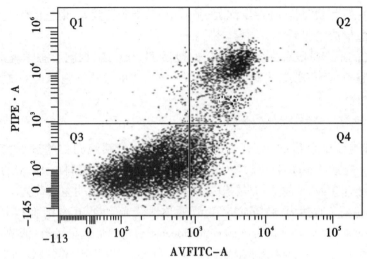

图 10-6   Annexin V-FITC/PI 双染流式细胞仪检测结果

操作步骤如下：①取对数生长期的细胞，调整细胞浓度 $5×10^5$ 个 /mL，铺于六孔板，每孔 2 mL，置于 37 ℃ ,CO_2 培养箱中培养 24 h。②进行所需的处理（比如加入药物），特定时间后终止培养，进行下一步的实验。③吸去培养基，用 PBS 洗涤一遍，接着用不含 EDTA 的胰蛋白酶将细胞消化后离心（1 000 rpm，5 min）收集细胞。④重悬细胞后，首先加入 Annexin V-FITC 避光染色 5 min 后，再加入 PI 染色 5 min。⑤以标准程序用流式细胞仪检查细胞的凋亡情况，结果用软件进行分析。

FITC：激发光 =488 nm；发射光 =530 nm

PI：激发光 =560 nm；发射光 =630 nm

三、细胞的周期

细胞周期是指由细胞分裂结束到下一次细胞分裂结束所经历的过程，可分为 4 个期。

G_1 期（gap1），指从有丝分裂完成到 DNA 复制之前的间隙时间。

S 期（synthesis phase），指 DNA 复制的时期。

G_2 期（gap2），指 DNA 复制完成到有丝分裂开始之前的一段时间。

M 期又称 D 期（mitosis or division），细胞分裂开始到结束。

细胞周期分析常用于肿瘤早期诊断、肿瘤良恶性判断、观察细胞的增殖状态和治疗检测等。最常采用的检测细胞周期的方法是利用流式细胞仪进行分析，通过核酸染料标记 DNA，由流式细胞仪进行分析，可以得到细胞各个时期的分布状态，计算各期细胞比例。

操作步骤如下：①取对数生长期的细胞，按 $1×10^6$cells/ mL 接种于 6 孔板内，每孔 2 mL，24 h 后进行所需的处理（如加入药物），孵育特定时间后终止培养，进行下一步的实验。②0.25% 胰酶消化后，1 000 rpm 离心 5 min，收集细胞沉淀，弃上清，用预冷 PBS 洗涤两次，加入预冷 75% 乙醇，于 4 ℃ 固定 4 h 以上。③1 500 r/min 离心 5 min，弃上清，PBS 洗涤 1 次，离心后加入 400 uL PI,(50 μg/mL)，100 μL RNase A(100 μg/mL),4 ℃ 避光孵育 30 min。④以标准程序用流式细胞仪检测，一般计数 2~3 万个细胞。

第二节 DNA 操作技术

一、基因组 DNA 提取

DNA 是主要的生物信息分子,也是分子生物学研究工作的主要对象。基因组 DNA 的提取通常可用于分析结构和序列,构建基因组文库,southern 杂交,PCR 分离扩增基因,限制性内切酶酶切片分析及细胞凋亡判断等。哺乳动物的一切有核细胞都可以用来制备 DNA,除特殊要求外,血液、肝或脾组织是最常用的材料。有时为了简便易行起见,还可以无创伤地采集材料,如用口腔上皮脱落细胞、发根细胞。另外当原始材料较少或较难获得时(如羊水细胞),还必须经过细胞培养来获得足够量的细胞。根据材料来源不同,采取不同的材料处理方法,而后的 DNA 提取方法大体类似,但都应考虑以下原则:(1)防止和抑制 DNase 对 DNA 的降解;(2)尽量减少对溶液中 DNA 的机械剪切破坏,保持 DNA 分子的完整;(3)将蛋白质、脂类、糖类等物质分离干净。

本章主要介绍酚法抽提贴壁细胞的基因组 DNA。

1. 操作步骤

酚法抽提 DNA:①取对数生长期的细胞,按 1×10^7 cells/ mL 接种于 6 孔板内,每孔 2 mL,24 h 后进行所需的处理(如加入药物),孵育特定时间后终止培养,进行下一步的实验。②0.25% 胰酶消化后,用含有血清的完全培养基终止消化,1 000 r/min 离心 5 min,收集细胞沉淀,弃上清。③预冷的 PBS 洗涤 1 次,5 000 r/min 离心 5 min,弃上清。再重复洗涤 1 次后收集细胞沉淀。④沉淀中加 1 mL $1\times$细胞核裂解液(STE),混匀,再加 350 µL STE 和 150 µL 10% 十二烷基硫酸钠(SDS),摇匀,至出现黏稠透明状。加 10 µL 20 mg/mL 蛋白酶 K,摇匀。37 ℃温箱过夜或 50 ℃ 3~4 h。⑤加等体积饱和酚,轻摇混匀 10 min,室温 2 000 r/min 离心 10 min,去除蛋白和 SDS 的沉淀。⑥小心移上清至另一离心管,加等体积氯仿混匀 5 min,室温 2 000 r/min 离心 5 min。小心移上清,若上清不清亮透明,则用等体积氯仿再抽提 1 次。⑦将上清移入另一离心管中,沿离心管壁向 DNA 溶液中加入 2.5 倍体积的无水乙醇,轻轻摇动离心管混和至体系完全均一,见白色絮状 DNA。用移液器吸头挑出 DNA 沉淀,在新配制的 70% 乙醇洗二次,室温干燥 5 min,再将 DNA 溶于 20~100 µL TE 中。⑧TE 溶解的 DNA,在 4 ℃下可保存一年,如要求长期保存,则需加 2 倍体积无水乙醇置-70 ℃保存。

2. 试剂配制

①细胞核裂解液(STE):0.1 mol/L NaCl,10 mmol/L Tris-HCl,1 mmol/L EDTA,20 µg/mL RNase A,4 ℃保存。②$1\times$TE:10 mmol/L Tris-HCl,1 mmol/L EDTA,pH 值 8.0 室温保存。③蛋白酶 K(20 mg/mL):称取 20 mg 蛋白酶 K,溶于 1 mL ddH$_2$O 中,-20 ℃ 保存。④Tris 饱和酚(Ph8.0):可以购买商品化的饱和酚,室温保存。

3. 鉴定及定量

(1)比色法:DNA 在 260 nm 处有最大的吸收峰,蛋白质在 280 nm 处有最大的吸收峰,盐和小分子则集中在 230 nm 处。因此,可以用 260 nm 波长测定 DNA 浓度,OD 值为 1 相当于大约有 50 μg/mL 双链 DNA。如用 1cm 光径,用 H_2O 稀释 DNA 样品 n 倍并以 H_2O 为空白对照,根据此时读出的 OD260 值即可计算出样品稀释前的浓度:DNA(mg/mL) = 50×OD260 读数×稀释倍数/1 000。

DNA 纯品的 OD260/OD280 为 1.8,故根据 OD260/OD280 的值可以估计 DNA 的纯度。若比值较高说明含有 RNA,比值较低说明有残余蛋白质存在。OD230/OD260 的比值应在 0.4~0.5 之间,若比值较高说明有残余的盐存在。

(2)电泳鉴定:取样品 1 μL、电泳缓冲液 5 μL、6×加样缓冲液 1 μL(含溴酚蓝和二甲苯青 FF 指示剂及甘油),混匀,在 0.8% 琼脂糖凝胶上进行水平板微型电泳,DNA 区带应比较集中,见不到泳动速度比溴酚蓝快的 RNA 区带。如果 DNA 不成区带,有拖尾或弥散现象,则说明 DNA 已经被降解成小分子,不能再用来进行限制性内切酶图谱分析。

二、聚合酶链式反应(PCR)技术

PCR 是聚合酶链式反应的简称,指在引物指导下由酶催化的对特定模板(克隆或基因组 DNA)的扩增反应,是模拟体内 DNA 复制过程,在体外特异性扩增 DNA 片段的一种技术,在分子生物学中有广泛的应用。PCR 基本原理是以单链 DNA 为模板,4 种 dNTP 为底物,在模板 3′ 末端有引物存在的情况下,用酶进行互补链的延伸,多次反复的循环能使微量的模板 DNA 得到极大程度的扩增。

PCR 循环过程为三部分构成:模板变性、引物退火、热稳定 DNA 聚合酶在适当温度下催化 DNA 链延伸合成。

参与 PCR 反应的物质主要为五种:引物、酶、dNTP、模板和 Mg^{2+}。引物是 PCR 特异性反应的关键,PCR 产物的特异性取决于引物与模板 DNA 互补的程度,引物设计有 3 条基本原则:引物与模板的序列要紧密互补;引物与引物之间避免形成稳定的二聚体或发夹结构;引物不能在模板的非目的位点引发 DNA 聚合反应(即错配)。引物的长度一般为 15~30 bp,常用的是 18~27 bp,但不应大于 38 bp,引物的 G+C 含量以 40%~60% 为宜,过高或过低都不利于引发反应,引物 3′ 末端和模板的碱基完全配对对于获得好的结果是非常重要的,而引物 3′ 末端最后 5 到 6 个核苷酸的错配应尽可能得少。

PCR 反应经常使用的酶是 Taq DNA 多聚酶,目前各试剂公司中开发了多种类型的 Taq 酶,有用于长片段扩增的酶,扩增长度极端可达 40 kb。一典型的 PCR 反应约需的酶量为 2.5 μL(总反应体积为 50 μL 时),浓度过高可引起非特异性扩增,浓度过低则合成产物量减少。

Mg^{2+} 对 PCR 扩增的特异性和产量有显著的影响,在一般的 PCR 反应中,各种 dNTP 浓度为 200 mol/L 时,Mg^{2+} 浓度为 1.5~2.0 mmol/L 为宜。Mg^{2+} 浓度过高,反应特异性降低,出现非特异扩增,浓度过低会降低 Taq DNA 聚合酶的活性,使反应产物减少。一般厂商提供的 Taq DNA 聚合酶均有相应的缓冲液,而 Mg^{2+} 也已添加,如果特殊实验应采用无 Mg^{2+} 的缓冲液,,在 PCR 反应体系中添加一定量的 Mg^{2+}。

PCR 反应条件为反应温度、反应时间和循环次数的设置。基于 PCR 原理三步骤而设置变性-退火-延伸 3 个温度点。在标准反应中采用三温度点法,双链 DNA 在 90~95 ℃

变性,再迅速冷却至 40~60 ℃,引物退火并结合到靶序列上,然后快速升温至 70~75 ℃,在 TaqDNA 聚合酶的作用下,使引物链沿模板延伸。对于较短靶基因(长度为 100~300 bp 时)可采用二温度点法,除变性温度外、退火与延伸温度可合二为一,一般采用94 ℃ 变性,65 ℃左右退火与延伸(此温度 Taq DNA 酶仍有较高的催化活性)。循环次数决定 PCR 扩增程度。PCR 循环次数主要取决于模板 DNA 的浓度,一般的循环次数选在30~40 次,循环次数越多,非特异性产物的量亦随之增多。

　　PCR 产物是否为特异性扩增,其结果是否准确可靠,必须对其进行严格的分析与鉴定,所采用的分析方法包括凝胶电泳分析,酶切分析,分子杂交,Southern 印迹杂交,斑点杂交及核酸序列分析等方法。例如凝胶电泳分析通常应用 1%~2% 的琼脂糖凝胶或6%~10% 聚丙烯酰胺凝胶电泳分离,EB 溴乙锭染色紫外仪下观察,初步判断产物的特异性,PCR 产物片段的大小应与预计的片段大小一致。酶切分析是根据 PCR 产物中限制性内切酶的位点,用相应的酶切、电泳分离后,获得符合理论的片段,此法既能进行产物的鉴定,又能对靶基因分型,还能进行变异性研究。

　　实时荧光定量 PCR(Quantitative Real-time PCR)是在 PCR 扩增过程中,通过荧光信号,对 PCR 进程进行实时检测的方法。该技术借助于荧光信号来检测 PCR 产物,可以做到 PCR 每循环一次就收集一个数据,建立实时扩增曲线(图 10-7),准确地确定循环阈值(Cycle threshold,C(t)值),从而根据 C(t)值确定起始 DNA 拷贝数,做到了真正意义上的DNA 定量。C(t)值是指每个反应管内的荧光信号到达设定阈值时所经历的循环数。阈值是循环开始 3~15 个循环的荧光信号的标准偏差的 10 倍,设定在荧光定量 PCR 扩增曲线指数增长期。

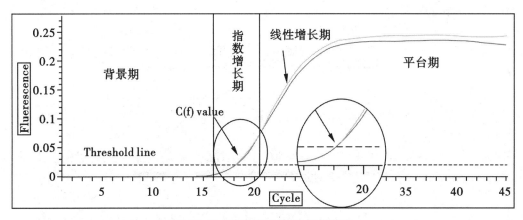

图 10-7　荧光定量 PCR 扩增曲线

PCR 扩增中,初始模板量越多,扩增产物达到某一阈值所需的循环数越少。
对于理想的 PCR 反应:

$$X_n = X_0 \times 2^n$$

对于非理想的 PCR 反应:

$$X_n = X_0(1+Ex)^n$$

n：扩增反应的循环次数

X_n：第 n 次循环后的产物量

X_0：初始模板量

E_x：扩增效率

当扩增产物达到阈值时

$$X_{C(t)} = X_0(1+Ex)^{C(t)} \tag{10-1}$$

方程式式（10-1）两边同取对数，整理后得：

$$\log X_0 = -\log(1+Ex)\times C(t) + \log Xc(t) \tag{10-2}$$

由式（10-2）可看出初始浓度的对数与循环数呈线性关系。利用已知起始拷贝数的标准样品作出标准曲线，通过未知样品的 C(t) 值，从标准曲线上可计算出该样品的起始浓度。

根据所使用的技术不同，荧光定量 PCR 又可以分为 TaqMan 探针和 SYBR Green I 荧光染料两种方法。比较而言，探针杂交技术在原理上更为严格，所得数据更为精确；荧光染料技术则成本更为低廉，实验设计更为简便。

TaqMan 探针法是高度特异的定量 PCR 技术，其核心是利用 Taq 酶的 3′→5′ 外切核酸酶活性，切断探针，产生荧光信号。探针的 5′ 端标记有报告基团（Reporter，R），3′ 端标记有荧光淬灭基团（Quencher，Q）。当探针完整的时候，报告基团所发射的荧光能量被淬灭基团吸收，仪器检测不到信号；随着 PCR 的进行，Taq 酶在链延伸过程中遇到与模板结合的探针，其 3′→5′ 外切核酸酶活性就会将探针切断，报告基团远离淬灭基团，其能量不能被吸收，即产生荧光信号（图 10-8），由于探针与模板是特异性结合，所以荧光信号的强弱就代表了模板的数量。

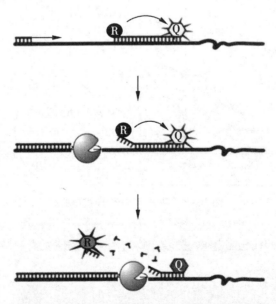

图 10-8　TaqMan 探针法的荧光信号产生机制

SYBR Green I 是一种只与 DNA 小沟结合的荧光染料,与双链 DNA 结合后,其荧光大大增强,SYBR Green I 的最大吸收波长约为 497 nm,发射波长最大约为 520 nm。在 PCR 反应体系中,加入过量 SYBR Green I 荧光染料,荧光染料特异性地掺入 DNA 双链后,发射荧光信号,而不掺入链中的染料分子荧光信号急剧减弱。

实时荧光定量 PCR 包括绝对定量和相对定量检测。绝对定量研究分析利用已知起始拷贝数的标准样品做出标准曲线,通过未知样本的 C(t)值,确定未知样本中某个核酸序列的拷贝数,即绝对量值。相对定量用于测定某个样本中目标核酸序列与校正样本中同一序列表达的相对变化,校正样本多指零时样本或对照样本。常用的相对定量方法有两种,Delta-deltaCt 法和双标准曲线法,这两种方法都至少要做两个基因:目的基因和管家基因(如 beta-actin,GAPDH 等)。

实时荧光定量 PCR 可用于病原体检测,基因表达研究,转基因食品检测,药物疗效考核,耐药性研究,基因突变分析以及基因在不同组织中的表达差异研究等。

(李　志)

参考文献

[1]李燕,张建.细胞与分子生物学常用技术[M].西安:第四军医大学出版社,2009.

[2]蔡闻琴.现代实用细胞与分子生物学实验技术[M].北京:人民军医出版社,2003.

[3]刘建平.生物药剂学与药物动力学[M].北京:人民卫生出版社,2016.

[4]刘艳红,周建平,霍美蓉,等.肿瘤微环境响应型智能纳米药物载体的研究进展[J].中国药科大学学报,2016,47(2):125-133.

[5]张林,刘秀菊,于爱华,等.叶酸受体介导的靶向给药系统研究进展[J].中国生化药物杂志,2012,33(1):77-80.

[6]薄爱华,程琳,李海峰,等.表皮生长因子受体与肿瘤发生及治疗的相关性[J].医学综述,2006,12(20):1238-1240.

[7]邓太海,陈舒华.转铁蛋白受体与肿瘤疾病的关系[J].海南医学,2011,22(5):137-139.

[8]陈丹珣,吴爱国.胰岛素样生长因子/胰岛素系统与乳腺癌靶向治疗研究进展[J].中华肿瘤防治杂志,2016,23(11):755-762.

[9]田甜,张淑群.甲状腺激素及其受体与乳腺癌的关系[J].现代肿瘤医学,2016,24(9):1483-1486.

[10]黄玥晔,曲伸.甲状腺激素受体:非酒精性脂肪性肝病的新靶点[J].国际内分泌代谢杂志,2014,34(1):43-45.

[11]曾芍,苏玉文,严开林.维生素 D 受体与肿瘤的研究进展[J].实用预防医学,2007,14(3):957-059.

[12]崔健,陈虹,黄秉仁.维生素 D 受体最新研究进展[J].生理科学进展,2011,42(2):95-99.

[13]吴美华,魏群.维生素 D、维生素 D 受体与高血压[J].中华高血压杂志,2008,16(1):92-94.

[14]王尔松,高解春.视黄酸及其受体神经母细胞瘤研究进展[J].中华小儿外科杂志,2000,3:188-190.

[15]于楠,张喆,郭佑民.雌激素及其受体对肿瘤进展的影响[J].现代肿瘤医学2012,20(11):2438-2441.

[16]周玉文,曹雪滨.盐皮质激素受体介导的糖皮质激素对心血管影响的病理生理学机制[J].心脏杂志,2012(6):780-783.

[17]闫宁,藏好晶,雷敬辉,等.心力衰竭时中枢盐皮质激素受体通过促炎因子发挥交感

兴奋作用[J].中国心血管病研究,2013,11(8):620-626.

[18]高莉晶,康玉明,雷敬辉,等.盐皮质激素受体拮抗剂对心力衰竭大鼠下丘脑白细胞介素6表达水平的影响[J].中西医结合心脑血管病杂志,2008,6(2):171-172.

[19]赵萍,王攀,王筱冰.程序性细胞死亡与肿瘤[J].生命科学,2011,23(4):329-334.

[20]臧新龙,赵秀峰,陈大为,等.肿瘤微环境pH值响应靶向载体设计研究进展[J].沈阳药科大学学报,2014,31(7):575-582.

[21]杜钢军,时小燕.治疗癌症的新途径:靶向肿瘤微环境[J].国际药学研究杂志,2011,38(5):336-340.

[22]张艳惠,管庆霞,吕邵娃,等.纳米载体传递抗肿瘤药物在肿瘤微环境的靶向性及应用研究进展[J].现代肿瘤医学,2014,22(12):2997-3001.

[23]李菲,李培义,李宁.针对肿瘤微环境为靶标的治疗策略[J].大家健康旬刊,2015,9(1):276-277.

[24]于小越,张娜.肿瘤微环境敏感型纳米载药系统[J].药物生物技术,2015,22(5):446-451.

[25]谢智奇,皇甫铭一,韩旻.肿瘤微环境MMP酶响应性纳米给药系统研究进展[J].中国现代应用药学,2017,34(6):903-905.

[26]高会乐,蒋新国.肿瘤靶向递药新策略的研究进展[J].药学学报,2016,51(2):272-280.

[27]李梦菲,唐秋莎,陈道桢.肿瘤靶向治疗的研究进展[J].中国医药导报,2014,11(25):165-168.

[28]孙学英,姜宪,姜洪池.针对肿瘤缺氧微环境探寻新的治疗方法[J].世界华人消化杂志,2010,18(17):1741-1746.

[29]贾伟,高文远.药物控释新剂型[M].北京:化学工业出版社,2005.

[30]王秀珍,张树成.脂质体类药物的电镜观察[R].全国农林系统电子显微镜学术交流会,2007.

[31]张冬青,程怡.脂质体的研究概况[J].中药新药与临床药理,2002,13(2):125-128.

[32]杨彤.新型脂质体的研究进展[J].医药导报,2009,28(3):336-340.

[33]曹宁宁,羡菲,刘金鹏.脂质体的制备方法及研究进展[J].天津理工学院学报,2003,19(1):5-13.

[34]徐建民,李庆国.脂质体及其应用研究进展[J].现代商贸工业,2003,(9):41-46.

[35]侯君,周世文.固体脂质纳米粒研究新进展[J].解放军药学学报,2008,24(3):239-242.

[36]张阳德.纳米药物学[M].北京:化学工业出版社,2006.

[37]王影,李京京,陆兵.固体脂质纳米粒的制备及应用研究进展[J].生物技术通讯,2006,17(3):471-475.

[38]韩飞,刘洪卓,李三鸣.固体脂质纳米粒和纳米结构脂质载体在经皮给药系统中的研究进展[J].沈阳药科大学学报,2008,25(10):839-844.

[39]贾丽娟.导电聚合物纳米粒子的制备及其分析应用研究[D].西安:陕西师范大学,2010.

[40]徐祖顺,易昌凤.聚合物纳米粒子[M].北京:化学工业出版社,2006.

[41]徐铭泽.功能纳米复合材料的制备及其在核废水处理中的应用研究[D].长春:吉林大学,2014.

[42]杨慧.光活性聚合物纳米粒子的制备及其传感性能研究[D].秦皇岛:燕山大学,2012.

[43]盛燕,李珊珊.表面修饰聚合物纳米粒的制备及其体内长循环性能[J].中国医药工业杂质,2014,45(7):646-648.

[44]张颖.新型生物可降解聚合物纳米拉子的合成及体外释药性能研究[D].武汉:武汉大学,2004.

[45]陈进,代文婷,邢海燕等.微载体药物递送系统在姜黄素中的应用研究进展[J].中国现代应用药学,2012,29(10):885.

[46]梅兴国.微载体药物递送系统[M].武汉:华中科技大学出版社,2009.

[47]姚康德,成国祥.高新技术科普丛书:智能材料[M].北京:化学工业出版社,2002.

[48]杨亚江.表面活性剂溶液研究进展[J].日用化学工业,1998(2):19-25.

[49]胡征宇.阴离子表面活性剂抗硬水能力的重要因素-Krafft温度[J].日用化学工业,1990(4):26-30.

[50]赵国玺,肖进新.正,负离了表面活性剂混合体系的相行为:浊点现象[J].日用化学工业,1997(2):1-3.

[51]潘彤,易兵,谌其亭.β-环糊精/聚乳酸接枝共聚物自组装胶束的制备与表征[J].湘潭大学自然科学学报,2009,31(4):37-40.

[52]关延彬,左岚,饶子超,等.伊曲康唑PluronicP123聚合物胶束的制备工艺研究[J].中国药学杂志,2011,46(6):434-438.

[53]倪苹,张经纬,刘嘉莉,等.细胞药代动力学研究进展[J].药学进展,2014,38(12):881-885.

[54]孙晓译.纳米给药系统的胞内转运研究[D].杭州:浙江大学,2010.

[55]吴艳青,肖健,李校堃.成纤维细胞生长因子的转化研究及药物研发进展[J].生物产业技术,2016(6):21-24.

[56]姜力群,王婷玉,许小艺,等.一种纳米粒细胞动力学的生理药动学模型的建立与解析[J].中国医院药学杂志,2016,36(19):1645-1650.

[57]郭望葳,韩旻.ROS响应性纳米给药系统的研究进展[J].中国现代应用药学,2017,34(5):766-770.

[58]庄洪卿,袁智勇.表皮生长因子受体抑制剂联合放疗研究进展[J].中国肿瘤临床与康复,2010,17(2):178-181.

[59]兰芬,李睿旻,阳凌燕,等.程序性细胞死亡蛋白1及其配体抑制剂抗肿瘤免疫治疗进展[J].国际药学研究杂志,2016,43(5):813-817.

［60］郑灿辉,朱驹,周有骏,等. Bcl-2 蛋白家族作用机制及其抑制剂的研究［J］. 药学进展,2004,28(3):97-103.

［61］岳原亦,张扬,张一奇. Caspase 家族与细胞凋亡［J］. 中国医疗前沿,2011,6(6):25-26.

［62］岳峰,雷呈祥. 细胞间黏附分子-1 的研究概况及临床意义［J］. 国际免疫学杂志,2012,35(2):107-112.

［63］赵瑞杰,李引乾,王会,等. Caspase 家族与细胞凋亡的关系［J］. 中国畜牧杂志,2010,46(17):73-78.

［64］易铁男. Caspase 家族与细胞凋亡的研究进展［J］. 国外医学肿瘤学分册,2001,28(1):39-42.

［65］李小艳. Caspase 家族的研究进展［J］. 内蒙古中医药,2012(2):107.

［66］王丹云,彭忠民. 表皮生长因子受体相关靶向治疗与肺癌的研究进展［J］. 中华胸部外科电子杂志,2017,4(1):56-62.

［67］苏适,韩美欣,高婷婷,等. 血管内皮生长因子抑制剂的研究进展［J］. 赤峰学院学报(自然科学版),2018,34(5):60-61.

［68］吴华英. 血管内皮生长因子在肿瘤血管生成的研究进展［J］. 中国肿瘤临床与康复,2012,19(5):470-471.

［69］Guo A,Wang Y,Xua S. Preparation and evaluation of pH-responsive charge-convertible ternary complex FA-PEI-CCA/PEI/DNA with low cytotoxicity and efficient gene delivery［J］. Colloids Surf B Biointerfaces,2017(152):58-67.

［70］LeeSJ,Kim MJ,KwonIC,et al. Delivery strategies andpotential targets for siRNA in major cancer types［J］. ADV DRUG DELIVER REV,2016(104):2-15.

［71］Nastiuk KL,Krolewski JJ. Opportunities and challenges in combination gene cancer therapy［J］. ADV DRUG DELIVER REV,2016(98):35-40.

［72］Lundquist P,Artursson P. Oral absorption of peptides and nanoparticles across the human-intestine:Opportunities, limitations and studies in human tissues［J］. ADV DRUG DELIVER REV,2016(106):256-276.

［73］Yameen B,Choi WI,Vilos C,Swami A,Shi J,Farokhzad OC. Insight into nanoparticle cellular uptake and intracellular targeting［J］. Journal of controlled release:official journal of the Controlled Release Society. 2014(190):485-99.

［74］Zhao F,Zhao Y,Liu Y,et al. Cellular uptake,intracellular trafficking, and cytotoxicity of nanomaterials［J］. Small,2011(7):1322-1337.

［75］Juliano RL,Carver K. Cellular uptake and intracellular trafficking of oligonucleotides［J］. Advanced drug delivery reviews,2015(87):35-45.

［76］Mundra V,Mahato RI. Design of nanocarriers for efficient cellular uptake and endosomal release of small molecule and nucleic acid drugs:learning from virus［J］. Frontiers of Chemical Science and Engineering,2014(8):387-404.

[77] Hillaireau H, Couvreur P. Nanocarriers' entry into the cell: relevance to drug delivery[J]. Cellular and molecular life sciences: CMLS, 2009(66): 2873-2896.

[78] Panariti A, Miserocchi G, Rivolta I. The effect of nanoparticle uptake on cellular behavior: disrupting or enabling functions[J]. Nanotechnology, science and applications. 2012(5): 87-100.

[79] Oh N, Park JH. Endocytosis and exocytosis of nanoparticles in mammalian cells[J]. International journal of nanomedicine. 2014, 9(1): 51-63.

[80] Shang L, Nienhaus K, Nienhaus G U. Engineered nanoparticles interacting with cells: size matters[J]. Journal of nanobiotechnology, 2014, 12(1): 5.

[81] Ciardiello F, Tortora G. A novel approach in the treatment of cancer: targeting the epidermal growth factor receptor[J]. Clinical Cancer Research An Official Journal of the American Association for Cancer Research, 2001, 7(10): 2958-2970.

[82] Guigon CJ, Kim DW, Willingham MC, etal. Mutation of thyroid hormone receptor-beta in mice predisposes to the development of mammary tumors[J]. Oncogene, 2011, 30(30): 3381-3390.

[83] Saha Roy S, Vadlamudi RK. Role of estrogen receptor signaling in breast cancer metastasis [J]. Int J Breast Cancer, 2012(2012): 654-698.

[84] Welsh AW, Lannin DR, Young GS, et al. Cytoplasmic Estrogen Receptor in Breast Cancer [J]. Clinical Cancer Research, 2012, 18(1): 118-126.

[85] Krutika K. Sawant, Shamsunder S. Dodiya. Recent Advances and Patents on SolidLipid-Nanoparticles[J]. RecentPatents on Drug Delivery & Formulation, 2008, 2(2): 120-135.

[86] HuiNiu, YaqiongYang, Huiqi Zhang et. al. Ef cient one-pot synthesis of hydrophilic and uorescent molecularly imprinted polymer nanoparticles for direct drug quanti cation in real biological samples[J]. Biosensors and Bioelectronics, 2015(74): 440-446.

[87] Kibayashi K. Summary ofrecombinant human serum albumin development[J]. Biolodicals, 2006, 34(1): 55-59.

[88] Borden EC, Sen GC, Uze G, et al. Interferons at age 50: past, current and future impact on biomedicine[J]. Nat Review DrugDiscov, 2007, 6(12): 975-990.

[89] Chen C, Wang H, Wei JS. Research progress of IgG4 in isotype selection of antibody drugs [J]. Yao Xue Xue Bao. 2015, 50(7): 802-807.

[90] Müller D. Antibody fusions with immunomodulatory proteins for cancer therapy[J]. Pharmacol Ther. 2015, 154: 57-66.

[91] Zhi gaoNa, Inmaculada CS, Brendan TG, et al. Lipid-based nanocarriers for oral peptide delivery[J]. Advanced Drug Delivery Reviews 2016(106): 337-354.

[92] Lehto T, Ezzat K, Wood M J, et al. Peptides for nucleic acid delivery[J]. Advanced Drug Delivery Reviews, 2016(106): 172-182.

[93] Okholm A H, Kjems J. DNA nanovehicles and the biological barriers[J]. Advanced Drug

Delivery Reviews,2016(106):183-191.

[94]Jiang X C,Gao J Q. Exosomes as novel bio-carriers for gene and drug delivery[J]. International Journal of Pharmaceutics,2017,521(1-2):167-175.

[95]Endoh T,Ohtsuki T. Cellular siRNA delivery Using cell penetrating peptides modified for endosomalescape[J]. Adv Drug Deliv Rev,2009(61):704-709.

[96]Janet L. M,Arthur R,Eggehard H. Nanomedicine therapeutic approaches to overcome cancer drug resistance[J]. Advanced Drug Delivery Reviews 2013(65):1866-1879.

[97]Park K M,Kim C K. Preparation and evaluation of flurbiprofen-loaded microemulsion for parenteral delivery[J]. International Journal of Pharmaceutics,1999,181(2):173-179.

[98]Kreilgaard M,Pedersen EJ,Jaroszewski JW. NMR characterization and transdermal drug delivery potential of microemulsion systems [J]. J Control Release, 2000, 69 (3): 421-433.

[99]R. Arshady. Microspheres and microcapsules:A survy of manufacturing techniques,Part1: Suspension cross - linking [J]. Polymer Engineering and Science, 1989, 29 (24): 1746-1758.

[100]R. Arshady. Microspheres and microcapsules: A survy of Manufacturing Techniques, Part2:Coacervation[J]. Polymer Engineering and Science,1989,30(15):905-914.

[101]R. Arshady. Microspheres and microcapsules:A survy of manufacturing techniques,Part 3: Solvent evaporation[J]. Polymer Engineering and Science,1990,30(15):9915-9924.

[102]Schott H. Hydrophilic-lipophilic balance,solubility parameter,and oil-water partition coefficient as universal parameters of nonionic surfactants[J]. Journal of Pharmaceutical Sciences,1995,84(10):1215-1222.

[103]Batrakova EV,Li S,Li YL,et al. Effect of pluronic P85 on ATPase activity of Drug efflux transporters[J]. Pharm Res,2004(21):2226-2233.

[104]Gaucher G,Satturwar P,Jones MC,et al. Polymeric micelles for oral drug delivery[J]. European Journal of Pharmaceutics and Biopharmaceutics,2010(76):147-158.

[105]Greco F,Vicent MJ. Combination therapy:opportunities and challenges for polymer-drug conjugates as anticancer nanomedicines [J]. Advanced drug delivery reviews. 2009 (61):1203-1213.

[106]Park K M,Kim C K. Preparation and evaluation of flurbiprofen-loaded microemulsion for parenteral delivery[J]. International Journal of Pharmaceutics,1999,181(2):173-179. Advanced drug delivery reviews,2006(58):1597-1621.

[107]Duncan R. Polymer therapeutics as nanomedicines:new perspectives[J]. Current opinion in biotechnology. 2011(22):492-501.

[108]Duncan R. Polymer therapeutics:Top 10 selling pharmaceuticals-what next[J]. Journal of controlled release:official journal of the Controlled Release Society, 2014 (190): 371-380.

[109] Duncan R, Vicent MJ. Polymer therapeutics—prospects for 21 st century: The end of the beginning[J]. Advanced drug delivery reviews, 2013(65):60-70.

[110] Haag R, Kratz F. Polymer therapeutics: concepts and applications[J]. Angewandte Chemie, 2006(45):1198-1215.

[111] Fox ME, Szoka FC, Frechet JM. Soluble polymer carriers for the treatment of cancer: the importance of molecular architecture[J]. Accounts of chemical research, 2009(42): 1141-1151.

[112] Merkle HP. Drug delivery's quest for polymers: Where are the frontiers[J]. European journal of pharmaceutics and biopharmaceutics: official journal of Arbeitsgemeinschaft fur Pharmazeutische Verfahrenstechnik eV. 2015(97):293-303.

[113] Kopecek J. Polymer-drug conjugates: origins, progress to date and future directions[J]. Advanced drug delivery reviews, 2013(65):49-59.

[114] Huang Y Z, Gao JQ, Chen JL, et al. Cationic liposomesmodified、non-ionic surfactants as effective non-viral cartier for genetransfer. Colloids Surf B[J]. Biointerfaces, 2006 (49):158-164.

[115] Kobayashi S, Nakase I, Kawabata N, et al. Cytosolic targeting of. Macromoleculesusinga pH-dependent fusogenic peptidein combination with cationic liposomes[J]. Bioconjug Chemistry, 2009, 20(5):953-959.

[116] Tu Y, Kim JS. Afusogenic segmentof glycoprotein H from herpessimplex. virus enhances transfection efficiency of cationic liposomes[J]. J GeneMed, 2008(10):646-654.

[117] Dehousse V, Garbacki N, Colige A, et al. Development of pH-responsive nanocarriers using trimethylchitosans and methacrylic acid copolymer for siRNA delivery[J]. Biomaterials, 2010, 31(7):1839-1849.

[118] Murthy N, Campbell J, Fausto N, et al. Bioinspired pH-responsive polymers for the intracellular delivery ofbiomolecular drugs[J]. Bioconjug Chem, 2003(14):412-419.

[119] Park JY, Choi H, Hwang JS, et al. Enhanceddepigmentingeffects of N—glycosylation inhibitors delivered by pH-sensitiveliposomesinto HM3KO melanomacells[J]. J CosmetSci, 2008(59):139-150.

[120] Dehousse V, Garbacki N, Colige A, et al. Development of pH-responsive nanocarriers using trimethylchitosans and methacrylic acid copolymer for siRNA delivery[J]. Biomaterials, 2010, 31(7):1839-1894.

[121] Lim RY, Fahrenkrog B. The nuclear pore complex up close[J]. CurrOpinCell Biol, 2006 (18):342-347.

[122] Szewczyk A, Wojtczak L. Mitochondriaas a pharmacological target[J]. Pharmacol Rev, 2002(54):101-127.

[123] Belchetz PE, Crawley JC, BraidmanIP, etal. Treatment of Gaucher'S disease withliposome—entrapped glucocerebroside: beta-glucosidase[J]. Lancet, 1977(2):116-117.

[124] Pollock S, Antrobus R, Newton L, et al. Uptake and traffickingof liposomes to theendoplasmic reticulum[J]. FASEB J,2010(24):1-13.

[125] Granvil CP,Yu AM,Elizondo G,et al. Expression of the human CYP3A4 gene in the small intestine of transgenic mice: in vitro metabolism and pharmacokinetics of midazolam[J]. Drug Metab Dispos,2003(31):548-558.

[126] Yeh TH,Hsu LW,Tseng MT,et al. Mechanism and consequence of chitosan-mediated reversible epithelial tight junction opening[J]. Biomaterials,2011(32):6164-6173.

[127] Fontana G,Pitarresi G,Tomarchio V,et al. Preparation,characterization and in vitro anti-microbial activity of ampicillin - loaded polyethylcyanoacrylate nanoparticles [J]. Biomaterials,1998,19(11-12):1009-1017.

[128] Khatun Z,Nurunnabi M,Reeck GR,et al. Oral delivery of taurocholic acid linked heparin-docetaxel conjugates for cancer therapy[J]. J Control Release,2013,170: 74-82.

[129] Banerjee A,Qi J,Gogoi R,et al. Role of nanoparticle size,shape and surface chemistry in oral drug delivery[J]. J Control Release,2016(238):176-85.

[130] Shan W,Zhu X,Liu M,et al. Overcoming the Diffusion Barrier of Mucus and Absorption Barrier of Epithelium by Self-Assembled Nanoparticles for Oral Delivery of Insulin[J]. ACS nano,2015(9):2345-56.

[131] Sakuma S,Sudo R,Suzuki N,et al. Mucoadhesion of polystyrene nanoparticles having surface hydrophilic polymeric chains in the gastrointestinal tract[J]. Int J Pharmaceut, 1999(177):161-172.

[132] Bies C,Lehr CM,Woodley JF. Lectin-mediated drug targeting:history and applications [J]. Adv Drug Deliver Rev,2004(56):425-435.

[133] Chalasani KB,Russell-Jones GJ,Yandrapu SK,et al. A novel vitamin B12-nanosphere conjugate carrier system for peroral delivery of insulin [J]. J Control Release, 2007 (117):421-429.

[134] Sonaje K,Chen YJ,Chen HL,et al. Enteric-coated capsules filled with freeze-dried chitosan/poly (gamma - glutamic acid) nanoparticles for oral insulin delivery [J]. Biomaterials,2010(31):3384-3394.

[135] Lai SK,Wang YY,Hanes J. Mucus-penetrating nanoparticles for drug and gene delivery to mucosal tissues[J]. Adv Drug Delivery Rev,2009(61):158-171.

[136] Kinch MS. 2014 in review:FDA approval of new drugs[J]. Drug Discov Today,2017 (22):620-624.

[137] Cui F, Shi K, Zhang L, et al. Biodegradable nanoparticles loaded with insulin - phospholipid complex for oral delivery:preparation,in vitro characterization and in vivo evaluation[J]. J Control Release,2006(114):242-250.

[138] Yun Y,Cho YW,Park K. Nanoparticles for oral delivery:targeted nanoparticles with

peptidic ligands for oral protein delivery[J]. Adv Drug Deliv Rev,2013(65):822-832.

[139] Damge C, Maincent P, Ubrich N. Oral delivery of insulin associated to polymeric nanoparticles in diabetic rats[J]. J Control Release,2007(117):163-170.

[140] Zeng M, Mao XH, Li JX, et al. Efficacy, safety, and immunogenicity of an oral recombinant Helicobacter pylori vaccine in children in China: a randomised, double-blind,placebo-controlled,phase 3 trial[J]. Lancet,2015(386):1457-1464.

[141] Rieux AD,Fievez V,Garinot M,et al. Nanoparticles as potential oral delivery systemsof proteins and vaccines:A mechanistic approach[J]. Journal of the Control Release,2006 (116):1-27.

[142] Vyas SP, Gupta PN. Implication of nanoparticles/microparticles in mucosal vaccine delivery[J]. Expert Rev Vaccines,2007,6(3):401-418.